DA LUA VERMELHA À LUA ESCURA

Miranda Gray

DA LUA VERMELHA À LUA ESCURA

A Jornada Espiritual da Menopausa

Tradução
Jacqueline Damásio Valpassos

Editora
Pensamento
SÃO PAULO

Título do original: *Red Moon to Dark Moon*.

1ª edição 2024.

Ilustração dos diagramas de Julie Sneeden.

Editor: Adilson Silva Ramachandra
Gerente editorial: Roseli de S. Ferraz
Gerente de produção editorial: Indiara Faria Kayo
Preparação de originais: Ana Lúcia Gonçalves
Revisão técnica: Larissa Lamas Pucci
Editoração eletrônica: Join Bureau
Revisão: Bárbara Parente

Dados Internacionais de Catalogação na Publicação (CIP)
(Câmara Brasileira do Livro, SP, Brasil)

Gray, Miranda
Da lua vermelha à lua escura: a jornada espiritual da menopausa / Miranda Gray; tradução Jacqueline Damásio Valpassos. — 1. ed. — São Paulo: Editora do Pensamento, 2024.

Título original: Red moon to dark moon
Bibliografia.
ISBN 978-85-315-2394-6

1. Arquétipos 2. Espiritualidade 3. Feminilidade 4. Menopausa 5. Sagrado feminino I. Título.

24-224969 CDD-133

Índices para catálogo sistemático:

1. Sagrado feminino: Espiritualidade 133
Cibele Maria Dias — Bibliotecária — CRB-8/9427

Direitos de tradução para a língua portuguesa adquiridos com exclusividade pela
EDITORA PENSAMENTO-CULTRIX LTDA.,
que se reserva a propriedade literária desta tradução.
Rua Dr. Mário Vicente, 368 — 04270-000 — São Paulo — SP — Fone: (11) 2066-9000
http://www.editorapensamento.com.br
E-mail: atendimento@editorapensamento.com.br
Foi feito o depósito legal.

SUMÁRIO

Apoio para o caminho do Labirinto

PREFÁCIO

A vista é espetacular. Dá para ver o horizonte distante em todas as direções. Podemos avistar a Colina de Tara e a Colina de Slane de onde estamos, na crista de quatro colinas cobertas por antigos túmulos de pedra. Fomos trazidos para este lugar. As circunstâncias exigiram e evoluíram para nos colocar aqui, nesta colina alta dominando a paisagem irlandesa, ao lado de uma tumba antiga espetacular, contemplando a vista. Precisamos voltar ao aeroporto a fim de retornar para casa, mas temos justo o tempo para esta visita.

Quando vimos a colina, nós dois rimos. Tenho um problema cardíaco e meu marido acaba de ser encaminhado para uma repentina artroplastia de quadril. Mas algo nos trouxe até aqui, então, tivemos que subir. Pelo menos, não estava chovendo, porém éramos fustigados pelo vento e às vezes eu ficava tão ofegante que a respiração e o vento soavam iguais. Várias vezes durante a subida perguntei "Será que estamos fazendo besteira?" e murmurei "Espero que não paguemos por isso mais tarde!". Havia algumas outras pessoas realizando a escalada — um casal de vinte e poucos anos e uma família — e eles se apressaram colina acima à nossa volta. Mas continuamos nosso trajeto em ritmo de caracol, um passo lento de cada vez.

E valeu a pena.

Esse lugar é o antigo centro da Terra. O túmulo ao nosso lado, um dos muitos que se encontram no cume, é um enorme monte de pedras sustentado por grandes megálitos verticais e construído pelos primeiros colonizadores da Irlanda. Esqueça os "novos" celtas, esse túmulo tem cinco mil anos, e o guia nos disse que pensam que pode ter sido o precursor do incrível ponto turístico de Newgrange. Essa tumba de corredor com seu alinhamento com o equinócio de primavera e de outono bem como seus entalhes de redemoinhos e círculos não é tão impressionante ou tão grande quanto Newgrange, mas possui seu quinhão de mitologia, um antigo eco das energias da Terra, que nos fala sobre o poder desse lugar.

O cume é chamado de "*The Mountain of the Hag*" (Montanha da Velha Bruxa), Colina da Bruxa, Montanha da Feiticeira e O Salto da Bruxa. Segundo o folclore, os monumentos foram criados por uma "bruxa" gigante — uma velha com poderes mágicos. Quando São Patrício levou o Cristianismo para a Irlanda, ele lançou um desafio à velha bruxa — carregar uma pilha de pedras e pular de uma ponta à outra do espinhaço das colinas. Se conseguisse tal feito, a Irlanda seria dela. A velha bruxa colocou as pedras grandes no avental e pulou. Quase conseguiu! Faltando apenas uma colina, ela derrubou as pedras, caiu e quebrou o pescoço.

Estamos ao lado do antigo túmulo. No lado norte, está "*The Hag's Chair*" (A Cadeira da Velha Bruxa) ou Assento de Cailleach — um nome celta para a Deusa Velha Bruxa ou Deusa Crone*. Em muitas mitologias e folclores, existe a imagem da Anciã como uma velha mulher com poderes mágicos que detém as profundas energias espirituais e poderosas da feminilidade. Ela é o destino final de todos os ciclos e das mulheres após o término de seus ciclos menstruais. Um grande bloco de pedra, cortado para parecer uma cadeira de braços, está voltado para o escuro céu noturno dos ancestrais, por onde a luz da Lua nunca viaja. Os entalhes na

---

* A título de compreensão e padronização, o Arquétipo Cíclico previamente denominado "Bruxa Anciã", ou simplesmente "Anciã" em livros anteriores da autora, a partir de agora se mantém inalterado no termo de língua original: *Crone*. (N. da R.T.)

frente estão desgastados quase por completo, e o folclore diz que ou a Rainha Maeve acomodava-se ali para proclamar as leis ou a velha bruxa sentava-se nela. Disseram-nos que, se você se sentar na cadeira de pedra e pedir a realização de um desejo, a velha bruxa pode ou não concedê-lo.

Parece que a Crone nos chamou até esse lugar. Há algum tempo venho pensando em reunir o material do meu *workshop* denominado "Encontrando a Crone" em um livro e me aprofundar mais no caminho transformacional da menopausa que nos leva até ela. Nos últimos tempos, cada vez mais mulheres têm me pedido uma obra sobre o significado espiritual da menopausa e, para mim, quando as mulheres pedem algo, essa é a voz da Divindade Feminina dizendo: "É chegado o momento de oferecer isso". Às voltas com minha própria experiência da menopausa, sei que agora posso atender a esse chamado.

Na última semana, a pressão interna para criar um livro aumentou. Eu não escrevo livros — eles se escrevem sozinhos, fluindo através de mim como uma avalanche. Eu simplesmente atiro a pedra e uma cascata de palavras logo se derrama de mim. Mas, uma vez que lanço a pedra mental, se eu não anotá-las, perco a inspiração e o momento de compreensão.

Então, estou na colina, a tensão de um novo livro dentro de mim. Evito escrever as primeiras frases porque sei que, se fizer isso, a avalanche começará — e não tenho meios para capturar as palavras. Mas aqui, neste lugar, a presença da Crone é forte, e ela pede que haja uma voz que fale às mulheres da alegria e do poder inerentes à jornada que percorremos em direção a ela.

Dou uma volta para ver a A *Cadeira da Velha Bruxa* e a imagem me atinge com força física. O trono vazio ressoa dentro de mim — esta, eu sinto, é a Crone. Não que ela não esteja presente — ela está aqui, mas não pode ser vista.

Outra visitante senta-se no trono, mas eu não consigo. É um símbolo tão poderoso para mim, e a presença da Crone, a Oculta, é tão forte que não posso desrespeitar o que sinto. Aqui, neste lugar, sinto que estou no centro da Terra. Este é o local da Deusa — não a deusa fértil e transitória, mas o centro do verdadeiro poder, da sabedoria e da energia da Crone. A Terra a ela pertence, e ela zela pela vida fugaz de suas crianças, permanecendo sempre incólume em sua quietude, sua sabedoria, sua escuridão e seu olhar silencioso.

Estamos em cima da hora e de alguma maneira conseguimos descer a colina. A descida é mais fácil para mim, porém mais difícil para o meu marido.

Não sabíamos nada sobre este lugar antes de chegarmos. Foi uma honra estar aqui e, enquanto prosseguimos devagar nosso trajeto colina abaixo, um corvo solitário paira acima de nós, crocitando ao vento, e as ovelhas comem tranquilamente, cercadas por trevos brancos em flor e orquídeas selvagens.

— Obrigada, Crone, por nos trazer aqui — sussurro. — Obrigada por me dizer para atirar a pedra a fim de iniciar a avalanche e deixar as palavras fluírem.

SOBRE ESTE LIVRO

Pode ser um desafio criar uma estrutura para compreender algo cujo único propósito é quebrar a compreensão estruturada! A menopausa é uma transformação energética e espiritual, em geral, mas nem sempre, liderada pelo corpo. Está intimamente ligada à natureza cíclica das mulheres e aos ciclos da Sacralidade Feminina, no entanto a sabedoria subjacente é para todas as que desejam descobrir os mistérios do feminino. Este livro é para as curiosas, para aquelas cuja menopausa encontra-se num futuro distante, para aquelas que estão atualmente trilhando o caminho da mudança e para aquelas que desejam olhar para trás, para sua transformação e descobrir seu novo papel na vida. É também para aquelas cuja experiência da menopausa não reside no físico, mas no energético.

Compreender uma estrutura com uma mente menopáusica que está evoluindo e se abrindo para além de seus limites também é obviamente um desafio. Portanto, este livro contém uma sabedoria que pode ser aplicada em qualquer momento de nossa jornada na menopausa, porque não há limites, nem passos reais a trilhar, nem marcos verdadeiros em nosso caminho.

Se abordarmos as informações contidas neste livro com o compromisso de ler uma "história", poderemos aceitar mais facilmente a fluidez desse conteúdo, extrair a verdade que ressoa para nós fora da estrutura apresentada e manter ideias opostas ou multifacetadas. Mas, assim que os conceitos são escritos dentro de uma estrutura linear, com início, meio e fim, cria-se uma expectativa — a expectativa de um fluxo de uma coisa para outra envolvendo uma linha do tempo do que vai acontecer e quando. E se as nossas experiências não forem semelhantes às sugeridas, então podemos interpretar a informação como incorreta. Não há nada de linear no conteúdo deste livro, embora seja apresentado dessa maneira porque é disso que precisamos para obter compreensão.

Ligar de forma rígida experiências a idades ou condições específicas não reflete o fluxo de nosso ser, porque podemos ter experiências que ocorrem antes do seu "prazo", ou podemos voltar a uma condição anterior, ou então abraçar uma compreensão profunda que pode estar muitos anos no futuro para outra pessoa. Mas nós, humanos, desejamos seguir um caminho sequencial e, portanto, o caminho do Labirinto, que para nós reside no mito e na lenda, será o nosso guia criativo. Além disso, mesmo que percorramos o caminho do Labirinto, precisamos lembrar que não somos criaturas lineares e que os diferentes estados de percepção que encontramos à medida que mudamos existem dentro de nós *ao mesmo tempo*.

Para compreender o caminho a seguir, precisaremos mergulhar nos mistérios da ciclicidade feminina como uma força universal que se reflete no mundo físico, no corpo e na vida. Assim, conhecendo as expressões da feminilidade cíclica e abraçando o corpo como um guia, poderemos ver o caminho de vida à luz de nossa compreensão e descobrir a verdade simples — que já guardamos como intrínseca à nossa natureza cíclica toda a sabedoria e orientação necessárias à menopausa. Mas, para iniciar qualquer jornada sentindo expectativa e entusiasmo, precisamos conhecer a beleza do destino, por isso investigaremos a Crone em nós mesmas, em nossos ciclos e no mundo ao nosso redor a fim de nos mostrar os dons que receberemos e quem iremos nos tornar. Acompanhadas do destino, do mapa e do guia, podemos começar a jornada com empoderamento, curiosidade e a sensação de aventura que acompanham um novo começo.

No cerne deste livro, está uma história sobre a menopausa, porque as histórias nos oferecem uma poderosa linguagem baseada em palavras e imagens com a qual podemos nos descrever e nos expressar, além de identificar e compreender as mudanças e a nossa percepção do despertar. Em um mundo moderno que deixa as mulheres maduras sem linguagem e sem voz, é necessária uma nova mitologia.

As histórias também criam uma ponte interna entre os níveis mais profundos de consciência e a consciência cotidiana e, portanto, uma história sobre a menopausa pode ter o poder de nos ajudar a avançar por esse período de mudança com elegância e graça e de iluminar a compreensão de que somos mulheres incríveis, dançarinas da luz e da escuridão.

Nosso caminho é sempre singular e próprio, mas compartilhamos muitas coisas em comum com outras mulheres que estão descendo os degraus da menopausa para o interior do Labirinto. É por meio da linguagem da história que podemos nos descrever e compartilhar as experiências e apoiar as mulheres que caminham ao nosso lado. A sabedoria dos anos da menopausa é flexível e podemos pegar o que se adapta às nossas experiências, descartar o que não está em sintonia conosco ou criar nossa própria compreensão única que seja verdadeira para nós mesmas. Existem tantas verdades sobre a menopausa quanto mulheres percorrendo o caminho do Labirinto.

UM ORÁCULO DA VIDA DE UMA MULHER

O Corvo no Berço

"As ovelhas estão no pasto, as vacas no milharal lá fora
Do nascimento de uma menina é chegada a hora.
Ela vai sorrir para a Lua e dançar ao luar,
Com o coração de sua mãe a se regozijar."
Cantou o corvo no berço.

"E quando for mais velha e cheia de vida,
Até ela num voo rasante, de forma atrevida,
O corvo no berço levará presentes no futuro:
Maçã, fuso, um décimo terceiro desejo obscuro."
Cantou o corvo no berço.

"Corvo no berço, preto e branco opostos são,
Mergulha no centro da noite, da escuridão.
Corvo no berço, branco e preto, o tempo urge,
Do abraço sombrio da Crone, a Donzela ressurge."
Cantou o corvo no berço.

"Nem amuleto, nem escudo ou capa para proteção,
Só o grito sombrio do corvo e sua persuasão.
Um rastro de sangue vermelho na branca neve brilha.
Magia da feminilidade, sabedoria que se trilha."
Cantou o corvo no berço.

"Corvo no berço, revelaste teu segredo profundo,
Com ousadia se deve viver neste nosso mundo,
Corvo no berço, como então devemos proceder?
'Caminhe com a Lua como eu oriento fazer.'"
Cantou o corvo no berço.

"Corvo no caldeirão, preto e branco, dualidade,
Parte o espelho em pedaços de luz, de claridade.
Desvendados com alegria, os ciclos estão quebrados agora.
A Metamorfa ri enquanto dança a Terra, comemora."
Cantou o corvo no berço.

"No coração do caminho, pela noite encoberto,
O Escuro chama, para orientar o que é certo.
Corvo no berço, onde foste parar?
'Fui para o labirinto e para o meu lar.'"
Cantou o corvo no berço.

"Corvo no caldeirão, só preto, nada de branco mais,
No fim da dança, longe da luz estás.
A magia profunda o envolve, o manto da meia-noite o acaricia,
'Tu és minha presença, minha esperança, minha sabedoria.'"
Cantou o corvo no berço.

"Corvo na cabeceira da cama, no fim da minha vida,
Desdobrando asas macias, mantendo a luz erguida.
Corvo no ventre sombrio, para onde eu vou?
'Para as estrelas e para o meu amor.'"
Cantou o corvo no berço.
Cantou o corvo no berço.

Escrito por Miranda Gray, letra baseada na canção folclórica de Sydney Carter adaptada de uma tradicional canção de ninar escocesa.

O Mistério da Feminilidade Cíclica

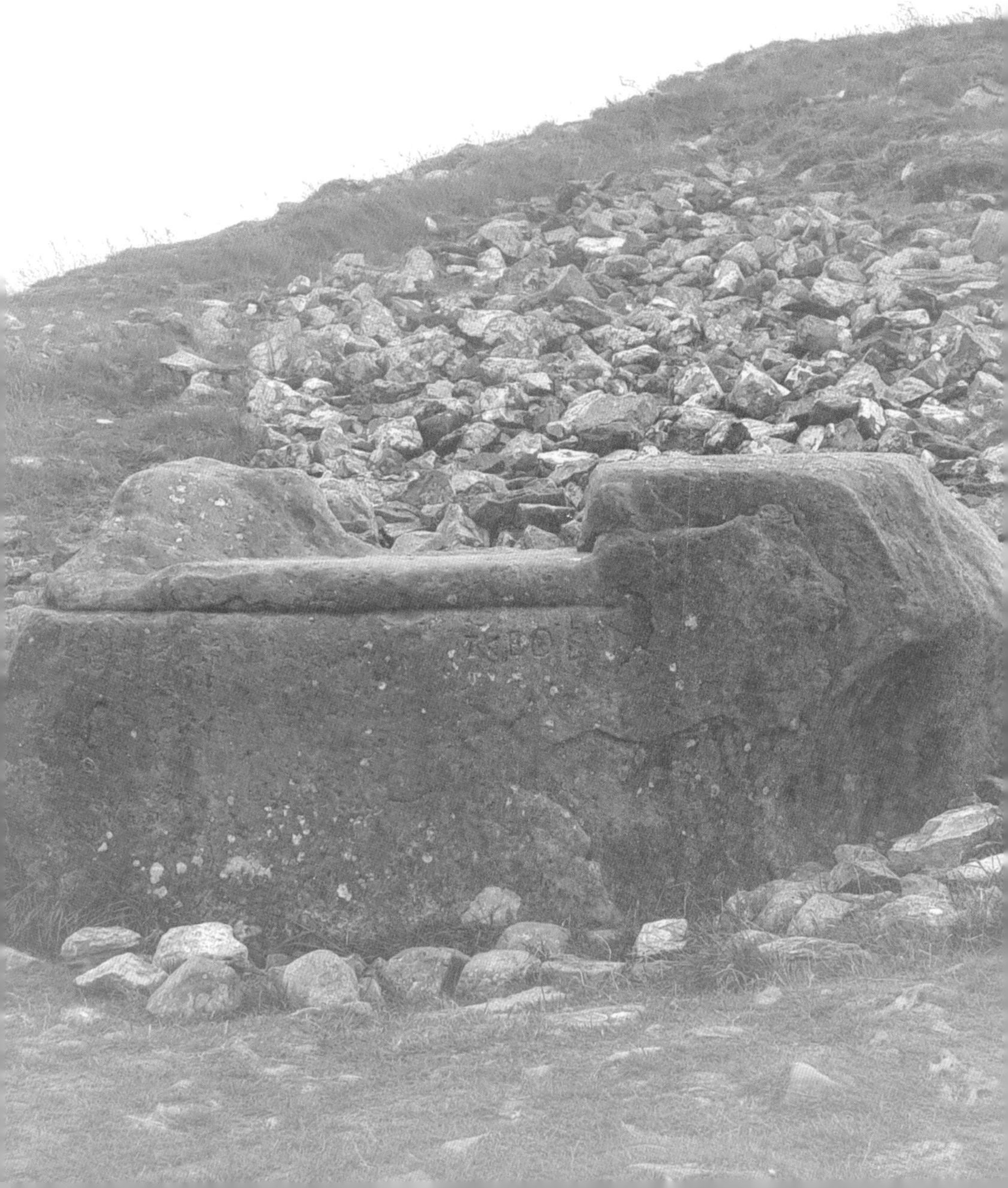

CAPÍTULO 1: INTRODUÇÃO

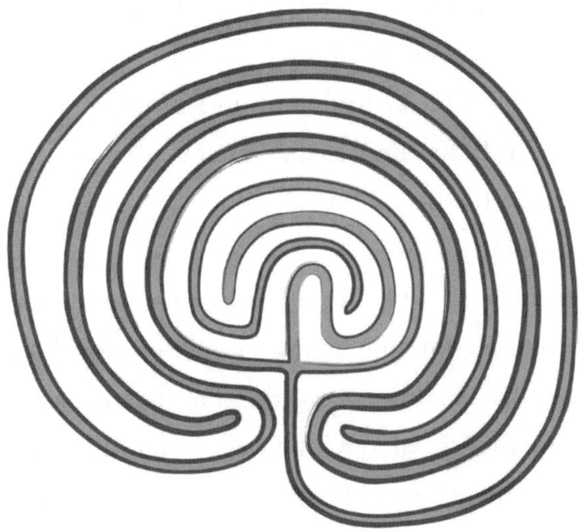

Existe um padrão que está no cerne
da compreensão de nossas energias femininas
e da menopausa:
é o Labirinto.

Imagine

Imagine que estamos diante de um grande monte coberto de grama. Ao lado, há uma pequena entrada feita de duas antigas pedras verticais com outra no topo. As pedras são entalhadas com espirais desgastadas e pequenos sulcos e círculos. O lindo sol do fim do verão acaricia nossos rostos e sentimos as folhas macias da grama verde sob nossos pés descalços. Pela entrada, a luz do sol revela grandes degraus de pedra que descem para a escuridão.

Essa é a entrada para o Labirinto do ciclo menstrual, que existe dentro de cada mulher e contém o caminho interior o qual percorremos até nosso centro a cada mês menstrual durante os anos cíclicos. Todos os meses, na fase pré-menstrual, ouvimos o canto da velha mulher, a Crone, que vive no centro do nosso Labirinto, e somos levadas a nos curvar, a nos retirar e a dar os passos na escuridão. Muitas vezes, relutamos; muitas vezes, resistimos ao chamado e olhamos para trás com saudade, para a luz do sol que diminui, mas devemos nos mover para a escuridão porque o chamado da Crone, a Anciã, é arrebatador, e nosso corpo e alma cantam em harmonia com sua voz.

No entanto, a escuridão é assustadora, não conseguimos ver para onde vamos e, muitas vezes, esquecemos que nossa jornada para o interior é seguida por uma jornada de regresso à luz na fase de pré-ovulação. Cada ciclo menstrual é um ciclo de renovação, um caminho labiríntico de retrair e emergir — porém, com frequência, não nos lembramos dessa sabedoria.

E, então, quando os ciclos menstruais por fim cessam, *ainda temos um Labirinto a percorrer*, mas agora descemos os degraus da menopausa do Labirinto da Vida. Adoramos os anos no mundo iluminado pelo sol, adoramos o que poderíamos alcançar e quem poderíamos ser, contudo o chamado da Velha é forte. Ela nos chama para a escuridão e *devemos* dar os primeiros passos.

À medida que mergulhamos mais fundo no Labirinto da Vida, a luz do sol desvanece e temos que encontrar o caminho, deslizando as pontas dos dedos ao longo da parede e sentindo com os dedos dos pés onde pisar. Resistimos a este caminho que nos conduz ao próximo estágio da feminilidade, ansiando pela vida que vivíamos porque não podemos ver o que nos tornaremos. Mas, se pararmos e ouvirmos internamente, a Velha nos sussurra que a luz visível é uma parte tão pequena das energias do Universo, que a "luz invisível" está em toda parte, brilhando com intensidade e que não existe tal coisa como a "escuridão" — somente a limitação do olho humano. A Velha nos diz que a jornada no Labirinto não é de perda, mas sim uma jornada de transformação e de revelação dessa luz invisível que reside na escuridão.

E, então, quando finalmente alcançarmos o centro e a Velha estiver diante de nós, nós a contemplaremos em toda a sua beleza como o Universo radiante, e também descobriremos o seu brilho dentro de nós.

Uma nova tradição

Na entrada do Labirinto da Vida, acompanhando o chão de pedra, há um cordão vermelho que desaparece na escuridão. Ele é o nosso guia e a garantia de que estamos seguras e caminhando na direção certa. Esse cordão vermelho é a Sabedoria do Útero, o mistério feminino e a tradição — uma tradição nascida não do passado, mas do conhecimento íntimo e pessoal que cada mulher menstrual tem do ciclo da Sacralidade Feminina dentro de si.

Este livro é como o cordão vermelho, um guia para mulheres que estão entrando na menopausa, o qual tem o objetivo de auxiliá-las em suas mudanças bem como ajudá-las a ver quem são e quem se tornarão. É um guia para o amor profundo que nos chama, que nos atrai e nos compele a fazer essa jornada pelo Labirinto em cada ciclo menstrual e na menopausa. E é um guia para o estágio poderoso e obscuro da vida após o rompimento dos ciclos.

Para compreender a jornada desde a perimenopausa, quando os ciclos se tornam erráticos, até a pós-menopausa, quando os ciclos cessam, precisamos ter em mente que o caminho que atravessamos é *o mesmo caminho do Labirinto que percorremos em cada ciclo menstrual*. Devemos reconhecer que as experiências que ocorrem nas fases pré-menstrual e menstrual são dádivas de sabedoria para a jornada na menopausa. Também precisamos observar os ciclos da Natureza ao nosso redor a fim de que possamos aprender com a Mãe Terra como abordar os anos de transformação com harmonia e equilíbrio.

Mas o mais importante de tudo é que precisamos desaprender o que nos disseram sobre as mulheres anciãs, desaprender as imagens que a sociedade e a cultura nos entregaram sobre o envelhecimento e, em vez disso, enxergar quem de fato somos — belas e poderosas, expressões criativas e espirituais da Divindade Feminina, qualquer que seja nossa idade ou condição física.

Sem uma tradição social da menopausa que nos apoie, o caminho a seguir pode parecer confuso. A escuridão nos força a voltar-nos para dentro, em direção às emoções e à desafiadora percepção subconsciente, mas, quando respiramos fundo e nos entregamos aos passos sob nossos pés, percebemos que o caminho do Labirinto na menopausa é de fulgurante esperança e transformação, além de crescimento e desenvolvimento. Tornamo-nos abertas a novas e emocionantes experiências e *insights*, a um estágio de vida renovado e a um novo estado de ser e admiração que nos capacita a confiar no amor da Sacralidade Feminina.

Chegou o momento de criarmos uma tradição da menopausa para as mulheres modernas que vivem vidas modernas — uma tradição que vem diretamente do útero e das experiências de mulheres que vivem vidas cíclicas e que nos trará compreensão, clareza, força e autoconfiança.

Estamos trilhando uma jornada verdadeiramente incrível, que nos guia de volta ao estado original completo, em alinhamento com a Feminilidade Universal, para que possamos viver essa consciência no mundo exterior.

É uma jornada na qual vivenciamos cada vez mais o espiritual que está por trás do mundo manifesto, libertando-nos dos limites do tempo e do corpo físico. Ver uma mulher pós-menopausa caminhando pelo mundo é testemunhar a Feminilidade Universal expressa em forma humana.

Ciclos dentro de ciclos

No folclore, a Crone é frequentemente retratada como uma contadora de histórias. Ela está sentada perto da fogueira, envolta em um manto escuro, com os cabelos brancos cobertos e o reflexo da luz do fogo dançando pelo rosto enrugado. Ela segura um cajado retorcido e há uma aura de quietude e magia presente nela. Seus olhos gentis veem o mundo como ele de fato é, sem ilusões, e seu coração aceita tudo sem julgamento. Não é ela quem faz mudanças por meio de ações diretas e desafios; em vez disso, ela faz mudanças mais profundas por meio da aceitação e da sabedoria interior. Ao seu redor, está sentado um grupo de mulheres e meninas de todas as idades, aguardando por ensinamentos, e a Crone começa a história do início. E nós, também, precisamos começar do início.

— No princípio — declarou a Crone —, havia o Um. E este Um deu origem a quatro poderes.

— Quatro poderes expressos em um ciclo e cinco ciclos expressos como o Universo.

Ela pegou seu cajado e desenhou um círculo na terra, perto da fogueira. Então, com cuidado, traçou duas linhas diagonais no círculo, dividindo-o em quatro. Fez uma pausa e tocou com a ponta do cajado no quarto à direita.

— O poder de vir a ser, de formação e crescimento — declarou ela.

Em seguida, deslocou o cajado para o quarto superior.

— O poder da plenitude e da radiância.

Moveu o cajado para o quarto esquerdo.

— O poder do retraimento, da liberação e da ruptura.

Por último, levou a ponta do cajado para o quarto inferior.

— O poder do vazio, do potencial e da restauração.

E prosseguiu:

— O primeiro ciclo do Universo — da Sacralidade Feminina — é o ciclo da criação.

Acompanhando o círculo, ela traçou o cajado devagar no sentido anti-horário.

— O fluxo da formação à completude, da completude à liberação, da liberação ao potencial.

Riu baixinho.

— Desse ciclo, veio tudo. Incluindo vocês! — E ela apontou o cajado às mulheres e meninas, e depois retornou ao desenho.

— O primeiro ciclo criou o corpo físico da Sacralidade Feminina: as estrelas e galáxias, os planetas e as luas.

A Crone desenhou uma Lua crescente no primeiro quarto de seu desenho.

— A energia do crescimento foi expressa na luz da Lua crescente — disse ela.

Ela traçou uma Lua cheia no quarto superior.

— A energia da plenitude e da completude foi expressa no círculo e na luz da Lua cheia.

Em seguida, fez uma segunda crescente no quarto esquerdo.

— A energia de declínio e retraimento foi expressa na redução da luz e na crescente escuridão da Lua minguante.

Ela deteve o cajado no último quarto, deixando uma marca na terra.

— E a energia oculta do vazio e do potencial foi expressa na Lua Escura.

Ela se apoiou no cajado.

— E a Terra também circulava; este é o terceiro ciclo. Com seu ciclo, veio o crescimento da primavera, a plenitude do verão, a libertação do outono e o descanso tranquilo e a renovação do inverno.

Enquanto falava, a Crone indicava cada quarto com um aceno de mão.

— E o quarto ciclo são vocês. O ciclo das mulheres.

Seus olhos cintilaram à luz do fogo.

— Depois do período de sangramento, suas energias aumentam e brilham para o mundo mais uma vez.

O cajado tocou o primeiro quarto, com o desenho da Lua crescente.

— Quando a fertilidade está no auge, suas energias se tornam estáveis e irradiam para o mundo.

Seu cajado tocou o quarto superior, com o desenho da Lua cheia, e depois se voltou para o quarto à esquerda, com o traçado da Lua minguante.

— Então, à medida que o corpo se transforma, as energias se transformam também, retirando-se do mundo exterior para finalmente descansar com a liberação do sangue, renovando-se para o ciclo que está por vir.

A ponta do cajado pousou na base do quarto inferior.

— Mas também existe o ciclo da vida da mulher, e este é o quinto ciclo. O ciclo que flui de uma criança para uma mulher adulta, daí para uma mulher madura e, por fim, para uma Crone.

Mais uma vez, o cajado traçou o caminho de um ciclo sobre o desenho, até que ela o deteve no centro do círculo onde as duas linhas se cruzavam.

Ela olhou para as mulheres.

— Existe apenas um ciclo. Todos os demais sustentam o ciclo da Feminilidade Universal, e, em cada ciclo, sentimos sua presença. Você só precisa olhar ao redor e dentro de você para encontrar a Sacralidade Feminina.

A Crone ficou em silêncio e apenas o crepitar das chamas pôde ser ouvido na escuridão da noite.

Para compreender a jornada na menopausa, precisamos abraçar o mistério de fazer parte de algo muito maior do que o corpo físico e o eu individual, bem como abrir-nos à presença dos ciclos e aspectos da Sacralidade Feminina que residem dentro de nós e à nossa volta.

Também precisamos lembrar que nossa alma escolheu caminhar neste mundo na forma humana e se expressar por meio das energias femininas. Isso agora nos trouxe a este momento em que enfrentamos mudanças profundas na vida, e, para darmos os primeiros passos da menopausa no Labirinto com alegria e autoconfiança, é necessário que nos lembremos dos mistérios e da sabedoria do feminino, porque é por intermédio dessa compreensão que somos guiadas, apoiadas e empoderadas em nossa jornada.

Os mistérios da Sacralidade Feminina

Podemos nos sentir muito pequenas e insignificantes quando contemplamos o belo arco das estrelas no céu noturno, mas a vastidão da Feminilidade Universal reside dentro de nossa própria natureza cíclica. Lá no fundo, nas profundezas da alma, sabemos que o mundo físico é o corpo cíclico da energia da Sacralidade Feminina, que tudo o que é visto e invisível é ela, e que cada ciclo é ela, e cada aspecto de um ciclo é ela. Pelo ciclo contínuo de seu escuro ventre universal, ela cria espaço e tempo e, à medida que sua energia gira em espiral por meio de sua expressão física, ela cria e recria continuamente um Universo que está em constante mudança.

A Sacralidade Feminina surge como a "Deusa Cíclica" que cria o Universo pelo fluxo constante de energia *dinâmica* entre os dois estados de energia *receptiva* — a completude manifesta e o potencial do vazio. Esse fluxo dinâmico consiste em *aumentar a energia*, em vir a ser, construir e crescer, bem como em *diminuir a energia*, em retirar-se, em decompor e liberar. É um ciclo que vai do estado de plenitude e estabilidade ao estado de vazio e ao potencial para um novo ciclo. Cada estado é influenciado pelo anterior e pelo posterior e é trazido à existência por meio de sua expressão. Esse belo ciclo flui do mundo invisível da energia e do espírito para a luz do mundo físico e, então, retorna para o mundo interior.

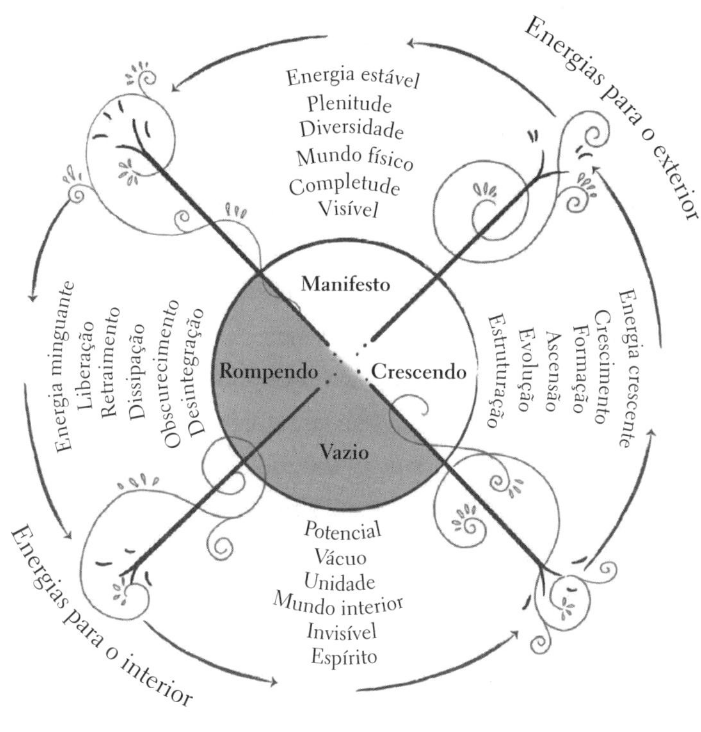

Figura 1: As energias da Deusa Cíclica

A Deusa Cíclica dança sua essência e criação, fluindo de uma expressão para outra. Ela está sempre mudando enquanto dança, mas permanece a mesma porque é a Dançarina. E em resposta à sua dança cíclica, o mundo físico dança com ela na rotação das galáxias, no ciclo de vida das estrelas e na formação dos planetas. Tudo dança, tudo encontra seu ciclo. Incluindo nós.

As expressões da Deusa Cíclica

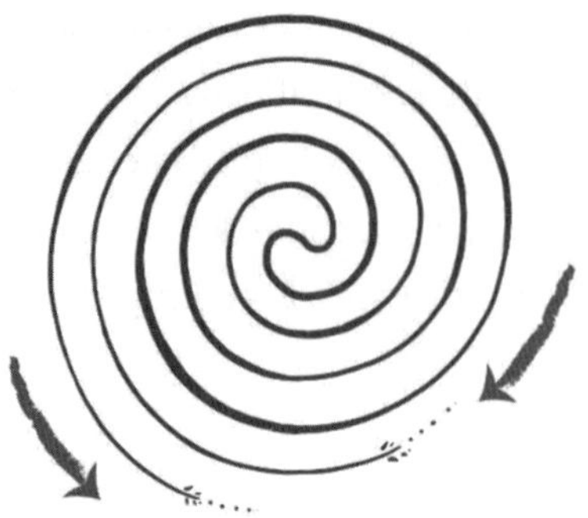

Figura 2: O Caminho do Labirinto do ciclo menstrual

Na mitologia, no folclore e nas religiões antigas, podemos ver um eco da Sabedoria do Útero das mulheres do passado. Nessas histórias, descobrimos que as mulheres reconheceram a Deusa Cíclica e as quatro deusas por meio das quais ela manifesta sua dança — a jovem deusa *Donzela* do crescimento e da luz, a deusa *Mãe* do mundo manifesto e da luz, a madura deusa *Feiticeira* da ruptura e da escuridão crescente, e a antiga deusa *Crone* do potencial da escuridão e da unidade.

Nossas ancestrais reconheceram a deusa *Donzela* na Lua crescente e na estação da primavera, trazendo as energias vibrantes de novos começos e crescimento. Elas viam a deusa *Mãe* na Lua cheia e no verão, expressando as energias amorosas de plenitude, luz e fecundidade. As mulheres também percebiam a deusa *Feiticeira* na Lua minguante e no outono, dançando suas energias selvagens de mudança, desfrute e retraimento. Por fim, as mulheres também reconheceram a deusa *Crone* na Lua Escura e no inverno, mantendo suavemente as energias de descanso, escuridão e renovação.

Por meio da consciência das energias de seus corpos, as mulheres também reconheceram que a Sacralidade Feminina estava não apenas no mundo ao seu redor, mas também dentro deles, à medida que fluíam através dos ciclos menstruais. Não importava que não tivessem conhecimento das divisões do ciclo conforme definido pela medicina moderna ou dos mecanismos físicos de cada fase — elas sentiam as quatro deusas nas energias que incorporavam. E não viam diferença entre as deusas à sua volta nos ciclos da Lua, da Terra e do Universo e as deusas dentro delas.

Como mulheres modernas, também incorporamos as mesmas quatro deusas nas fases dos ciclos menstruais. Porém, sem a compreensão profunda da interligação dos ciclos do feminino, precisamos de alguns termos que nos ajudem a trazer algo que é intuitivo para a consciência de uma maneira que o intelecto possa processar. Para ajudar a mente moderna a compreender essas ideias, podemos diferenciar as energias femininas cíclicas universais "externas" percebidas de nossa percepção interna de incorporar a feminilidade cíclica. Ao usar a denominação "Universal" para expressões e influências da Deusa Cíclica fora de nós bem como a denominação "Arquétipo" para nossas experiências internas com elas, temos uma ferramenta simples para ajudar na comunicação e na aprendizagem — entretanto, o "Universal" e o "Arquétipo" são a mesma energia e presença, por isso, às vezes, é melhor deixar sem definição!

Ao se verem como expressões da Deusa Cíclica, as mulheres do passado puderam acolher a presença dos Arquétipos em cada uma das fases dos ciclos menstruais. Elas deram as boas-vindas ao Arquétipo da Donzela na fase de pré-ovulação, pois ela lhes trouxe um novo ciclo, aumento de energia e autoconfiança renovada. As mulheres sentiram o ego crescendo em individualidade e um domínio crescente da percepção da mente pensante.

Elas abraçaram o Arquétipo da Mãe na ovulação enquanto ela suavizava seus egos em altruísmo e empatia. As mulheres sentiam um amor mais profundo fluindo através delas, um desejo de expressar uma criatividade prática e o domínio da mente do sentir.

Elas viram o Arquétipo da Feiticeira na fase pré-menstrual lhes trazer uma necessidade crescente de retraimento e uma percepção dominante da mente subconsciente. Mais uma vez, sentiram o poder crescente do ego e a energia dinâmica da mudança.

Por fim, com seu sangue, as mulheres honraram o Arquétipo da Crone e sentiram suas baixas energias físicas, mentais e emocionais, e retiraram-se da vida cotidiana para abraçar sua percepção dominante da mente-alma e a restauração da cura.

Cada ciclo menstrual era visto como uma jornada em um caminho que as conduzia da luz do mundo exterior (a fase da Mãe), descendo os degraus para o mundo interior da escuridão (a fase da Feiticeira), para sentar-se na escuridão (a fase da Crone), e então as levava de volta aos degraus para retornar ao mundo da luz (a fase da Donzela). O que essas mulheres sabiam enquanto dançavam nessa jornada labiríntica dos ciclos de seus úteros era que dançavam com a Terra, a Lua e o Universo. Elas conheciam a Deusa Cíclica não como um conceito exterior, mas como quem elas mesmas eram.

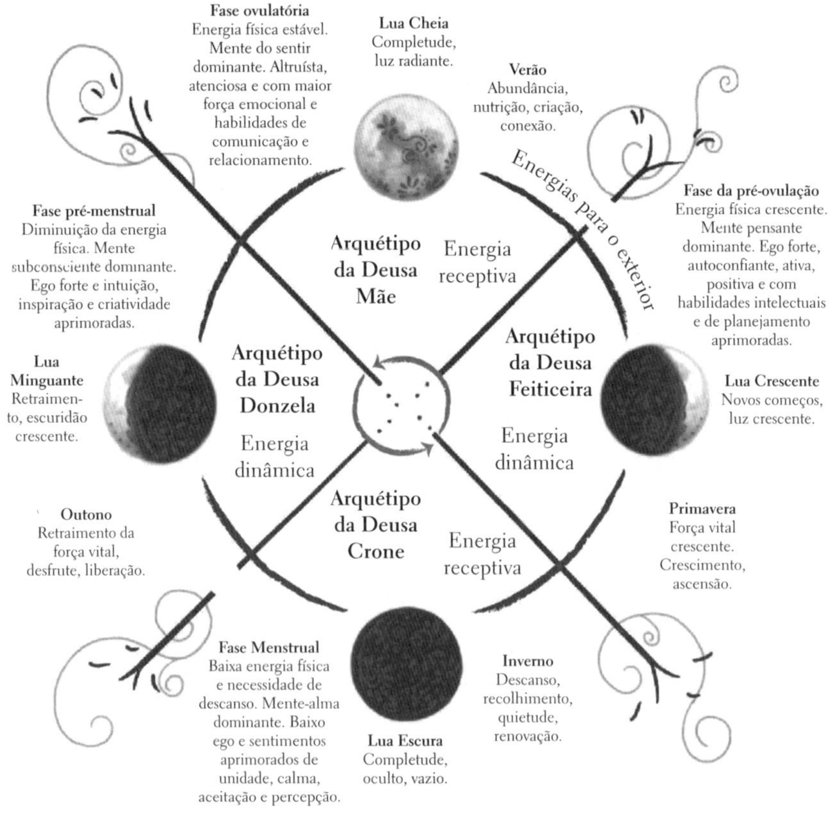

Figura 3: A Irmandade dos Ciclos

O Labirinto da Vida

As mulheres do passado também conheciam a Sabedoria do Útero de outro Labirinto — o Labirinto da Vida. Refletidas nas crianças a seus pés, na avó cozinhando perto do fogo e na Velha dormindo em sua cama, elas viram os aspectos e energias da Deusa Cíclica. Elas reconheceram o Arquétipo da Donzela encarnado em uma jovem enquanto ela subia correndo os degraus do Labirinto para emergir para a luz e explorar o mundo ao seu redor por meio da brincadeira e da alegria da descoberta. Elas nutriram a Donzela enquanto ela desenvolvia sua identidade individual e o ego e entrava em seu primeiro sangue, despertando para sua natureza cíclica. As mulheres também reconheceram o Arquétipo da Mãe incorporado nas mulheres adultas ao seu redor, enquanto permaneciam plenamente na luz, abundantes em sua capacidade de criar nova vida, família, alimento e nutrição, bem como comunidade e cultura.

À medida que a fertilidade diminuía, as mulheres honravam a influência do Arquétipo da Feiticeira nas mulheres maduras da comunidade enquanto começavam a caminhar de volta à escuridão. Elas observaram a avó romper com seus ciclos e a antiga vida e, mais uma vez, voltar a crescer em sua individualidade. Viram-na se afastar da vida familiar cotidiana, explorando coisas novas e começando a assumir um papel mais amplo na comunidade. Reconheceram a poderosa mudança espiritual pela qual essas mulheres maduras estavam passando e lhes deram o espaço e o respeito de que necessitavam através de sua transformação.

Por fim, ao final da sua transformação, essas mulheres mais velhas assumiram seus papéis de mulheres sábias e mestras espirituais, que eram respeitadas como a personificação do Arquétipo da Crone. As poucas mulheres que viviam muito e que se retiravam ainda mais para as energias da Crone eram profundamente reverenciadas. Reunidas perto do fogo e dormindo mais, essas Velhas passavam mais tempo no mundo dos sonhos e dos espíritos do que no mundo exterior. Enquanto cuidavam delas, as demais mulheres viam o amor simples e a luz da alma brilhando em seus corpos curvados, desgastados e antigos, e respeitavam e honravam essa presença cheia de alma.

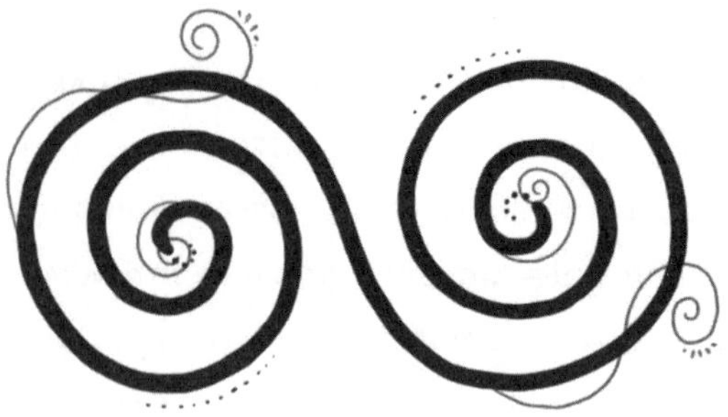

Figura 4: Os caminhos da escuridão para a luz e da luz para a escuridão da adolescência e da menopausa

Dentro desse fluxo da vida de uma mulher, elas viram a espiral do mesmo *caminho do Labirinto* de emergir e se retirar que percorreram em seus ciclos menstruais. Viram *o mesmo fluxo de energias* da Deusa Cíclica e viram mulheres em cada uma das quatro fases da vida mantendo *as mesmas quatro energias* que nas fases do seu ciclo menstrual. Viram o ciclo dentro dos ciclos.

Quer sejamos mulheres que compreendem tal unidade dos ciclos femininos ou mulheres que podem sentir-se perdidas sem conhecimento ou orientação, ainda somos influenciadas em cada fase da vida por um aspecto da Deusa Cíclica, cujas energias tanto nos dominam como nos guiam por meio da expressão que temos de nós mesmas e de nossa vida.

Nos nossos anos Donzela, a Donzela Universal trouxe-nos o crescimento linear da infância até o Primeiro Sangue e o "Primeiro Despertar" — em que nos foi dado o dom da natureza cíclica e aprendemos a definir o sentido de identidade por meio dos ciclos pelos quais passamos.

Nos nossos anos Mãe de energia radiante, a presença da Mãe Universal trouxe-nos a fase de vida de uma mulher adulta criativa, e expressamo-nos no mundo — talvez criando um lar, uma família, relações estáveis, uma carreira...

Na idade adulta madura, a presença da Feiticeira Universal nos domina e nos influencia. Ela nos traz a mudança, a quebra da natureza cíclica na perimenopausa e o impulso para expressar os aspectos de nós mesmas que não foram permitidos. A Feiticeira Universal então nos conduz através do portal de nosso último sangue e para as tempestades muitas vezes intensas e turbulentas do início da pós-menopausa. Ela nos traz nosso "Segundo Despertar" — o crescimento em nossa natureza espiritual — e, mais uma vez, nos tornamos adolescentes com todas as provações para descobrir nossa individualidade.

Por fim, a Crone Universal nos dará as boas-vindas no portal dos anos da Crone, e sua presença e energias amorosas nos apoiarão e guiarão à medida que a incorporamos em nosso quarto estágio de vida.

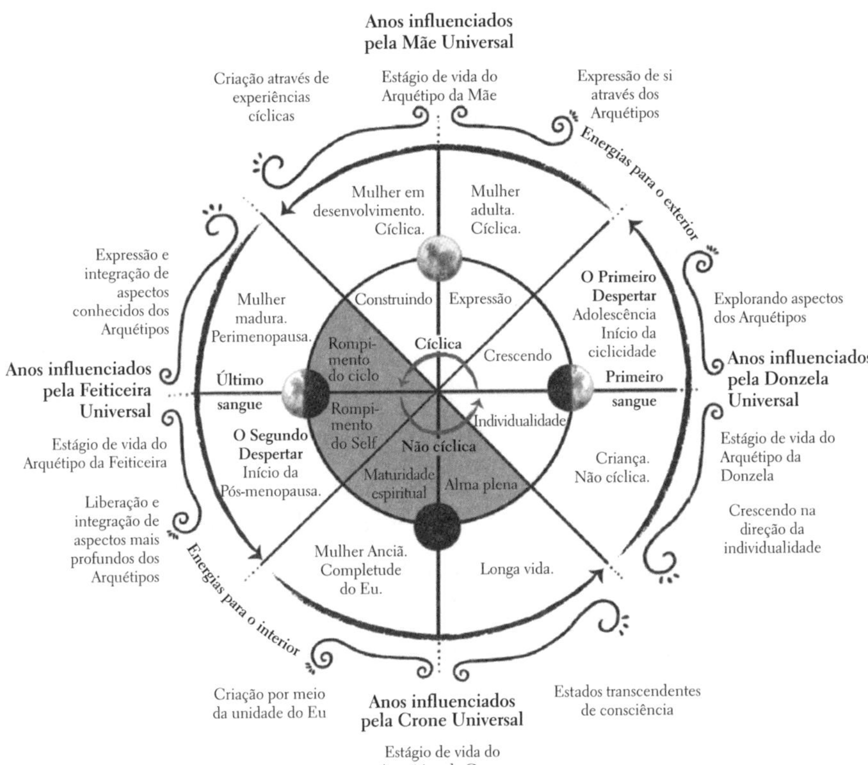

Figura 5: A Jornada da Vida no Labirinto

Assim como a duração das fases do ciclo menstrual e as experiências associadas a ele podem diferir de uma mulher para outra, a duração das fases da vida e das experiências também pode ser diferente. A maneira como percorremos os degraus da menopausa no Labirinto é única para nós, mas a direção do caminho do Labirinto e o amor que nos rodeia, que nos guia e nos chama para casa, são os mesmos para todas.

A sabedoria dentro do nosso ciclo menstrual

Se tivermos a sorte de ter um ciclo menstrual, ele pode ser o guia mais importante e impactante para as energias femininas. Nas experiências pelas quais passamos, nos é oferecida uma compreensão íntima de todo o nosso ciclo de vida, das energias dos Arquétipos e do caminho fluido do Labirinto e da Ciclicidade Feminina. Ao compreendermos os ciclos, entendemos nossa jornada e os motivos das energias que vivenciamos.

Tal como acontece com o ciclo do Universal, nenhuma fase da dança cíclica existe sem a presença das outras três fases; além disso, para compreendermos as energias de uma fase específica, precisamos saber como essa fase se desenvolveu e o que se tornará. Se olharmos para o ciclo lunar, notamos que nunca vemos todo o ciclo da Lua — vemos apenas a fase atual no céu noturno. E, da mesma maneira, nunca podemos ver a totalidade de uma mulher com um ciclo menstrual — em vez disso, vemos apenas a fase do ciclo que ela incorpora naquele momento. É comparando as fases da Lua dentro do contexto de seu fluxo cíclico que sabemos em que fase a Lua se encontra, e é comparando as energias e expressões dos Arquétipos dentro do fluxo de nossas fases que descobrimos nossa expressão atual da Sacralidade Feminina.

Na jornada menstrual, as energias físicas e emocionais mudam; as energias espirituais, criativas e sexuais mudam; e as percepções do mundo e de nós mesmas também mudam. Tudo o que vivenciamos se origina na expressão de um Arquétipo à medida que flui através de nós.

Ao comparar nossas energias fluidas com as dos ciclos naturais que nos rodeiam, podemos descobrir o padrão subjacente a esse fluxo, ver o efeito das mudanças de energia e a razão da mudança, e, então, descobrir como abraçar o fluxo em vez de combatê-lo, conforme se manifesta mais tarde na vida na menopausa.

Compreendendo o fluxo dos Arquétipos

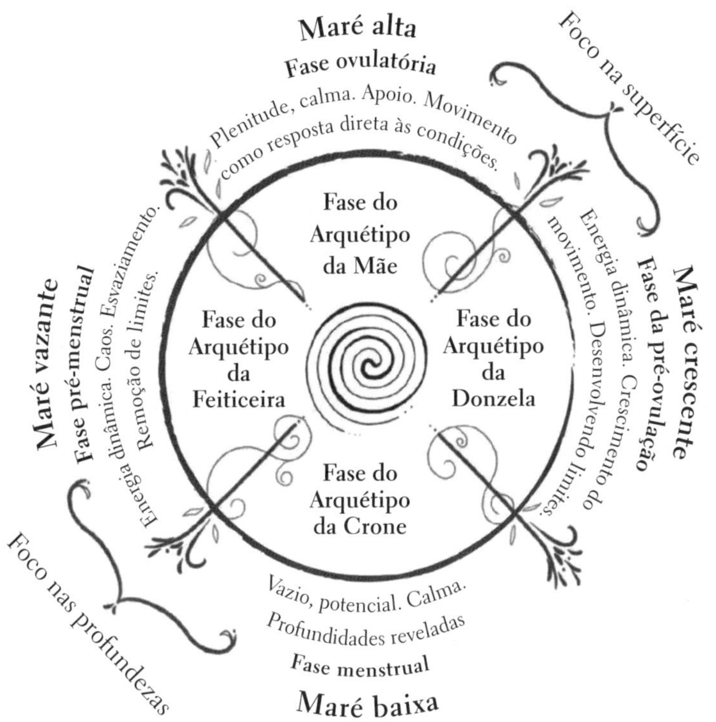

Figura 6: Seguindo as marés

Quando estamos numa praia olhando para o mar, se permanecermos por tempo suficiente, observaremos a influência da Lua no mar criando o ciclo das marés. No avanço e recuo da água, vemos um reflexo das fases dinâmicas do ciclo menstrual, e, na maré alta e na maré baixa, vemos um reflexo das fases receptivas. As marés são belas e poderosas mestras das energias e dons de sermos seres fluidos.

A maré das energias do Arquétipo da Donzela

Os ciclos menstruais começam com a fase de pré-ovulação, quando sentimos a onda de energia dinâmica crescente fluindo em nós como uma maré avançando. Iniciamos um novo caminho pela frente e alcançamos novos objetivos. A autoconfiança e segurança positivas geradas nos fazem transpor facilmente qualquer obstáculo no caminho, e nosso intelecto cresce em domínio com uma velocidade incrível. Tal como o avanço da maré cobre o fundo do mar, os aspectos mais profundos de nosso sentido de identidade que foram revelados durante a fase menstrual encontram-se novamente cobertos e menos acessíveis.

O avanço das águas também restabelece os limites da realidade, a orla de quem somos, e o intelecto define agora o sentido de identidade dentro dos limites rígidos das costas rochosas e dos altos penhascos. E, embora as ondas cresçam e se desenvolvam e arrebentem contra as praias nas tempestades da vida, a fronteira entre a terra e o mar permanece firme.

No início, o avanço da maré se manifesta aos poucos em ondulações suaves que se espalham pelo fundo do mar, porém, depois, em uma onda de nova energia e urgência acelerada, as ondas começam a invadir a praia. As energias físicas também retornam aos poucos para nós, vindas do vazio calmo, suave e reconfortante da maré baixa pessoal da menstruação. Mas, então, nossas energias logo aumentam até que nos espreguiçamos, olhamos ao nosso redor e começamos a nos mover. Não se trata de um movimento suave, é acordar e correr pelo puro prazer de estar num corpo físico, cheio de vitalidade e havendo um mundo para explorar. Tal como a irrefreável maré que se aproxima, estamos avançando em direção a algo, crescendo e nos desenvolvendo, bem como explorando o mundo e nossas capacidades.

Em cada ciclo menstrual, na maré que avança da fase da Donzela, o intelecto e o ego definem a orla de quem somos e criam a sensação de sermos um indivíduo, separadas da vastidão do fundo do mar de nossa alma.

A maré das energias do Arquétipo da Mãe

Uma vez encerradas as energias da maré crescente, há um tempo de descanso em que as águas completaram sua jornada para definir as bordas da terra, mas ainda não estão prontas para iniciar a jornada a fim de descobrir as profundezas.

Por um momento, perto dos dias da ovulação, há um período crucial em que a sensação de vir a ser cessou e a sensação de retraimento ainda não começou. Agora que o intelecto e o ego completaram seu papel de definir quem somos como indivíduos, o domínio exercido por eles dá lugar à percepção da mente do sentir da fase de ovulação. Com a maré alta, a superfície das águas move-se com ondas suaves e — tal como o mar — na fase de ovulação, nossas emoções fluem em ondas respondendo às situações atuais e ao ambiente que nos rodeia.

Essa interação com o mundo é criativa, receptiva e aberta, e traz experiências à vida que criam empatia, compaixão e altruísmo. Além disso, podemos permanecer estáveis enquanto as emoções ondulam pela superfície de nosso ser, porque, abaixo dessa superfície, o mar é profundo e calmo e apoia-nos com sua plenitude.

Em tal plenitude, há abundância — sem falta ou necessidade — que abre nosso coração e permite fluir o cuidado e a generosidade. Tal como o mar, apoiamos quem viaja nas ondas da superfície e o auxiliamos em suas viagens.

Mas nada permanece igual, a maré muda e não podemos impedir que as águas mudem de direção.

A maré das energias do Arquétipo da Feiticeira

No início da maré vazante, o fluxo da água é lento, e vemos simplesmente uma linha crescente de areia úmida nas bordas das ondas. Mas, então, a dinâmica aumenta e torna-se cada vez mais óbvio que as águas estão recuando e revelando mais do solo oceânico. O que começou com uma mudança calma e suave logo se torna uma retirada rápida e dinâmica, com redemoinhos enquanto as águas correm entre as rochas. Há caos à medida que a maré recua, criando correntes perigosas e áreas tanto de águas calmas como de ondas turbulentas.

Esse não é um ambiente estável e há muitas mudanças imprevisíveis para os incautos ou inexperientes. Nessa maré, há um chamado tão intenso e implacável quanto o chamado da Lua ao mar para que desçamos profundamente dentro de nós mesmas. A fase da Mãe se encerrou, o domínio da mente do sentir cede e começa a revelar os níveis mais profundos do nosso ser, e a mente subconsciente torna-se dominante.

Tal como a maré alta, não há estrutura em nossas mudanças e, à medida que as águas recuam e a fronteira entre o mar e a terra se torna menos definida, a consciência individual e as fronteiras do eu também começam a desmoronar. Já não temos um pensamento estruturado, mas sim um fluxo rápido de uma informação para outra que traz uma criatividade inspirada. Já não existe estabilidade; em vez disso, as águas criam altos e baixos conforme correm.

No início da fase pré-menstrual, os picos das ondas de energia física podem ser altos e durar a maior parte do dia, mas, à medida que o fluxo de gasto de energia aumenta, os picos ficam mais baixos e mais curtos bem como os vales ficam mais profundos e mais demorados, até que na maré baixa as ondas tenham passado e haja calmaria.

A turbulência da água que sai dificulta a navegação, mas, à medida que o fundo do mar se torna visível, começamos a ver que somos mais do que a percepção limitada de nosso pensamento. Começamos a ver a magia que reside na descoberta das profundezas, na beleza das conchas e nos tesouros que estão na areia. Estamos conscientes tanto das águas ondulantes dinâmicas que criam uma miríade de padrões nas ondas em resposta ao ambiente como da base imóvel do fundo do mar descoberto e sem limites. Nessa fase, mantemos consciência do mundo superficial limitado e do mundo interior ilimitado.

E por fim, a turbulência ameniza e chegamos ao nosso destino na maré baixa.

A maré das energias do Arquétipo da Crone

Perto dos dias de sangramento, as energias mudam. O caos da maré vazante desapareceu; em seu lugar, restam a calma e a estabilidade do solo oceânico profundo sob nossos pés. A turbulência emocional e mental cessou, e o que era compulsivo e importante há poucos dias não tem mais sentido nem importância para nós. O ego acelerado que luta pela definição nas correntes turbulentas da fase pré-menstrual se foi e não estamos mais limitadas à restrição de ser um indivíduo.

Em vez disso, podemos sentir a realidade da unidade com o Universo. Nesse nível de ser — assentadas no fundo do mar —, mantemos a percepção da mente-alma. Esse é nosso nível fundamental de consciência abaixo do subconsciente. É um lugar de quietude.

Podemos achar difícil pensar com palavras, porque estas pertencem ao nível superficial do intelecto e, em vez disso, experimentamos um profundo conhecimento interior. A motivação do ego nos abandonou porque nos falta a energia dinâmica para fazer quaisquer mudanças, e a limitação da experiência de quem somos foi desfeita. Sem distinção entre nosso sentido de identidade e o Universo, tudo pode ser aceito e abraçado com amor sereno.

Ao nosso redor, vemos a beleza do fundo do mar revelada em todas as direções e, quando abrimos o baú do tesouro que está parcialmente enterrado na areia, a sabedoria dourada do Universo está à nossa disposição. Temos consciência de que a água e o céu, a terra e o fundo do mar, o vento e as aves marinhas fazem parte de nós. A paz torna-se disponível para nós, não como um conceito vago, não como algo pelo que lutamos por meio de afirmações, mas como algo que é inerente ao nosso ser, e não podemos ser outra coisa se formos fiéis à nossa natureza.

Mas os gritos vindos da terra nos distraem, e nos levantamos e caminhamos até a praia. Tentamos interagir com as pessoas na praia, envolver-nos com elas, fazer parte de seu mundo, mas tudo nos parece vazio, sentimo-nos desapegadas e, tristemente, interpretamos essa experiência como sendo "errada". Também, à medida que tentamos corrigir esse sentimento, ficamos frustradas e irritadas porque nada está funcionando ou porque tudo o que tentamos fazer "normalmente" parece mais difícil e requer enorme força de vontade.

No entanto, se permanecermos concentradas no fundo do mar e ignorarmos a costa distante, abrimo-nos para uma profunda calma dentro de nós. Quando as tempestades chegam, os problemas do mundo da superfície estão distantes e já não nos afetam enquanto estamos assentadas no fundo do oceano. O recuo da maré lavou o que era velho e desgastado e deixou tudo limpo e preparado para as águas que viriam.

Nesse momento, quando percebemos com nosso nível mais profundo de ser, temos a oportunidade não apenas de nos curar e restaurar, mas também de criar a vida que amamos. A partir dos contrastes por vezes turbulentos da fase pré-menstrual, descobrimos o que amamos e, por meio do potencial ilimitado da maré baixa, podemos tecer a magia para manifestar nossos sonhos.

Em cada mês menstrual, realizamos essa jornada pelas marés até as profundezas e descobrimos que *a única saída* é esperar até que a maré mude. Mas, então, de repente, notamos que as marés não vêm mais em seu ritmo habitual e sabemos, no fundo, que os anos cíclicos ficaram para trás e demos o primeiro passo em direção aos anos da perimenopausa influenciados pela Feiticeira.

E tal como as primeiras mudanças após a maré alta, mal notamos as ondulações que se espalham pela praia arenosa de nossa vida — mas depois as ondas começam a vir com força e impacto estrondoso, e sabemos, sem sombra de dúvida, que entramos no Labirinto e estamos dançando sob a influência da maré vazante da Feiticeira.

O caminho da menopausa

Como mulheres modernas, estamos rodeadas de uma grande quantidade de informação sobre a gestão dos "sintomas" da menopausa, mas essas "soluções" ignoram o núcleo de nossa necessidade — ter uma abordagem fortalecedora, baseada no espiritual, que nos guie no caminho da transformação física, emocional, mental e espiritual.

Muitas vezes, as "soluções" que tentamos não preenchem a dor profunda que existe dentro de nós. Assim, sofremos porque queremos saber quem somos e por que estamos mudando, bem como compreender a espiritualidade que sentimos nas mudanças. Ansiamos por sentir um *senso de valor e propósito em quem estamos nos tornando*. Também ansiamos por nos sentir completas, por incorporar e expressar nosso verdadeiro eu e por nos sentir em "casa" dentro de nós mesmas. Ansiamos porque nos sentimos sozinhas e sem orientação, sem apoio e sem direção.

Mas não estamos *sem guia, sem apoio* ou *sem direção*, e não caminhamos sozinhas para a próxima fase da feminilidade — a nossa fase pré-menstrual da Feiticeira é o nosso guia. Já detemos o segredo do propósito da fase de vida da menopausa da Feiticeira, do que vamos vivenciar, de como vamos mudar e de como podemos percorrer os anos da Feiticeira com aceitação e autoconfiança.

Em cada fase pré-menstrual, durante tantos anos, dançamos pelos degraus do Labirinto do ciclo menstrual, às vezes de maneiras que trouxeram harmonia e beleza, outras de maneiras que trouxeram perturbação e destruição. Se percebermos nossas experiências nas fases pré-menstruais, *já saberemos* como serão os anos da menopausa da Feiticeira, o que recusaremos, o que o Arquétipo da Feiticeira quer e precisa, e o que ela nos trará de dons e desafios.

Também sabemos o que precisaremos criar para sentir realização e bem-estar, e sabemos quem nos tornaremos no fim da jornada. Essa é nossa tradição pessoal da Sabedoria do Útero. Além disso, mesmo que não tenhamos conhecido o Arquétipo da Feiticeira nas fases pré-menstruais, ainda temos *experiência* na mudança e no fluxo de sua dança e na adaptação à sua influência — porque temos sido, durante muitos anos, dançarinas no caminho do Labirinto.

A partir da Sabedoria do Útero, descobrimos que o Arquétipo da Feiticeira tem um propósito para nós — *nos preparar* para as energias da Crone. Na *fase* de Feiticeira, ela nos prepara para a menstruação (nosso período de Anciã) e, nos *anos* da menopausa como Feiticeira, ela nos prepara para incorporar o Arquétipo de Crone nos anos da Crone.

Nos anos da perimenopausa, a Feiticeira Universal libera nossos ciclos de seu padrão regular para nos dar tanto *fases de ciclo mais longas* — a fim de incorporar, explorar e expressar plenamente aspectos específicos dos Arquétipos *em diversas situações* — quanto fases de ciclo mais curtas para experimentar diferentes energias de Arquétipos *em nossa situação atual.*

Os aspectos do Arquétipo que incorporamos tendem a ser aqueles que foram subexpressos ou desequilibrados nos anos da Mãe. Ao lembrarmos como foi incorporar um Arquétipo em ciclos menstruais anteriores, podemos identificá-los à medida que fluem através de nós em padrões irregulares e saber por que estamos *nos sentindo e nos comportando de uma determinada maneira.* Isso nos capacita a criar atividades positivas que expressem as energias do Arquétipo de maneiras que gerarão sentimentos de autoaceitação, realização e bem-estar.

A chave fundamental para criar força interior e empoderamento, bem-estar, autoaceitação e centralização nas mudanças caóticas da menopausa é reconhecer os Arquétipos à medida que os incorporamos, e interagir com eles de maneira positiva.

Depois da última menstruação, nos primeiros anos da pós-menopausa, continuamos a percorrer o caminho descendente do Labirinto sob a influência da Feiticeira Universal, e os quatro Arquétipos Femininos ainda fazem parte da percepção de mundo que temos e da criação de nossa vida. Porém, agora, aparecem com um propósito diferente — *libertar os aspectos mais profundos de nós mesmas que estavam adormecidos ou bloqueados, para que possamos realizar plenamente todas as energias femininas, equilibrá-las e harmonizá-las, e depois integrá-las em um sentido unificado de identidade.*

Todos os aspectos dos Arquétipos despertam dentro de nós a fim de serem abraçados, amados e expressos para cumprir o objetivo dos anos da Feiticeira, que é criar o senso de identidade integrado e completo da Crone.

Conhecer nossos Arquétipos é conhecer a nós mesmas bem como nossa natureza fluida e seu caminho de transformação. Os Arquétipos e o senso de identidade estão no cerne da menopausa.

CAPÍTULO 2: ENCONTRANDO A CRONE

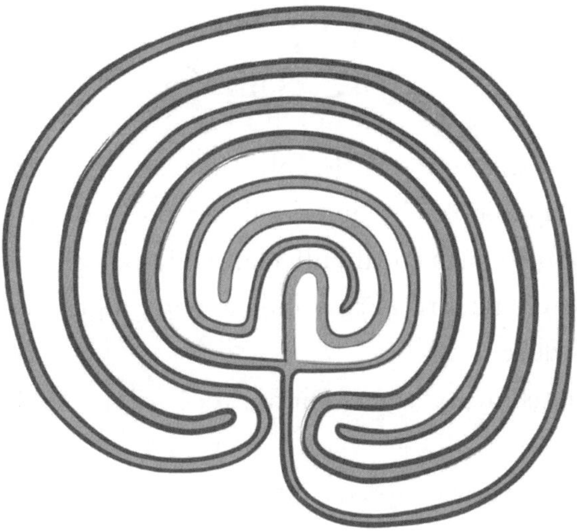

O objetivo dos anos da menopausa é nos preparar para o que está por vir.

A Crone é a Mãe do Universo,
a Mãe das Almas e a Portadora da Sabedoria e do Amor Universal.
A cada inverno, ela revela sua presença.
A cada maré baixa, ela revela sua presença.
A cada Lua Escura, ela revela sua presença.
A cada menstruação, ela revela sua presença dentro de nós.
E, em cada vida, ela nos convoca a trilhar um caminho de
mudança de volta para casa, para ela.

Para conhecer nosso destino

A Velha curvou-se para desenhar na terra. Ela colocou uma pedra preta lisa no quarto inferior do círculo — a fase da menstruação. Com a mão encarquilhada, ela limpou com rapidez as outras marcas na terra. Espanando a mão no joelho e sentando-se, ela disse:

— Para conhecer seu caminho, você precisa conhecer seu destino.

E ela tocou a pedra preta com a ponta do seu cajado.

O caminho da menopausa nos levará pelos degraus do Labirinto, pela transformação e pela mudança, para termos consciência de nossa alma e da Mãe Escura Universal — a Crone. Se não sabemos para onde estamos indo em uma viagem, muitas vezes podemos nos sentir confusas, com medo e impotentes. Podemos sentir que trilhamos um caminho de perda, no qual se deixa tudo de valor para trás, sem qualquer esperança de algo positivo e maravilhoso pela frente.

Olhamos para trás, não para a frente, lamentando o que tínhamos — mas, em muitos mitos, somos alertadas para nunca olharmos para trás ao adentrarmos o mundo inferior. Entretanto, se conhecermos nosso destino, se virmos o caminho como uma jornada de transformação espiritual e empoderamento, se soubermos das dádivas que advirão e soubermos que seremos sustentadas e apoiadas enquanto percorremos esse caminho, então teremos orientação, poder, segurança e coragem num momento em que tudo parece estar desmoronando.

Já conhecemos o destino de nosso caminho de vida — a personificação do Arquétipo da Crone e seus dons —, e *a Crone nos é familiar*. Conhecemos suas energias femininas receptivas e de escuridão em nossa vida e no mundo, e a conhecemos no íntimo desde os períodos de menstruação. Compreender a Crone e saber que ela é nosso destino final faz com que os primeiros passos no Labirinto na perimenopausa possam ser livres de ansiedade e resistência e, em vez disso, cheios de admiração, expectativa e deslumbramento na próxima fase da vida.

É um desafio para as mulheres modernas abraçarem as imagens das histórias de ninar que mostram a Crone como uma velha decadente que não é valorizada e é temida pela sociedade. Mas a Crone Universal não deve ser temida — ela é mais antiga que o próprio tempo, é a Mãe das Almas, a Portadora da Sabedoria, o espírito do Universo e a luz invisível na escuridão. Ela aguardará com paciência e amor que cheguemos até ela, e só precisamos *reconhecer e abraçar sua presença* no inverno da Terra, na escuridão da Lua, no vazio da maré baixa e dentro da menstruação, para descobrir o destino inspirador dos anos da menopausa como Feiticeira.

Cada um dos ciclos tem uma "fase Crone", um período de quietude, de potência e renovação. Ao explorar a presença da Crone em diferentes ciclos, começamos a desvendar o núcleo de seus mistérios, e sua incrível beleza e força invisíveis nos são reveladas. Então, poderemos abraçar nosso destino com amor e confiança e aguardá-lo com expectativa.

A presença da Crone no inverno

Para nós que vivemos em um clima temperado, a Crone nos saúda todos os anos no inverno da Terra. Quando olhamos a paisagem vazia do inverno e nos retiramos para dentro de casa a fim de escapar da escuridão fria, vemos, sentimos e conhecemos as energias da Crone. Compreender como a Terra, os animais e nós mesmas reagimos ao inverno nos ajuda a ver quem nos tornaremos nos anos da Crone. O inverno também nos ajuda a reconhecer quando finalmente cruzamos o limiar dos anos dinâmicos e desafiadores da Feiticeira para os anos receptivos e profundos da Anciã.

No inverno, a força vital da Terra hiberna. As árvores perdem as folhas, os galhos ficam nus contra o céu e elas conservam uma profunda sensação de quietude e paz enquanto dormem. Muitas plantas revertem suas energias de volta às raízes, na escuridão da terra, ou se escondem sob um manto de neve branca e macia. A terra permite-se uma pausa e adormece para sonhar e renovar-se enquanto aguarda a chegada dos meses mais leves. Muitos animais recolhem-se profundamente em tocas, dormindo no berço da hibernação. As florestas estão silenciosas — a neve absorve sons dispersos — e vazias da energia dinâmica dos pássaros. Os dias são mais curtos e a luz solar, mais fraca. O calor deixou a Terra, e a escuridão das noites límpidas e frias impera, acompanhada da miríade de estrelas de inverno. A escuridão chama *tudo*, inclusive nós mesmas, a nos retirarmos, a descansarmos, a fazermos uma pausa e a retornarmos aos níveis mais profundos.

Se observarmos como nos comportamos nessa estação da Crone do Inverno, começamos a compreender as energias da Crone e o efeito que elas têm sobre nós. À medida que a luz do dia diminui e as noites se tornam mais longas, os corpos reagem à estação — desaceleramos de maneira física e mental, precisamos dormir mais e nossos corpos têm necessidade de coisas diferentes para auxiliá-los.

O inverno traz céus cinzentos e cheios de nuvens, névoas espessas e nevascas, limitando a capacidade de enxergar com clareza o caminho à frente, fazendo-nos curvar a cabeça para nos concentrarmos nos passos e nas imediações. Devemos nos mover devagar e com cautela. E nos enrolamos, cobrindo o corpo para mantê-lo aquecido, mas também para protegê-lo do impacto do mundo sensorial que nos rodeia.

E, no fundo, sentimos a necessidade de nos retirarmos do mundo e nos voltarmos para dentro a fim de descansar, sonhar e ouvir o amor e a esperança que residem em nossos corações. O chamado da Crone chega até nós por baixo do fino verniz do mundo moderno, e não podemos escapar dele porque ela convoca desde o nível mais profundo de nosso ser — nossa alma.

A Crone do Inverno nos revela o estágio de vida como Crone e nos mostra que pertenceremos ao mundo interior, com foco e energias nas raízes do nosso próprio ser Universal. O ritmo lento nos permitirá mover-nos com atenção plena e interagir com o mundo por meio da percepção mais profunda dos sonhos e da sabedoria interior. Somado a isso, a forma e a vida do mundo exterior se tornarão menos importantes do que nossa forma e ser espirituais.

A presença da Crone na maré baixa

Aquelas de nós que vivem perto do mar podem ver e experimentar a presença e as energias da Crone dia após dia nas marés baixas, quando, por um curto e mágico período, ela se revela a nós.

Tal como a maré baixa revela o fundo do mar, a Crone revela nossos níveis mais profundos e permite-nos experimentar e explorar o que está escondido do mundo exterior. Ela nos mostra que, em sua presença, abraçamos a base de quem somos e a profunda estabilidade que é o ser. Tornamo-nos vazias das ondas mutáveis das necessidades do mundo da superfície e o sentido de identidade já não está definido com clareza. Sem uma fronteira rígida na percepção que temos sobre quem somos e o Universo, expandimo-nos para a consciência da alma.

A maré baixa também nos mostra que no vazio reside a potência. O Universo é feito de ciclos — está sempre mudando e fluindo, e é a Crone o receptáculo, a fonte e o suporte para esse fluxo. Ela mantém o vazio para que a energia possa fluir, e é o potencial que reside nesse vazio que produz as energias dinâmicas e criativas do Universo. Sem a maré baixa, não haveria movimento de avanço da maré e tudo permaneceria igual.

A Crone da maré baixa mostra-nos nosso destino — expandir a consciência para além do limite do pequeno senso de identidade e descobrir a unidade com o Universo. Ela nos mostra que manteremos uma base profunda e a consciência de quem realmente somos — mulheres com o vasto potencial do Universo para se manifestar por meio do seu ser e que são a base e o receptáculo para o fluxo de energia que criará o futuro.

A presença da Crone na Lua Escura

A Lua Escura traz a presença da Anciã para todas as mulheres, onde quer que vivam no mundo. Uma vez a cada mês lunar, sob um céu noturno sem Lua, podemos apagar as luzes e sentir as energias da Crone nos envolvendo.

As mulheres no passado teriam visto a Deusa da Lua gradualmente virar seu rosto brilhante para longe da Terra e deixar o céu por cerca de três dias. Essa fase da Lua Escura, ou Lua Oculta, traz as energias da Crone para Terra até que a Lua Donzela apareça mais uma vez no céu. Nas histórias, a Lua retira sua luz e energia da Terra a fim de que possa retornar à sua casa entre as estrelas ou viajar a Outro Mundo para descansar e restaurar suas energias antes de seu renascimento.

A fase da Lua Oculta teve um grande impacto nos povos antigos. Sem luar, as noites eram mais escuras, mas não desprovidas de luz. Com o brilho da Lua ausente do céu, a tênue claridade proveniente das estrelas e galáxias que em geral ficam ofuscadas pela Lua pôde ser percebida. O número de estrelas visíveis aumentava e a Terra era banhada pela luz e beleza da própria galáxia.

Quando a Lua esconde o seu rosto para se retirar e descansar, o Universo mais profundo é desvendado, e o que está escondido nos é revelado. Por um breve período, olhando para o céu noturno, podemos ver e sentir que estamos na superfície de um planeta que se move pela vastidão do espaço, na borda de uma galáxia que forma um arco no céu. Por um momento, sentimos que fazemos parte de algo tão incrível e muito maior do que as vidas individuais. As discussões, o desejo de conquista e as preocupações tornam-se insignificantes na revelação do nosso lugar no Universo.

A Crone se mostra para nós como a base do Universo físico e revela o que está oculto pela luz da vida cotidiana. Ela nos confronta na escuridão do vazio, oferecendo o mistério sagrado da criação — que tudo o que fazemos é uma parte ativa de como ela cria a complexidade, o crescimento e a expansão do Universo.

A Crone da Lua Escura nos mostra que nosso destino é olhar para cima e ver o Universo revelado e cheio de sua vasta beleza, e nos reconhecer como uma personificação dela. À medida que a luz do mundo exterior se retira, o ego e o senso de identidade desaparecem para que possamos caminhar pelo mundo conscientes de brilhar com a luz da alma.

A presença da Crone na menstruação

Para aquelas entre nós que têm um ciclo menstrual físico, o relacionamento com a Crone é profundamente pessoal. Nós a encontramos na menstruação — nosso "período da Crone" —, na intimidade do corpo e do sangue.

Em cada ciclo, enquanto o sangue flui e descansamos na consciência ao nível da alma, recebemos a compreensão mais profunda e a visão mais esclarecedora de nosso futuro. As energias caóticas da fase pré-menstrual acalmaram-se e já não estamos na montanha-russa emocional, já não estamos à mercê de impulsos e compulsões ou de energias criativas selvagens. Já não procuramos desesperadamente sentir bem-estar ou resolver as necessidades ou o vazio que sentimos dentro de nós. O turbilhão pré-menstrual por fim cessou e há estabilidade e serenidade no corpo e na percepção. Tal como uma mulher anciã, avançamos devagar no mundo, sentindo-nos separadas das exigências flutuantes da sociedade, e retiramo-nos da vida cotidiana para deixar tudo ser como é, sem envolvimento. O ego está quieto e os desejos que pertencem a nós se dissiparam junto com as nuvens da tempestade pré-menstrual. Como a velha sentada perto da fogueira, descansamos no momento com a sabedoria e o conhecimento intuitivo. Não estamos mais limitadas e restritas à pequena bolha da vida cotidiana, mas, em vez disso, sentimos a magia mais profunda da Divindade Feminina fluindo por nós.

A menstruação nos revela a consciência espiritual e a beleza interior que incorporaremos nos anos da Crone. Experimentamos a plenitude que está por vir, a aceitação sincera do mundo, o ego apaziguado e o amor profundo da alma. A menstruação nos mostra que o afastamento é necessário para reconhecermos quem somos — uma individuação da alma da Sacralidade Feminina.

A presença da Crone nas mulheres anciãs

Por fim, todas nós podemos ver a Crone e sentir a presença de seu mistério encarnado nas mulheres mais anciãs que nos rodeiam. Essas mulheres são representantes do destino de nosso caminho — estão no estágio final e mais elevado da expressão espiritual feminina. Tudo o que experimentaram na vida as conduziu ao estado da Crone de consciência expandida e de ser espiritual.

Porém, podemos achar difícil olhar para essas mulheres e aceitar nosso futuro, porque as vemos por meio da interpretação tendenciosa do intelecto e do condicionamento social, e não por meio da consciência no patamar da alma. Muitas vezes, em relação ao tratamento que recebem, também testemunhamos o efeito do medo, da negligência e da desvalorização das mulheres mais velhas por parte da sociedade.

Com o último sangue tendo sido há mais de dez anos no passado e as lembranças dos anos selvagens da Feiticeira dissolvidas em um novo senso de identidade, as mulheres mais velhas personificam a Crone caminhando pelo mundo. Nos primeiros anos da Crone, essas mulheres compartilham suas experiências de novo equilíbrio, base, potência e sabedoria revelada. Elas não mantêm mais a abordagem reativa e desatenta dos anos mais jovens, mas, em vez disso, liberaram as coisas "sem importância" da vida e estão livres para trilhar um caminho mais ponderado, empático e espiritualmente consciente.

Assim como a maré baixa, o inverno e a Lua Escura, há quietude e plenitude. Não a completude de uma vida que acabou, mas de um eu que integrou totalmente experiências, reações e interações passadas. Na plenitude não há como se tornar ou abandonar algo, por isso essas mulheres anciãs conservam a autoaceitação e o centramento, a sabedoria das experiências anteriores e a percepção que advém da reflexão e da visão para além de seu senso de identidade.

As mulheres anciãs são como portais. Ao manter as energias expandidas do Universo no mundo físico, elas proporcionam um lugar para a Alma Universal e suas filhas se encontrarem. O caminho para a Crone "plena" pode ser longo e, à medida que as mulheres mais velhas percorrem o caminho seguindo o chamado da Crone, elas se separam cada vez mais da consciência cotidiana, tornando-se seres mais mágicos. Elas percorrem o caminho de uma sacerdotisa — não iniciada ou confirmada por qualquer processo humano, mas por meio da gentil entrega à Crone e da aceitação de quem são como mulheres que transitam por seus anos espirituais de vida.

Quando vemos as mulheres mais velhas nas nossas famílias e comunidades, precisamos ver a Crone. Precisamos aprender a vê-las como algo mais do que sua existência pessoal e considerá-las no contexto da linhagem de útero a útero de nossa ancestralidade, da conexão de útero a útero entre todas as mulheres e também como representantes e incorporações da própria Crone.

Somado a isso, é importante reconhecer que as mulheres mais velhas ansiosas, frustradas ou agressivas são simplesmente aquelas que não são capazes de viver seu eu como Crone, que não obtêm apoio na satisfação das necessidades das suas Crones, que não recebem um papel respeitado na sociedade e que não são valorizadas pela presença da sacralidade da Crone dentro delas.

Nós, mulheres mais jovens, não devemos projetar nossos valores e pontos de vista na Crone. Precisamos ter consciência de que a velhinha que fica o dia todo sentada olhando pela janela *não vive uma vida pequena nem uma vida insatisfeita*, e não é de lamentar, porque vive na majestade e na imensidão de sua alma em harmonia com a Alma Universal da Crone. Para ela, viver é estar aberta e vazia ao momento, e na sua reflexão pessoal reside a experiência de profunda visão interior e sabedoria — nascida não das palavras ou das construções do mundo moderno, mas de simplesmente ser. Ela é a Crone, a fonte de tudo.

As anciãs em nossa vida nos mostram quem nos tornaremos — mulheres fora do tempo e fora do mundo cotidiano; mulheres de consciência espiritual, de magia e conhecimento interior, bem como de uma incorporação profunda e misteriosa da Crone.

A Crone está ao nosso redor — nos ciclos da Terra, dos mares e da Lua e na presença de mulheres mais anciãs. Ela aguarda pacientemente ser reconhecida por nós para poder compartilhar a beleza de sua presença e de nosso destino, mas ela também sabe que não podemos ignorar seu chamado quando chegar a hora de viajarmos às profundezas do Labirinto. E assim, ela sorri quando nos convoca.

A Crone como a base de nossos ciclos

A Crone não é apenas o destino do caminho da menopausa, nem somente a experiência espiritual da menstruação, mas também o "lar" e a base de nosso ser e do Universo. Saber que nossa alma é uma pequena parte de sua alma universal e saber que é a fonte que define nossa expressão por meio da mudança feminina — tanto nos ciclos menstruais como na menopausa — nos ajuda a perceber que a Crone está sempre conosco.

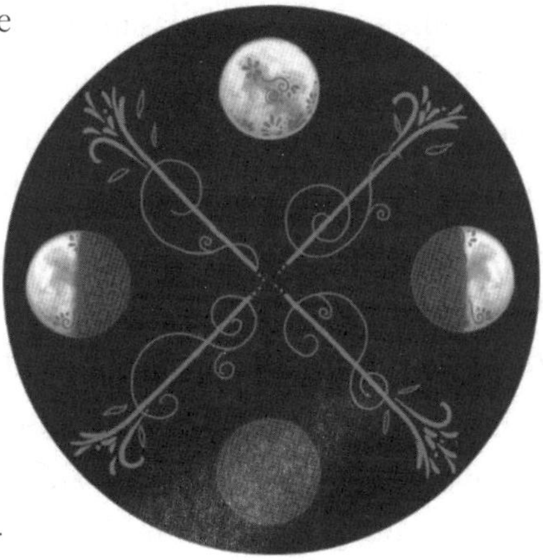

Figura 7: A Fundação

Imagine olhar para o céu noturno e ver a Lua. Já observamos que nunca poderemos ver o ciclo completo da Lua, porém, quando o visualizamos, vemos que existe um elemento importante que é comum a todas as fases da Lua — a escuridão. É a escuridão da Crone que contém a luz e que cria as expressões mutáveis das fases.

Na Lua Escura, a Crone está completa dentro de si mesma — ela se apresenta diante de nós na beleza de sua vastidão, cercada por estrelas e galáxias bem como revelada para que testemunhemos sua nudez. Ela é a escuridão definidora que cria as forças dinâmicas do Universo. Seu corpo pode ser representado como velho e retorcido, e seus cabelos brancos pela luz das estrelas e pela idade, mas seu útero-caldeirão está fertil de potencial.

A Crone captura a escuridão silenciosa de seu útero-caldeirão e, agitando a magia interior, dá à luz a luz, para que, de sua fonte de quietude e unidade, a expressão individual possa crescer no mundo manifesto. A Lua Crone dá origem à Lua Donzela e, por meio de sua escuridão, ela nutre e molda o crescimento da luz da Lua.

Na Lua cheia, a Crone não desaparece — ela é a força que mantém o Universo manifesto e lhe confere limites e forma. A Crone então empurra suavemente o viciante dom da luz pela face da Lua, criando uma escuridão dinâmica — escuridão que flui em uma dança com a luz e define a Lua crescente que se retira dos céus. Ao construir a escuridão, a

Anciã chama suas energias de volta para si mesma, até que mais uma vez ela nos mostra seu estado mais profundo de unidade. Em sua escuridão, ela está pronta para se expressar mais uma vez — por meio da presença mutável da escuridão moldando a luz do mundo manifesto.

Esse mistério da Crone como fonte ou fundamento do ser reside também nas experiências dos ciclos menstruais. A Crone é *o único Arquétipo feminino que está sempre presente em todas as fases*. Ela é a nossa alma e, tal como o ciclo da Lua, sua presença sombria cria as mudanças dinâmicas de nossas fases e molda a maneira como nos expressamos no mundo.

Em nossos anos como Mãe, à medida que percorremos o ciclo, a experiência que temos do mundo é de constante mudança e contraste entre:

- nossos desejos *(fase do Arquétipo da Donzela)* e necessidades *(fase do Arquétipo da Feiticeira)*;
- atividades *(fase do Arquétipo da Donzela)* e cansaço *(fase do Arquétipo da Feiticeira)*;
- o desejo por mais *(fase do Arquétipo da Donzela)* e o desejo por menos *(fase do Arquétipo da Feiticeira)*;
- a habilidade de construir *(fase do Arquétipo da Donzela)* e a habilidade de destruir *(fase do Arquétipo da Feiticeira)*;
- o desejo de começar de novo *(fase do Arquétipo da Donzela)* e o desejo de desistir *(fase do Arquétipo da Feiticeira)*.

Dentro desse ciclo de contrastes fluidos, existe uma única consciência subjacente e fortalecedora, que é a Crone. Ela é nossa consciência no nível da alma que define e sustenta a luz de nossa expressão pessoal manifestada de maneira externa.

Tal consciência está sempre conosco, qualquer que seja a fase atual e a forma dominante de percepção. Em cada ciclo menstrual, percorremos o caminho do Labirinto, desde o nível superficial do intelecto, passando pela mente do sentir e pelos níveis mais profundos do subconsciente até o centro da alma.

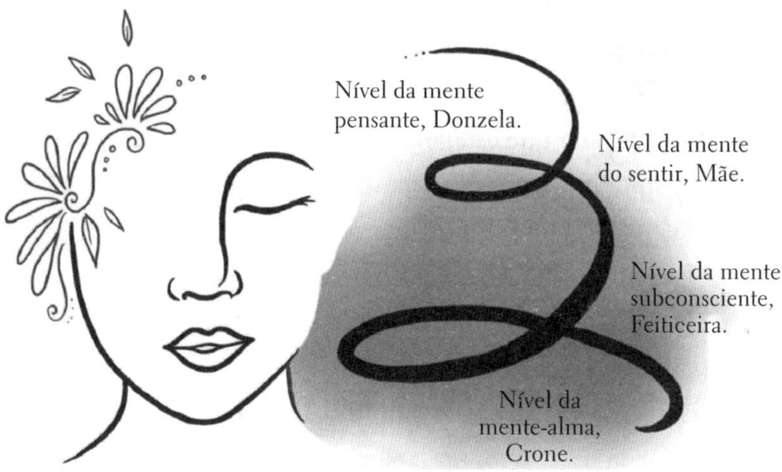
Nível da mente
pensante, Donzela.
Nível da mente
do sentir, Mãe.
Nível da mente
subconsciente,
Feiticeira.
Nível da
mente-alma,
Crone.

Figura 8: Nossos níveis de percepção

Porém, a consciência ao nível da alma não desaparece à medida que corremos de volta aos degraus do Labirinto com as energias renovadas de Donzela e a mente pensante dominante — simplesmente criamos mais distância à medida que prestamos menos atenção na corrida pela luz no fim dos passos.

A escuridão amorosa da Crone durante a menstruação restaurou as energias do intelecto e do ego para que possamos retornar ao mundo mais uma vez e criar novos começos. Durante o sangramento, somos acalentadas pelas mãos escuras da Crone, mas, então, ela nos libera delas a fim de que possamos voar.

Quando compreendemos que a Crone não é uma presença distante, mas a manifestação íntima da alma divina que nos molda através de suas amorosas mãos de escuridão, então, à medida que percorremos o caminho do Labirinto durante o ciclo menstrual ou durante a menopausa, sabemos que nunca estamos sozinhas nos desafios, nunca abandonadas e isoladas na turbulência, nunca desconectadas na escuridão e nunca presas ou fixas no lugar.

A Crone nos mostra que estamos sempre dançando e avançando e manifestando o mundo com ela. Saber que a presença da Crone sempre está dentro de nós significa que qualquer que seja o Arquétipo que incorporemos ou onde quer que estejamos no caminho da menopausa, sua voz suave está sempre conosco, sussurrando sua guiança, conforto e sabedoria, desde o centro do Labirinto.

Os dons da Crone

Portanto, o período menstrual da Crone nos dá um conhecimento íntimo do estágio de vida da Crone, mas, para de fato conhecer e compreender os dons dela, precisamos nos aprofundar em sua presença na menstruação — quer estejamos nos anos da Mãe ou nos ciclos caóticos e surpreendentes da perimenopausa. Infelizmente, a Crone foi rejeitada nas sociedades, e pelo fato de nossa atenção estar firmemente focada no mundo externo e no alinhamento com as expectativas desse mundo, muitas vezes não notamos a profundidade dos dons espirituais que ela traz.

Nos nossos anos cíclicos, os dons da Crone chegam até nós durante o tempo limitado da menstruação, mas, nos anos da perimenopausa, a menstruação e as energias associadas podem ocorrer com mais frequência do que o "normal" ou por mais tempo, dando-nos a oportunidade fortalecedora de incorporar e expressar seus dons em nossa vida.

Depois de passarmos pelo início da pós-menopausa e entrarmos nos anos da Crone, seus "dons" não são mais algo que podemos experimentar por um tempo limitado, mas, em vez disso, se tornam quem somos, e é essa personificação de seus dons que fazem dos anos da Crone *o estágio final do desenvolvimento espiritual feminino*.

E os dons da Crone chegam até nós *de graça*. Não precisamos fazer nada com o intuito de sermos boas o suficiente para recebê-los, nem fazer nenhum regime ou técnica especial, eles nos são dados incondicionalmente — não adquiridos e sem julgamento ou troca. São simplesmente parte de ser mulher.

O dom do ancoramento

Quando incorporamos o Arquétipo da Crone, muitas vezes há uma grande sensação de tranquilidade e segurança. Podemos sentir o profundo ancoramento energético na Terra quase como uma extensão física da consciência do corpo, e é por meio desse ancoramento que podemos experimentar o centramento interior e a paz.

Abandonamos toda necessidade de mudar o mundo por meio da ação ou de forçar a percepção sobre ele. Nas fases da Donzela, da Mãe e da Feiticeira, o mundo exterior é subjetivo — interpretado e percebido pela maneira como pensamos e sentimos no momento, dependendo das energias, necessidades e percepção dominante de nosso Arquétipo atual. Mas, na fase da Crone, conhecemos o mundo como ele é e *permitimos que ele* seja o que é.

As torrentes violentas e as secas áridas da vida não têm efeito sobre a rocha que está enraizada no centro do rio, e a paz interior e a aceitação da Crone nos trazem a mesma força profundamente consolidada.

O dom da suficiência

O rio quer fluir e liberar sua energia potencial, chegar a um destino e alcançar completude, equilíbrio e quietude. Mas a rocha no rio não tem nenhum sentido inerente de movimento, ela está ancorada na Terra sem qualquer necessidade de fluir com ele. Quando incorporamos o Arquétipo da Crone, ela pode trazer uma sensação de profundo contentamento e plenitude — sentimos totalidade na mente, no útero e nas células. Somos o que somos e somos suficientes.

Não há nada que precisemos nos tornar, nenhuma afirmação a ser dita, nada que "falte" e nos leve a ser outra coisa, porque estamos inteiras em nosso estado de existência. E dentro dessa totalidade surge o sentimento de realização e de completa autoaceitação.

É esse sentimento de contentamento que a Crone nos dá que nos permite observar o mundo e não sermos apanhadas pelos redemoinhos e turbilhões do rio.

O dom do conhecimento interior

O Arquétipo da Crone também nos traz a consciência de nos expandirmos além dos limites do corpo físico, de sermos parte do Universo e saber que o Universo também é parte de nós, e com esse dom ela nos traz o conhecimento interior. Isso não é intuição — essa compreensão se expande mais profundamente para o Universo e vem da consciência da unidade de nossa alma com a Mãe das Almas.

Pode haver necessidade de coragem e tempo para aceitar esse estado de ser, porque, na luz invisível da alma, nada é definido pelo pensamento. Existimos em um estado de consciência não estruturada, porém, dentro dessa consciência, reside o "conhecimento" de nossa alma, da Crone Universal, do seu amor e do propósito de sua expressão através de nós.

Podemos dizer que a Crone nos traz orientação, conhecimento interior e unidade espiritual, e essas são boas palavras para o intelecto se agarrar — mas são simplesmente um teatro de sombras na parede e, em vez disso, sabemos que é a luz que cria a forma de quem somos.

As quatro bênçãos da Crone

Pelas experiências menstruais, sabemos que o Arquétipo da Crone nos traz dias de baixas energias físicas, mentais e emocionais. No mundo moderno, dias como esses podem não parecer uma "bênção" porque têm a força de nos impedir de realizar o que queremos alcançar.

Mas a Crone deliberadamente nos impede de interagir com o mundo exterior porque ela deseja que concentremos toda a atenção nas bênçãos de sua presença, para que possamos crescer na compreensão e na experiência da Sacralidade Feminina.

A bênção do Agora

Quando incorporamos o Arquétipo da Crone na menstruação, não temos a energia física dos Arquétipos da Donzela e da Mãe para nos permitir correr e administrar muitas atividades físicas. Nossa energia física e resistência geral podem estar baixas, e o movimento pode exigir maior força de vontade e automotivação. O corpo quer ficar em repouso e descansar mais, e movemo-nos de maneira mais lenta no mundo como sonâmbulos — e no estado de sonho podemos perder a noção do tempo. O Arquétipo da Crone nos obriga a parar de nos mover e a ficar fisicamente imóveis.

Incorporar o Arquétipo da Crone exige que administremos recursos físicos limitados se quisermos interagir com o mundo. Precisamos observar nosso corpo para descobrir do que ele é capaz e está disposto a fazer a qualquer momento, bem como para perceber do que ele precisa. Como temos pouca energia sobrando, somos obrigadas a decidir quais são as atividades mais importantes de nossa vida e o que podemos ignorar. Assim, é com alegria que a Crone nos faz descansar depois de gastar energia física, criando uma pausa em que podemos nos concentrar e refletir antes de passarmos para a próxima ação.

Por meio dessa experiência de energia física reduzida, recebemos uma bênção, que devemos acolher e que não podemos "devolver ao remetente". Somos forçadas a nos envolver no momento físico, em onde estamos, no que estamos fazendo e em saber se nosso corpo tem energia suficiente para fazê-lo. Por meio da falta de resistência física, nos tornamos a pedra no rio, focadas em cada momento e no aspecto físico do Agora.

O Arquétipo da Crone nos traz a poderosa bênção de estar no momento físico — de estar no Agora.

A bênção da consciência

O ciclo menstrual é um fluxo de mudanças de percepções nas quais vivenciamos diferentes formas dominantes de pensamento. Ainda podemos pensar de outras maneiras, mas em cada fase há uma percepção que nos parece mais fácil e natural. Na fase de Crone, a mente-alma é dominante, e podemos achar mais difícil pensar em palavras, estruturar pensamentos e lembrar coisas. Até mesmo o diálogo interno pode desaparecer à medida que a mente-alma assume o controle. Ainda estamos no mundo exterior, mas, na maior parte do tempo, interagimos no piloto automático porque o mundo interior ofusca a mente intelectual. Lutamos muito contra essa experiência porque tememos a escuridão, a perda de pensamentos e a incapacidade de processar as tarefas diárias que há apenas uma semana eram fáceis.

No entanto, se aceitarmos o Arquétipo da Crone, descobriremos que o cansaço intelectual nos permite abandonar com mais facilidade pensamentos estressantes do dia a dia, e a memória desbotada faz com que não possamos mais nos apegar aos rancores, mágoas e raiva do passado. Com poucos recursos intelectuais, também já não temos energia para analisar, comparar e julgar, e somos libertadas da compulsão de acompanhar os *loops* de retornos de discussões e eventos imaginados. Podemos abandonar a necessidade de criar expectativas irrealistas para nós mesmas, ou de sustentar as existentes, simplesmente porque fazer isso esgota muito nossas energias mentais.

Com pouca energia para mudar as coisas, simplesmente deixamos rolar e as aceitamos como são. A linda "bênção" nessa experiência é a capacidade de observar com aceitação. Sem a energia física e mental para mudar as circunstâncias, deixamos cair as barreiras intelectuais e a interpretação subjetiva do mundo e finalmente o vemos como ele é agora. A vida se reduz ao menor momento no qual não há pensamento no passado ou no futuro. E na pequenez desse momento, algo incrível acontece — nós expandimos.

Percebemos o momento porque temos espaço mental para percebê-lo. Em vez de corrermos com a cabeça cheia de pensamentos de trabalho, notamos o azul do céu, as folhas de uma árvore, o calor do sol no rosto, o som do trânsito e o cheiro da comida. Notamos a distância — o espaço entre os lugares e o tempo que leva para percorrer esse espaço — porque nos falta energia para caminhar para longe ou de maneira rápida. A posição que ocupamos no espaço que nos rodeia torna-se importante, estamos conscientes da distância à nossa frente e da distância atrás de nós, e o nosso senso de identidade se expande acima de nós para o céu e abaixo de nós para a Terra.

Somente quando deixamos de lado a impaciência e a frustração com a lentidão com que andamos, com quão longe a loja parece estar e com quão difícil é concentrar força de vontade para fazer as pernas se moverem, é que podemos começar a receber a bênção da Crone — que é de fato perceber o momento.

O Arquétipo da Crone nos traz a bênção de estarmos conscientes do momento e de percebermos o Agora.

A bênção do amor incondicional

Ao deixarmos para trás a fase pré-menstrual da Feiticeira e entrarmos na menstruação, pode haver uma intensa sensação de alívio. A instabilidade de tentar consertar as coisas para que possamos nos sentir melhor desapareceu, e as pressões mentais de comparação e julgamento que mantiveram a sabedoria da Crone aprisionada foram liberadas. Sem a pressão para vivermos de acordo com o que pensamos que deveríamos ser, ou a pressão para que o mundo satisfaça as *nossas* necessidades, podemos sentir uma profunda autoaceitação e uma aceitação mais profunda do mundo que nos rodeia. Em resposta, enchemo-nos de alegria, vemos a beleza espiritual em nós mesmas e em tudo o que nos circunda, e sentimos nossos corações abertos em amor. Abraçamos o mundo inteiro em uma bela personificação do amor incondicional.

A Crone é o amor universal que está na base de todas as coisas. Tal amor aceita tudo sem reservas porque tudo faz parte dela — sua alma se expressou em uma infinidade de formas. Uma vez por ciclo, temos a oportunidade de sentir pessoalmente esse amor incondicional e, por meio da personificação do Arquétipo da Crone, senti-lo pelo mundo que nos cerca. Não há distinção entre o amor e a aceitação que sentimos dentro de nós por quem somos e o amor e a aceitação que projetamos para o mundo — existe apenas um sentimento de amor.

Dessa forma, a Crone nos mostra que, por meio da experiência do amor incondicional, não existe "interior" ou "exterior" no senso de identidade. O sentimento de amor dentro de nós origina-se de uma fonte, da forma invisível da Crone.

A Crone pode ser retratada como uma velha enrugada, porém ela é linda no amor incondicional que irradia. E saber que o seu amor é o destino de cada ciclo menstrual e *o propósito da transformação dos anos da Feiticeira* nos ajuda a acolher a nossa descida ao Labirinto e a sentir que não estamos perdendo tudo para a escuridão, mas sim ganhando algo incrível.

O Arquétipo da Crone nos traz a bênção do amor incondicional.

A bênção da alma

Finalmente, na menstruação, alcançamos o último degrau e ficamos no centro do Labirinto, o lar de nossa alma. Se olharmos com a mente intelectual, veremos apenas escuridão; no entanto, se o fizermos com a percepção da mente da alma, encontraremos a Crone sentada no coração do Labirinto, banhada em luz. Não precisamos acreditar em nada nem imaginar nada — em vez disso, simplesmente estendemos a mão e tocamos o rosto da Crone.

Uma vez por mês menstrual, sem esforço, encontramos a mãe de nossa alma, o Universo amoroso. Somos criaturas minúsculas na vastidão do espaço e, ainda assim, nós, mulheres, somos abençoadas quanto à natureza inerente para encontrar a Mãe Universal, sentir seu amor e saber sem palavras que somos parte dela, assim como ela é parte de nós.

Somos inseparáveis desse conhecimento, mas podemos ignorar a experiência em relação a ele e procurar reprimi-lo para que não haja impacto nas expectativas de nossas vidas ocupadas. Colocamos os dedos nos ouvidos para bloquear o chamado da Crone e seus ecos durante o restante do mês. Nós nos agarramos aos fragmentos da mente pensante, tentando melhorar essa percepção para que possamos afastar o domínio natural da mente-alma e substituí-lo pelo que sentimos que precisamos ser. Contudo, na escuridão, a Crone chama suas filhas de volta e quer que venham até ela por meio do sangue, ou nos últimos anos da menopausa, ou na morte. Seja como for, a Crone sempre estará lá, radiante com sua luz invisível, convocando-nos amorosamente de volta para casa, para ela.

No vazio dos pensamentos durante a menstruação, temos uma experiência pessoal da pausa necessária para que tudo comece. Sabemos que é preciso haver espaço para algo fluir, mas esse vazio não é verdadeiramente um vazio, mas um recipiente cheio de potencial.

As fases e os anos da Crone não são tempos de "nada", mas tempos cheios do Universo e de sua capacidade e potencial para tudo. A Crone nunca é o "fim", ela é apenas o tempo e o recipiente para a gestação de novos começos.

Quando nos afastamos das demandas cotidianas da vida, liberamos a pressão que encobre a consciência da alma e a libertamos para estar no centro de nossas vidas.

O Arquétipo da Crone nos traz a bênção de saber com profunda certeza que pertencemos a ela.

Os Arquétipos da Donzela, da Mãe e da Feiticeira vão e vêm.
Somente o Arquétipo da Crone é eterno.

Nosso caminho

Encontramos a Crone no inverno, na maré baixa e sob a Lua Escura. Sentimos a sua presença e respondemos de maneira inconsciente às suas energias. Nós a conhecemos na menstruação, na qual, talvez sem saber, descobrimos alguns de seus dons e aceitamos algumas de suas bênçãos.

Quando estamos na entrada do Labirinto, na perimenopausa, já experimentamos nosso destino. Em nossos corações, úteros e almas conhecemos a beleza e a realização, o amor e o "regresso a casa" que nos esperam no fim da jornada da menopausa. À luz do dia, simplesmente esquecemos esse mistério. Talvez agora, com esse conhecimento desvelado, possamos sentir um pouco de entusiasmo e curiosidade enquanto damos o primeiro passo no Labirinto.

Há muito trabalho conduzido pela Feiticeira a ser feito e uma abundância de padrões para desvendar e liberar a cada passo, mas, no coração do Labirinto, está nosso objetivo, um caldeirão dourado cheio de dons da Crone — unidade, compreensão e sabedoria, uma consciência expandida do Universo além do físico e um profundo amor e aceitação pela vida.

Na jornada da menopausa pelo Labirinto, a Feiticeira Universal caminha conosco, segurando nossa mão, e a Crone nos chama com amor para nos mostrar o caminho. Os ciclos das estações, da Lua e das marés nos mostram como fluir e dançar a descida para a bela bênção da escuridão.

E, então, no coração do Labirinto, nos conheceremos e nos aceitaremos como "Crones". Nosso destino pode parecer estar a uma longa distância no futuro, mas se conhecermos o caminho, os sinais e os marcos que estão diante de nós, então poderemos nos preparar e criar as celebrações que nos apoiam, que nos validam e que honram quem somos e quem nos tornaremos.

Parada na entrada do Labirinto, a Crone nos convoca, tecendo uma história que nos envolve, que nos prende e que nos guia até a menopausa.

Histórias de Sabedoria

As histórias de sabedoria da Crone podem ser muito simples, apenas algumas frases, ou um conto épico, mas o propósito por trás de cada história é o mesmo — compartilhar conhecimento em um nível abaixo da mente intelectual, um conhecimento que ressoe fundo nos níveis emocional, subconsciente e anímico de nossa consciência.

Essas histórias podem vir de milhares de anos de tradição ou ser criadas em um momento de conexão e inspiração. Elas são atemporais porque a revelação central que nelas reside é um reflexo profundo da natureza do ser.

Uma história de sabedoria nos leva ao nosso mundo interior, no qual encontramos pensamentos, o ego, crenças e expectativas, bem como lembranças. Ao nos identificarmos com as personagens da história, sentimos suas energias e experiências como se fossem nossas — e assim elas nos moldam.

Na consciência subconsciente, os sentimentos são mais reais do que os pensamentos porque têm uma base física associada através das mudanças químicas no corpo. E o poder de uma história de sabedoria é que ela utiliza sentimentos, padrões e imagens, palavras e eventos que ressoam dentro de nós em diferentes níveis. Uma bênção ou um dom em uma história de sabedoria também o é para nós no mundo externo, portanto, quanto mais nos concentramos em uma história de sabedoria, quanto mais nos envolvemos com ela, mais a ressonância da história despertará dentro de nós e nos transformará.

À medida que avançamos mais fundo nos anos da Feiticeira, a Feiticeira Universal influencia cada vez mais nosso pensamento, e nos tornamos pensadoras Feiticeiras de subconsciente dominante. Isso é muito diferente da percepção nos anos da Mãe e significa que a informação precisa ser apresentada a nós de um modo diferente. Com um subconsciente dominante, o pensamento pode se tornar mais visual, sensorial, criativo, conectivo e intuitivo. As histórias de sabedoria são, portanto, uma maneira poderosa de as mulheres em seus anos da

Feiticeira despertarem para a sabedoria e compreensão essenciais que já existem dentro delas, além de fornecerem orientação sobre o caminho transformacional que trilham.

A seguinte história de sabedoria de "O Segundo Despertar" continua a jornada de Eva, que originalmente aparece como uma jovem em "O Despertar", capítulo presente em meu primeiro livro, *Lua Vermelha**. Nessa narrativa, acompanhamos Eva em seus sonhos na noite de sua primeira menstruação, em que conheceu os Quatro Arquétipos Femininos enquanto eles compartilhavam com ela suas energias e sabedoria sobre a natureza cíclica da garota. Agora, em "O Segundo Despertar", Eva está nos anos da menopausa e, assim como seu eu mais jovem, ela viaja pela paisagem da Sacralidade Feminina, guiada em direção a seu caminho e propósito, bem como despertando para os segredos da Sabedoria do Útero.

A história de "O Segundo Despertar" nos oferece um ensinamento que se pode estabelecer em nosso subconsciente e, com a presença do Arquétipo da Feiticeira, despertar nova consciência, pensamentos e interpretações criativas.

---

* Publicado pela Editora Pensamento, São Paulo, 2017.

CAPÍTULO 3: O SEGUNDO DESPERTAR

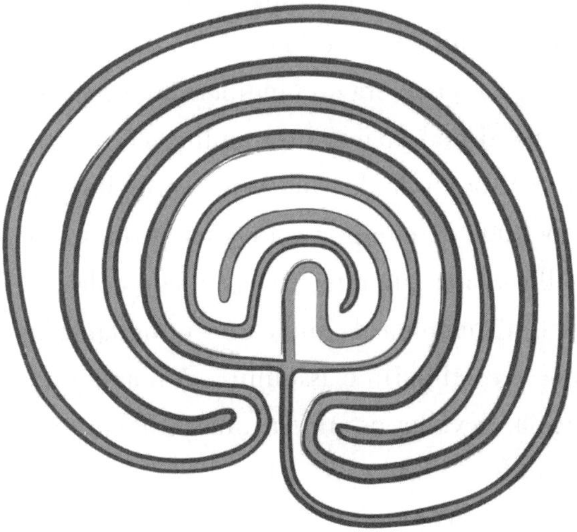

A Menopausa é uma jornada espiritual
de retorno para casa.

O sonho

Eva se revolvia inquieta durante o sono enquanto um turbilhão de imagens fluía em seus sonhos. Uma mulher alta e bonita estava diante dela, vestida de branco e banhada pelo luar, e Eva sentiu em seu íntimo que deveria se lembrar de quem era essa mulher. A mulher sorriu, e seu rosto e corpo mudaram, fluindo para outra mulher com olhos penetrantes e longos cabelos escuros e usando um vestido vermelho-escuro.

Uma tempestade cercou Eva e a Dama Vermelha, e arrancou seus cabelos e os galhos da árvore que estava ao lado delas. No céu, entre as nuvens agitadas, a meia-lua de uma Lua minguante apareceu brevemente. A Dama Vermelha riu e assumiu a forma de uma velha curvada sobre sua bengala. A velha estendeu uma reluzente maçã vermelha a Eva e murmurou:

— Comece de novo, criança. — E Eva caiu, cambaleando com os ventos tempestuosos, para a escuridão.

A Guia

Eva abriu os olhos. A luz quente do sol a rodeava enquanto estava deitada sob uma árvore em uma colina baixa coberta de grama. Ela sentou-se e viu que a colina era cercada por pequenos campos de trigo dourados, prontos para a colheita, e margeada por árvores e florestas. A luz do sol derramava-se pela terra, acariciando as folhas verde-escuras de abundância, e havia calma na sensação de generosidade. Três formas escuras voaram alto no céu, e Eva, protegendo os olhos do sol para acompanhá-las, supôs que eram corvos.

Eva percebeu a presença silenciosa de uma mulher parada ao seu lado, vestindo uma saia longa de lã e um corpete de couro verde. Amarradas ao cinto de couro havia uma bolsinha e uma pequena foice. Seus cabelos estavam trançados e presos com grampos brancos, e suas mãos e braços eram fortes e sem dúvida acostumados ao trabalho físico. Ela usava uma guirlanda de flores silvestres e milho no topo da cabeça.

— A mudança tem início — disse a estranha, deixando escapar um profundo suspiro de contentamento enquanto contemplava a cena. — A colheita da conclusão, o fim dos caminhos, o corte do antigo e desgastado, e a morte do velho para que o novo possa crescer.

Quando Eva se levantou, a mulher virou-se para ela e estendeu-lhe uma guirlanda de flores, indicando que Eva deveria usá-la.

— Hoje, celebramos a colheita — disse ela, apontando para uma pequena aldeia de casas redondas de palha aninhadas entre as árvores. — A colheita das coisas que criamos ou cultivamos e das muitas coisas que se concretizaram em nossa vida. O trigo será cortado, os frutos e as sementes cairão, as plantas morrerão e as árvores e os animais dormirão. — Havia satisfação na maneira como ela falava.

— Mas, para algumas mulheres, hoje é o início de um novo caminho, que leva ao reino da magia, da sabedoria e da escuridão.

A mulher se abaixou e apanhou uma pequena bolsa de viagem e uma capa enrolada, e depois pegou um cajado que estava apoiado no tronco da árvore.

Sorrindo para Eva, ela disse:

— Fui convidada para ser sua guia e companheira em sua jornada. Então, vamos!

A Guia virou-se e começou a descer a colina e, após um momento de hesitação, Eva correu atrás dela.

A cerimônia da Mãe da Colheita

Eva e sua Guia logo pararam em uma trilha que saía da aldeia em direção a um pequeno monte coroado por uma árvore antiga e retorcida.

Eva ouviu um barulho vindo de trás e, virando-se, viu três mulheres subindo a trilha em direção a elas. As mulheres tinham formas e tamanhos diferentes, mas todas usavam tranças nos cabelos que ultrapassavam a altura dos quadris. Cada mulher usava uma túnica simples de lã branca e carregava uma trouxa de tecido preto, e suas joias intrincadas refletiam a luz do sol.

Atrás das mulheres vestidas de branco caminhavam suas famílias, silenciosas em respeitosa procissão. Eva notou que as três mulheres estavam todas na casa dos quarenta, eram belas, cada qual à sua maneira; além de seguras de si na maneira como se comportavam e como balançavam os quadris. Não eram mulheres que exploravam o mundo pela primeira vez ou davam os primeiros passos em relacionamentos e na maternidade, nem que estavam aprendendo a trilhar seu caminho. Em vez disso, eram mulheres capazes, que haviam aprendido competências e as dominado nas complexidades da vida, bem como que sabiam quem eram.

Eva e a Guia seguiram as três mulheres solenes até uma pequena vala que circundava o monte e a árvore. Um megálito, entalhado com linhas profundas e coberto de líquen cinza e verde, postava-se de sentinela junto à pequena trilha que seguiam. A pedra ereta estava decorada com coroas de trigo e flores. Ao lado da pedra e bloqueando o caminho, havia sete pessoas, com idades variando desde uma criança, sentada brincando na terra, até um homem e uma mulher adultos. Cada um deles vestia uma túnica preta e branca estampada com padrão geométrico e usava um colar de penas pretas e brancas que brilhavam com cores azul-esverdeadas iridescentes à luz do sol.

— Penas de Pega — pensou Eva.

A Guia inclinou-se para Eva e disse com suavidade:

— Hoje é quando o Povo celebra a Mãe da Colheita. Ela é a primeira forma da deusa Feiticeira, e esta é a sua celebração dos últimos frutos da fertilidade do ventre e da Terra. É também neste momento que as mulheres reconhecem que estão a dar os primeiros passos da luz para a escuridão do despertar espiritual.

A Guia indicou as crianças e os adultos que guardavam o caminho.

— Estes são os Crianças Pega, os Últimos Frutos do Ventre. São as crianças nascidas no mundo quando os Ciclos Lunares de suas mães se interrompem — e são reivindicadas pela Feiticeira Mãe da Colheita como suas. São crianças nascidas da luz e da escuridão, que transitam entre os mundos. Elas têm uma posição especial nas cerimônias do Povo.

A Guia baixou a cabeça, seus dedos criando formas tremulantes enquanto se curvava.

As Crianças Pega afastaram-se para o lado, permitindo que as três mulheres passassem, deixando para trás suas famílias silenciosas. Eva e a Guia as seguiram.

Enquanto caminhavam em direção ao monte, a Guia explicou com calma:

— Estas são mulheres cujos ciclos estão começando a se libertar do ritmo da Deusa da Lua. Elas vêm agora ao santuário da Feiticeira para reconhecer esse rompimento e para entrar na próxima fase de suas vidas.

O grupo atravessou uma segunda vala menor até a sombra da árvore. O cheiro do outono pairava no ar e, embora o sol estivesse quente, as sombras mais longas mostravam que o verão havia acabado. À medida que se aproximavam, Eva pôde ver que a árvore era um espinheiro muito velho, e seus galhos cinza-escuros dobravam-se sob o peso de vários cachos de frutas de um vermelho vivo. Penduradas nos galhos havia muitas tiras de tecido, algumas desbotadas e desfiadas em razão do tempo. As raízes cinzentas da árvore cobriam o topo do monte, por isso era difícil ver onde a árvore terminava e o monte começava.

Na base da árvore, entre duas grandes raízes cobertas de musgo, havia um espaço escuro, e da escuridão emergia uma nascente, cujas águas refletiam a luz que se filtrava pela copa da árvore. Uma pedra escura e plana estava presa às raízes, de modo que a água da nascente fluía sobre ela. A pedra tinha uma vulva esculpida, e sua superfície molhada resplandecia à luz do sol.

As três mulheres ajoelharam-se em silêncio diante da árvore e colocaram seus embrulhos escuros no solo à sua frente.

Uma sacerdotisa madura apareceu, caminhando com graciosidade ao redor da base do pequeno monte para se postar próxima à fonte. Ela usava um pano preto simples amarrado em um ombro, expondo o seio esquerdo e suas intrincadas pinturas de espirais azuis. Longos rasgos no tecido cintilavam nas pernas e nas coxas enquanto ela se movia, e a foice em sua cintura e os poucos fios brancos em seus cabelos escuros brilhavam prateados sob os raios de sol.

Examinando as três mulheres, a sacerdotisa assentiu devagar. Levantando-se, as mulheres permaneceram com as cabeças baixas.

— Vocês atenderam ao chamado da Feiticeira em seus ventres para deixar sua antiga vida para trás.

A voz da sacerdotisa era forte, mas não alta.

Colocando-se na frente de cada mulher, ela pegou sua foice e com um movimento rápido cortou suas túnicas, de modo que ficaram nuas diante dela.

— A imagem de quem vocês são será talhada e desvendada. Tudo o que vocês construíram à sua volta — seus pensamentos e emoções — será destruído. Vocês e suas expectativas de vida serão liberadas para serem remodeladas.

As Crianças Pega apareceram e, recolhendo os pedaços de tecido caídos, sentaram-se ao lado da árvore cortando o tecido em longas tiras. Enquanto amarravam as tiras nos galhos mais baixos da árvore, uma leve brisa balançava as novas oferendas, e lágrimas silenciosas derramavam-se dos olhos das mulheres nuas.

— Os encerramentos são difíceis — disse a sacerdotisa, gentil —, mas somos Mulheres Que Mudam, e o nosso caminho já não é tecer uma vida, mas tecer toda a vida.

Uma das mulheres que chorava baixinho foi até a fonte, ajoelhou-se e colocou suas joias na pedra da vulva.

— No nascimento, estamos nuas — ela sussurrou.

A sacerdotisa ajudou-a a se levantar e, desfazendo o embrulho de pano negro, amarrou-o no ombro direito da mulher nua, deixando o seio esquerdo dela descoberto.

— Na nova vida, assumimos uma nova forma — respondeu ela.

As outras duas mulheres entregaram suas oferendas à deusa Feiticeira e foram vestidas pela sacerdotisa com o tecido escuro que trouxeram. Mais uma vez, as três mulheres se ajoelharam.

A sacerdotisa colocou-se atrás de cada mulher e destrançou seus cabelos para que caíssem livremente em suas costas.

— Suas energias não estão mais destinadas a criar vida física — anunciou ela. — Em vez disso, são liberadas para que vocês possam ser o canal das energias criativas da Deusa para o Povo.

— Suas energias sexuais não estão mais a serviço da Mãe; elas estão agora a serviço da Feiticeira e são liberadas para o prazer e para a criação do mundo.

— Como personificação da Feiticeira, vocês ensinarão aos seus parceiros a profundidade das energias sexuais femininas e, em troca, eles manterão a fonte fluindo.

A sacerdotisa prendeu os cabelos da primeira mulher com uma das mãos e segurou a foice prateada acima de sua cabeça como uma meia-lua minguante.

— Este é o cabelo da Mãe — declarou ela —, crescido em seus anos férteis. Você não pertence mais a Ela.

Houve um lampejo de luz prateada e ela cortou os cabelos compridos na altura dos ombros. Um leve suspiro escapou dos lábios da mulher ajoelhada e um soluço sacudiu seu corpo. Um zumbido baixo e reconfortante das Crianças Pega encheu o ar enquanto a sacerdotisa lhes entregava o cabelo cortado. Com dedos hábeis, elas entrelaçaram com agilidade o cabelo e quatro fios coloridos em um padrão complexo para criar um cinto, finalizando-o com um pequeno fecho prateado.

Depois que os cabelos das mulheres foram cortados e os três cintos confeccionados, a sacerdotisa pegou os cintos e, um por vez, enrolou-os na cintura das mulheres ajoelhadas, bem como entregou a cada uma delas uma pedra preta, plana e circular, polida para brilhar como um espelho.

A Guia explicou calmamente a Eva:

— Estes são Espelhos da Lua Escura para substituir os de prata dados a elas em seu rito de primeiro sangue.

Da sombra sob a árvore, a sacerdotisa Feiticeira anunciou:

— Vocês agora são as Feiticeiras. Vocês caminham como a Mãe da Colheita no mundo.

— Vocês são sua beleza retornando a si mesmas.

— Vocês são sua abundância retornando a si mesmas.

— Vocês são suas energias criativas e sexuais retornando a si mesmas.

— Vocês estão radiantes com a Feiticeira dentro de vocês.

Eva notou que, enquanto a sacerdotisa falava, cada uma das mulheres vestidas de preto se ajoelhava um pouco mais ereta. As lágrimas secaram e agora lindos sorrisos enfeitavam seus rostos.

— À medida que a roda gira, a Deusa tece e nós fluímos com ela tecendo — responderam as mulheres em voz suave.

— Até o Retorno, vocês estarão a serviço da Feiticeira — disse a sacerdotisa —, e entre agora e seu último sangue vocês trilharão o caminho da Mãe da Colheita.

As novas Mães da Colheita levantaram-se e, em silêncio, curvaram-se e caminharam graciosamente de volta pela trilha.

Enquanto Eva e a Guia seguiam as três mulheres em direção aos aldeões, a Guia disse:

— A cada Lua Escura, essas mulheres irão ao templo da Feiticeira para aprender mais sobre a Feiticeira e o serviço que prestam a Ela.

Quando as Mães da Colheita passaram pela pedra sentinela, as pessoas que aguardavam começaram a cantar. As meninas correram até elas e pegaram suas mãos para levá-las de volta às suas famílias.

Terminada a cerimônia, tudo virou um caos e, com muitas risadas e abraços, os adultos e as crianças desceram até sua aldeia para iniciar as comemorações da Colheita dos Últimos Frutos.

Os questionamentos

Eva e a Guia afastaram-se da aldeia e começaram a caminhar por uma trilha larga.

— Hoje há tristeza e felicidade, como existe em toda a vida — disse a Guia depois de caminharem um pouco em silêncio. — A mudança só é perda se você se apegar a algo que não é permanente; e, como a Deusa sempre muda, nada é permanente.

Eva permaneceu em silêncio.

— Você está confusa? — perguntou a Guia.

— Não entendo o que foi dito sobre beleza. As mulheres sem dúvida estão envelhecendo e perdendo a beleza, não? — questionou Eva.

— Você já olhou para a Lua minguante no céu? — perguntou a Guia. — É menos bela que a Lua crescente?

— Não; elas são iguais.

— A luz é moldada pela escuridão, e a beleza da Lua é criada pelo movimento da luz e da escuridão. O mesmo se aplica às mulheres. A Feiticeira possui a mesma beleza dinâmica da Donzela. Somente se ignorarmos isso é que nos concentraremos na crescente escuridão como um declínio negativo, em vez de uma força que traz movimento e forma ao mundo.

Ao olhar para a paisagem com suas árvores cheias de folhas verdes e os pequenos campos dourados com trigo maduro, Eva sentiu uma potência na Terra. As energias pareciam uma tigela cheia que transbordava água pronta para cair em cascata.

Depois de um tempo, elas entraram nos campos ao redor de outra aldeia e viram uma mãe mostrando a uma adolescente como cortar o trigo com uma foice. Outra garota estava juntando os talos e, do outro lado do campo, uma terceira praticava com um pequeno arco. Ao lado da trilha, perto de Eva e da Guia, uma adolescente muito beligerante estava sendo repreendida por uma mulher furiosa.

— O que você vê? — perguntou a Guia a Eva.

— Meninas adolescentes fazendo coisas e aprendendo coisas? — sugeriu Eva, pensativa.

A Guia fez uma pausa para observar a cena.

— Essas meninas viraram as costas às mães e agora exploram o mundo para descobrir quem são e o que querem fazer da vida. Elas desejam independência, para se definirem no mundo mais amplo. Querem um objetivo e um sonho e criar um propósito em suas vidas.

Ela sorriu enquanto a mulher furiosa conduzia a adolescente relutante de volta à aldeia.

— As meninas estão questionando as regras da sociedade, rompendo os limites para explorar tanto o que acontece para além dos limites como as consequências de não fazerem o que a sociedade exige. Elas saíram do ninho, experimentando suas novas penas e aprendendo a voar.

A Guia virou-se para Eva.

— É a mesma coisa para as mulheres Feiticeiras — explicou ela. — Elas estão passando pelo mesmo processo na vida; passando de um estágio de feminilidade para outro e experimentando uma mudança em seu senso de identidade. Elas questionam tudo sobre quem são e como deveriam se comportar.

— O propósito que antes tinham na família se foi e agora elas precisam descobrir um novo caminho além do serviço à deusa Mãe. É um momento de aprender e de responder à mesma pergunta que é feita a essas meninas: "O que você quer fazer quando crescer?".

A Guia continuou ao longo da trilha.

— É tempo de autonomia — disse ela. — Tempo de liberdade para redefinir a si mesma e sua vida.

— A família ainda é uma parte amorosa da expressão das mulheres Feiticeiras, mas a deusa Mãe não reivindica mais essas mulheres e, em vez disso, as entrega à Feiticeira.

A Guia riu e, balançando a cabeça e apontando para Eva, disse:

— Nada pode permanecer igual — nem mesmo você!

Um lampejo de excitação percorreu Eva. Ela já sabia que estava passando por mudanças profundas e que sua antiga vida não lhe cabia mais.

A cerimônia da Sabedoria

À medida que Eva e a Guia continuavam seu caminho, um toque de amarelo e laranja do outono começou a aparecer nas folhas das árvores. O cheiro da camada de folhas no solo e o doce aroma das maçãs caídas preenchiam o ar. O céu começou a exibir os dourados e rosados do pôr do sol, e as primeiras estrelas surgiram quando chegaram à borda de uma floresta.

Uma grande árvore se destacava das outras, com seus dois galhos principais recortados contra o céu que escurecia. Estrelas apareciam entre suas folhas, e a claridade suave de uma grande meia-Lua minguante banhava a árvore com uma leve luz branca. Por um momento, Eva ficou sem fôlego diante da beleza da cena e sentiu que conhecia aquela árvore. Uma lembrança antiga veio à tona, mas desapareceu antes que pudesse captá-la.

Debaixo da árvore estava uma mulher madura e elegante irradiando luz e magia. A seus pés, havia um grande prato raso de pedra abrigando uma pequena fogueira. Ao se aproximar da árvore, Eva viu que a mulher usava um vestido longo, escuro e bordado e seu rosto expressava alegria enquanto suas mãos descansavam delicadamente sobre seu ventre. Um pequeno diadema prateado afastava os cabelos escuros de um rosto forte ostentando grandes olhos amorosos, e Eva soube em seu coração e ventre que a deusa Feiticeira estava diante dela.

Em frente à Feiticeira, estava sentado um pequeno grupo de mulheres usando capas tingidas nos vermelhos naturais que vêm das raízes, frutos e folhas de outono. As cabeças delas estavam descobertas, e fios de cabelos brancos brilhavam ao luar.

As mulheres começaram a cantar, e a magia simples da assombrosa melodia arrepiou os pelos dos braços de Eva e criou um desejo profundo em seu coração de fazer parte dessa magia. O canto foi diminuindo, e a deusa Feiticeira ergueu as palmas das mãos na direção das mulheres encapuzadas e falou:

— Nas raízes, sob a Lua, sob a Árvore do Útero, meia-luz, meia-escuridão, a Feiticeira reconhece o último sangue dessas mulheres.

A expectativa varreu a congregação como uma onda.

Uma velha vestindo uma capa escura e apoiada em um cajado vermelho saiu devagar da escuridão sob a árvore para se postar ao lado da Feiticeira. Eva viu a Mãe da Escuridão e da Luz e a Mãe da Escuridão, em pé juntas, iguais.

As mulheres sussurraram em reverência:

— A Mãe Crone.

A Crone falou por baixo do capuz, com voz branda e rouca.

— Nas raízes, sob a Lua, sob a Árvore do Útero, meia-luz, meia-escuridão, a Crone reconhece seu último dom de sangue da Sabedoria.

Em silêncio, as mulheres banhadas pela Lua se levantaram e, uma por uma, aproximaram-se da Feiticeira, e a Guia indicou que Eva deveria juntar-se a elas. Quando Eva se aproximou da Feiticeira, ela ficou nervosa, mas a Feiticeira apenas a presenteou com uma pequena tigela de barro cheia de um líquido vermelho.

— Beba — encorajou a Feiticeira, gentil —, e mantenha o poder de seu último sangue, seu Sangue da Sabedoria, dentro de você.

A tigela continha um doce hidromel vermelho e, enquanto Eva bebia, sabia que algo mágico estava sendo devolvido a ela.

Imitando as mulheres à sua frente, Eva se moveu para ficar diante da Mãe Crone e sentiu uma suave calma e amor envolvendo-a. Ela segurou a tigela com as duas mãos e instintivamente estendeu-a para a Crone, dizendo com tristeza:

— Meu útero está vazio.

Naquele momento, ela percebeu a profunda verdade em suas palavras, e lágrimas brotaram de seus olhos.

— Mas está cheio de minha escuridão e de estrelas, minha filha — respondeu a Crone gentilmente das sombras profundas sob seu capuz.

Uma mão enrugada aceitou a tigela de Eva e a outra ofereceu-lhe uma pena preta. A Guia ficou ao lado de Eva e, fazendo uma reverência, pegou a pena e a amarrou com um fio no cabelo de Eva.

— Você agora é uma Metamorfa — sussurrou a Guia —, e seu útero está cheio de magia e transformação.

Ela pegou a mão de Eva e a guiou de volta para se juntar às mulheres sentadas sob o luar.

Uma mulher levantou-se e ergueu as mãos para a Lua.

— O ciclo está rompido. A Donzela está liberta — disse ela com voz clara.

Outra mulher levantou-se e, erguendo os braços, disse sem pressa:

— O ciclo está rompido. A Mãe está liberta.

Uma terceira mulher levantou-se e ergueu os braços, declarando:

— O ciclo está rompido. A Feiticeira está liberta.

Por fim, uma quarta mulher ficou de pé e estendeu as mãos para a Lua, e com uma voz tranquila disse:

— O ciclo está rompido. A Crone está liberta.

A deusa Feiticeira ergueu as próprias mãos e disse:

— Nas raízes, sob minha Lua, sob a Árvore do Útero, meia-luz, meia--escuridão , eu reconheço e dou as boas-vindas às minhas Metamorfas.

Envolta na luz e na escuridão da Lua, do fogo e das sombras das árvores, Eva olhou para a Lua.

— Estou livre do seu ciclo — ela sussurrou.

Depois de um tempo de devoção silenciosa, cada mulher ergueu-se e caminhou lentamente até o fogo, tirando o cinto de cabelo da Mãe e jogando-o nas chamas. Faíscas elevaram-se no céu noturno enquanto as mulheres Metamorfas curvavam-se em gratidão e deixavam a clareira em silêncio.

— Venha — sussurrou a Guia —, temos uma longa jornada pela frente e, enquanto ainda tivermos um pouco de luz da Lua, nós a usaremos para que nos mostre o caminho.

As Metamorfas

No dia seguinte, Eva e a Guia caminharam por uma paisagem que se tornava cada vez mais outonal. Nuvens cinzentas carregadas de chuva tomavam o céu, e as viajantes tiveram que parar muitas vezes para se abrigar sob as árvores. O vento ficou mais forte e mais frio, e a Guia tirou de sua bolsa uma capa quente e um lenço para o cabelo e os entregou a Eva.

Quando começaram a procurar um lugar para acampar durante a noite, Eva e a Guia encontraram um grupo de mulheres vestidas com capas coloridas. Algumas delas dobravam galhos e os cobriam com grossos cobertores de lã para fazer tendas abobadadas, e outras improvisavam assentos com troncos caídos, alimentavam uma fogueira e picavam vegetais.

Eva e a Guia foram recebidas e levadas para se assentarem nas toras que cercavam o fogo. Enquanto as mulheres se reuniam, elas compartilhavam tigelas de ensopado quente tirado de um caldeirão. Elas falavam numa língua que Eva não entendia, mas se sentia satisfeita em sentar-se na companhia delas e saborear o ensopado. As mulheres estavam muito animadas enquanto conversavam, e a Guia de repente riu e inclinou-se para Eva.

— Estas são mulheres Metamorfas que se encontram sob a Lua que escurece — disse ela —, e estão compartilhando histórias sobre suas experiências e vida cotidiana. Estão reclamando muito dos parceiros, dos filhos e dos corpos delas!

A Guia riu de novo.

— Estão na idade de Feiticeira e sempre reclamando ou criticando tudo!

— O que estão dizendo? — perguntou Eva com curiosidade.

— Oh, estão dizendo como sua pele, cabelo e corpo estão se transformando, como suas energias sexuais estão mudando, como não têm mais a resistência que costumavam ter e como estão frustradas com o mundo.

— E todas elas estão reclamando das energias de suas deusas; como de repente uma deusa vai dominá-las, depois outra, e assim elas já não sabem mais quem são!

Eva riu porque se identificou com as experiências das mulheres.

Uma mulher se levantou de repente e apontou o dedo para uma das outras. Suas palavras eram fortes, e Eva podia perceber o pesado sarcasmo nelas.

— Ah, nós temos uma Oradora da Verdade — disse a Guia, e, ao ouvir isso, a mulher de língua afiada virou-se rápido para ela.

O rosto da Oradora da Verdade era severo e, enquanto falava com a Guia, fazia movimentos cortantes com as mãos. As emoções atingiram Eva como uma onda, fazendo-a respirar fundo. A Guia estava com a cabeça baixa, evitando o olhar da mulher.

— É como é, e assim é — disse ela, quase como uma declaração ritualística.

A Oradora da Verdade voltou seu olhar para Eva, que se sentia nua e exposta sob seus olhos. Não havia empatia no olhar, nem compaixão, apenas a verdade direta sem se importar com o quanto machucava ou prejudicava. E havia uma justa indignação nos olhos da mulher, uma segurança de que ela estava certa e de que o restante do mundo estava errado. Eva sentiu medo — aquela não era uma mulher gentil: era um ego nu, resplandecente e determinado a encontrar poder em uma situação de impotência, a lutar porque o deixar para lá ia extingui-lo, a dominar porque isso trazia um senso de identidade quando o eu estava se desfazendo.

Eva relaxou no lugar quando a Oradora da Verdade se virou, grata por não ter entendido as palavras proferidas à Guia. A Guia endireitou a cabeça e olhou para as costas da mulher furiosa enquanto ela caminhava em direção às tendas. Eva viu seus dedos formarem um símbolo.

Outra mulher também se levantou e saiu de perto do fogo. A Guia sorriu.

— Aquela é minha irmã — disse ela. Eva podia perceber a semelhança física entre as duas.

— Ela é hoje uma Feiticeira Escura, no último estágio de mudança antes do Retorno. Às vezes, as energias são tão avassaladoras que as mulheres precisam fazer uma pausa para proteger suas famílias do caos, à medida que o seu "eu" se desintegra para renascer. A maioria das mulheres que são Feiticeiras Escuras permanecem com suas famílias e apenas se retiram quando necessário, mas minha irmã viaja entre as aldeias e os locais sagrados.

— Ela vai voltar para sua família? — perguntou Eva.

— Ah, sim, e teremos uma grande celebração para dar as boas-vindas à nova mulher que ela se tornou. Mas agora aguardamos com amor para ver quem ela se tornará.

A Guia observou maravilhada quando uma anciã chegou e caminhou até a fogueira para aquecer as mãos. Uma Metamorfa levantou-se de imediato de onde se sentava perto do fogo e, fazendo uma reverência, guiou a recém-chegada até um assento. Enquanto a anciã se acomodava, seu xale escorregou de sua cabeça para revelar um rosto redondo e cheio de rugas, os olhos brilhantes e os cabelos brancos presos em um coque decorado com miçangas e penas.

— Ela é uma Alma Mãe — explicou a Guia —, uma Regressa, a Crone Andarilha.

Ela proferiu cada título com admiração e gesticulou com os dedos criando símbolos a cada nome.

A velha sorriu e começou a falar com uma voz cantada, e movia as mãos enquanto o fazia. As outras mulheres assistiam a tudo fascinadas, muitas assentindo com o que ouviam. Embora Eva não conseguisse compreender as palavras, sentiu o coração e o ventre se encherem de calor.

— A Regressa conta as histórias que as mulheres aprenderam no primeiro fluxo da Lua para lembrá-las das energias de cada uma das deusas dentro delas e dos dons que recebem — sussurrou a Guia.

— Ela as lembra do que lhes foi ensinado, para que não fiquem muito envolvidas em seus dramas e percam a magia sagrada que está sendo construída.

— E ela as lembra do processo universal do Retorno.

A Guia fez uma pausa e Eva ficou preocupada com a possibilidade de que não continuasse a falar.

— O que é o Retorno? — Eva sussurrou.

A Guia ficou em silêncio por um tempo, absorta nos ensinamentos da Regressa.

— No início — disse ela, por fim —, a Deusa Universal estava completa dentro de si mesma.

— Mas então ela começou a dançar, fazendo seu útero passar por ciclos e rodopiar. E enquanto o Útero do Universo dançava, ela tecia quatro expressões distintas de si mesma, e os frutos de seu ventre acompanhavam seu ciclo e dançavam em um caminho em espiral.

— No entanto, o ciclo era muito forte para as jovens e, por isso, a Deusa deu-lhes tempo para crescerem nele. E ela limitou o tempo de ciclo, para que as mulheres tivessem a oportunidade de caminhar pelo mundo, refletindo não apenas as expressões separadas da Deusa Cíclica, mas também a forma unificada da Deusa.

— A Deusa deu às mulheres os dons da Quebra do Ciclo, da Quebra do Eu e do Retorno. O rompimento de sua natureza cíclica para liberar as quatro expressões de dança da deusa, e o retorno dessas expressões à unidade. A ruptura do eu que está ligada ao mundo e o retorno de um eu universal.

— As Regressas, nossas Almas Mães, são aquelas que estão completas dentro de si mesmas, e suas almas brilham mais porque todos os aspectos da expressão da alma agora fulguram como uma só.

Uma das mulheres perto do fogo entregou um frasco à Alma Mãe, que bebeu e passou o frasco adiante. Ela tirou um pequeno tambor da capa e começou a tocar.

— Ah — disse a Guia.

Vendo Eva parecer confusa, ela explicou:

— Cada Alma Mãe tem uma jornada a percorrer antes do Retorno final da Alma. Algumas trilham um caminho para levar sabedoria à comunidade, algumas são mestras e contadoras de histórias, outras são curandeiras e andarilhas espirituais, e há aquelas que são místicas e dão voz à Deusa. Estamos honradas: esta é uma contadora de histórias e mestra.

No meio da noite, fagulhas elevaram-se ao céu junto com as vozes das mulheres enquanto cantavam juntas sobre o caminho da criação e o da vida. Cantavam sobre O Retorno, bem como a maravilha e magia daquele momento.

Em seu coração e ventre, Eva compreendeu as palavras; e nas chamas do fogo viu imagens bruxuleantes. Viu cada Metamorfa mudando sua forma até por fim se assentar em sua nova e bela forma verdadeira, e, com lágrimas, ela viu essas mulheres sendo recebidas pela Mãe Escura, dando as boas-vindas às suas filhas chegadas ao lar e ensinando-lhes as magias profundas do Universo.

Pela primeira vez em muitos meses, Eva sentiu contentamento. Não sentia mais a agitação do ego levando-a a ações que preenchessem o espaço escuro e profundo que parecia estar dentro dela. Agora sabia que esse espaço era o Universo e que, se ela se soltasse e flutuasse, ele ficaria repleto de estrelas. Uma estrela cintilou mais que as outras e cresceu até brilhar de seu coração em todas as direções — e Eva sabia que era sua alma.

Quando as mulheres enfim partiram para suas tendas, a Alma Mãe indicou que Eva e a Guia deveriam se sentar mais perto dela. A Alma Mãe sorriu para Eva e falou (e, desta vez, Eva entendeu suas palavras):

— Você tem uma pergunta?

Eva ficou em silêncio, contemplando o fogo que se apagava, tentando encontrar as palavras certas para expressar seus sentimentos.

— Estou trilhando o caminho do Retorno? — ela disse, por fim.

A Alma Mãe tomou um gole de chá de uma pequena tigela ao seu lado e, segurando-a nas mãos, respondeu:

— Sim. Com o seu último sangue, sua dança cíclica parou. Você se tornou uma Metamorfa, e as quatro deusas, libertadas das limitações do corpo, agora fluem por você em um profundo despertar e transformação espiritual.

— O caminho do Retorno reúne os aspectos da Deusa Cíclica em um único reflexo da Deusa Universal. As quatro deusas dentro de você desejam retornar ao seu estado único e vêm com tal desejo que você só pode se render e aceitar tudo o que você é.

— Se você resiste, você cria o caos; porém, à medida que seu limitado senso de identidade se desintegra, você experimentará momentos de tranquilidade nos quais poderá sentir um novo despertar de consciência.

— Em seus anos cíclicos, você poderia dizer "eu sou", mas em seus anos da Metamorfa, quando sua identidade flui no caos, você só pode dizer com alguma certeza "eu sinto".

A Alma Mãe fez uma pausa e sorveu outro gole do chá.

Eva pensou em como estava se sentindo no ano anterior. Pensou sobre a frustração, a sensação de confusão, sua batalha para saber quem era, e o estresse e a necessidade de lutar que pareciam nunca deixá-la.

— Sinto falta do meu tempo de sangramento — confessou devagar. — Era uma época em que nada parecia importar. Minha mente estava mais calma e, se eu não lutasse contra o sangramento, me sentiria envolvida em um santuário de paz e aceitação. Agora, não tenho como fugir das energias em mudança, nenhum descanso, nenhuma certeza, nenhum santuário.

Ela ergueu os olhos para a Alma Mãe.

— É tão difícil — disse ela, com a voz embargada e lágrimas enchendo os olhos.

A Alma Mãe estendeu a mão para enxugar com gentileza a lágrima que rolou pela bochecha de Eva.

— Nas aldeias — ela disse —, as mulheres Feiticeiras em seus anos de Metamorfas visitam o Santuário da Crone sempre que desejam. Como mulheres Feiticeiras, elas servem no santuário da Feiticeira, mas são bem-vindas ao santuário da Crone e apoiadas por ele. As mulheres Metamorfas podem visitá-lo sempre que precisarem de santuário e da paz amorosa da Crone. Podem ficar algumas horas quando a vida está muito pesada para suportar, ou podem ficar alguns dias ou alguns meses. Na Lua Escura, elas o visitam para participar das cerimônias da Crone e receber bênçãos, orientação e apoio daquelas que trilharam o caminho antes delas. Quando veem a beleza das Almas Mães, compreendem o que as aguarda e têm esperança diante dos desafios.

A Alma Mãe colocou sua tigela vazia no chão.

— A Crone nunca a abandona; ela é a Alma Universal. Agora ela a está chamando para voltar a ser completa nela. Lembre-se: ela está sempre dentro de você para amá-la e apoiá-la.

— Está tarde — disse ela, fitando as estrelas. — Acho que vou dormir sob o céu esta noite.

A Alma Mãe pegou sua bolsa e seu tambor, curvou-se para Eva e a Guia e caminhou devagar, noite adentro.

Uma das Metamorfas apareceu e conduziu Eva e a Guia para uma tenda.

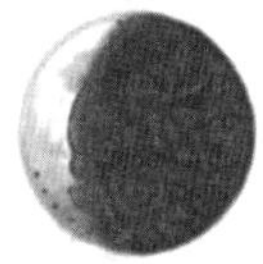

A Feiticeira Escura

No dia seguinte, enquanto Eva e a Guia andavam pela trilha, seus pés esmagaram nozes caídas sob os antigos carvalhos. Nos galhos, os esquilos corriam e as folhas começavam a cair. Lindos cogumelos pretos e brancos que cresciam sob as árvores estavam agora se desfazendo de volta a terra. Longas sombras e a débil luz do sol cruzavam o caminho, e, nas valas cheias de água, Eva viu o brilho das primeiras geadas.

À medida que Eva e a Guia seguiam a trilha pelas colinas arredondadas, as florestas nos vales transformaram-se em manchas escuras de galhos, e a neve cobriu levemente o topo das colinas e se acumulou no caminho. Eva enrolou o xale na cabeça e apertou a capa contra o corpo. Enquanto andava, pensava em sua vida e um sentimento de vazio e perda avolumou-se no coração. Lágrimas brotaram de seus olhos, borrando o trajeto adiante. Ela sabia que não poderia impedir a mudança, mas amava a vida na luz e no calor, e o caminho para a escuridão a fez sentir que sua vida tinha acabado e que tinha apenas um corpo em declínio pela frente. Cada passo parecia mais pesado e exigia mais força de vontade.

Na frente delas, a trilha entrava em um bosque por uma grande pedra guardiã. Os raios do sol moribundo capturavam os cristais da rocha e ela cintilava com tons dourados e rosa. De repente, saindo de trás da pedra e bloqueando a passagem, surgiu uma mulher madura de nariz pontudo. Seus cabelos estavam puxados para trás sob um lenço, e ela usava um vestido marrom confeccionado à mão e um xale. Olhos intensos e inteligentes focaram em Eva.

— Quem passa pela Pedra da Velha Bruxa? — exigiu saber a Feiticeira Escura, apontando um cajado retorcido para a Guia.

A Guia deu um passo à frente, fez uma profunda reverência e, com grave formalidade, apresentou a si mesma e Eva, bem como a jornada delas. A Feiticeira Escura olhou Eva de cima a baixo, e Eva sentiu julgamento em seu detido escrutínio.

— Oh, minha pobre querida — a Feiticeira Escura disse de maneira sarcástica. — Você acha que as mudanças em torno de seu último sangue foram desafiadoras! Dê um passo em meu caminho e você verá o que é uma mudança *real*. — E ela acenou de modo vago em direção à trilha entre os espinheiros e as árvores.

— Você mudará de maneira ainda mais drástica. Sua pele, sua visão, sua audição, seu cabelo, seus músculos, suas articulações, seus pensamentos e sua percepção. Nada em você permanecerá igual.

A Feiticeira Escura abaixou-se e pegou uma folha velha que estava no chão.

— O caminho à frente é como uma tempestade de outono — disse ela, erguendo a folha murcha e depois a soltando. A folha voou com a brisa suave. — As árvores antigas se partem, as folhas mortas se desprendem e são levadas pelo vento, tudo é purificado — e, então, há uma sensação de profunda serenidade e força nas árvores que permanecem.

Olhando para Eva, ela disse dramaticamente:

— Você lamenta: "Oh, estou envelhecendo!". — E começou a rir. Logo, ela estava curvada, tossindo.

— Você não sabe nada! — ela ofegou. — Sua vida não está acabando, você é o que é: um estado diferente de feminilidade.

— Em sua crisálida, Minha Pequena, permita-se a mudança.

A Feiticeira Escura gargalhou como se tivesse feito uma piada.

Sua voz suavizou um pouco.

— A velhice não significa morrer, mas sim romper as barreiras que nos limitam para desvendar os mistérios ocultos. A memória caótica nos separa do tempo e do espaço bem como nos capacita a navegar nas correntes do tempo. O pensamento caótico, livre das regras lineares do universo exterior, alinha-nos com o universo mais profundo.

— Concentre-se em cada passo e, quando chegar ao Retorno, você estará pronta.

Enxugando os olhos com as costas das mãos e rindo, ela se virou para ir embora, e Eva viu duas pequenas asas de borboleta crescendo em suas costas. A Feiticeira Escura deteve-se e olhou por cima do ombro para Eva.

— Não sabia que Crones criam asas? — perguntou. Ela gesticulou com a mão por cima do ombro em direção às dela. — Ainda não estão completas. Mas, em breve, com O Retorno, estarão.

Então, ela enveredou pela floresta, ignorando por completo a trilha e abrindo caminho entre os arbustos espinhosos.

Eva sentiu-se só de repente. Emoções e medos profundos a atingiram como ondas, e ela desabou e sentou-se no caminho. Lágrimas derramaram-se de seus olhos enquanto sentia os cacos de suas antigas expectativas de vida ao seu redor.

Depois de um tempo, uma mão tocou com delicadeza seu ombro e uma voz gentil perguntou:

— Você está vazia?

Tomada pelas lágrimas, Eva buscou dentro de si. Ela estava vazia — antigos julgamentos e medos, expectativas e resistências dolorosas não faziam mais parte dela. Agora ela podia sentir que o Rompimento do Eu permitira que a suave aceitação, a confiança, a luz e o amor preenchessem o espaço criado.

Eva respirou fundo.

— Sim — respondeu, balançando a cabeça levemente.

— Então, você está pronta e caminharemos juntas — disse a Guia, e Eva captou um sorriso em suas palavras.

Eva levantou-se devagar, maravilhada com seus sentimentos mais íntimos, e então seguiu a Guia pela trilha, passando pela pedra e penetrando o bosque.

A cerimônia do Retorno

O sol de inverno estava baixo no horizonte, seu disco fraco era visível pelas silhuetas negras dos galhos das árvores. Eva abriu caminho pelos arbustos cobertos de neve e pilhas de folhas, produzindo o único barulho na escuridão da floresta de inverno.

Acima delas, uma Lua cheia erguia-se no céu, banhando tudo com uma suave luz azul e branca. Os cristais de gelo na neve reluziam ao luar, e Eva ficou maravilhada com a terra mágica à sua volta. As árvores foram ficando cada vez mais próximas até que de repente Eva e a Guia deram na borda de uma grande clareira.

No centro de um trecho circular de grama sem neve erguia-se o maior teixo que Eva já vira. Suas agulhas verde-escuras eram grossas e pesadas com pequenos frutos vermelhos e, nas densas sombras, espessos ramos de árvores de cor vermelha se retorciam em padrões complexos. O enorme tronco dividia-se em dois galhos gigantescos e, nas folhas do topo da árvore, repousava a Lua cheia. Sob a luz prateada, as raízes da árvore se espalhavam a partir do tronco em todas as direções.

Em frente à árvore, ao lado de uma fogueira, estava uma pequena mulher anciã. Vestia uma túnica de lã branca com cinto de prata e segurava um cajado de madeira branca. A luz do fogo dançava em seu rosto e em seus cabelos brancos e finos trançados. Era uma criatura do luar, da luz do fogo, do gelo e da neve, e brilhava na delicada iluminação da Lua que se infiltrava por entre os galhos.

A Guia indicou que Eva deveria parar e se agachar para observar.

— A Velha chama as mulheres que estão prontas para o Retorno — sussurrou a Guia.

A velha mulher levou aos lábios um longo chifre branco decorado com espirais prateadas. Soprou uma nota clara e melodiosa que ecoou pelo céu escuro, por entre as árvores e pela floresta, e penetrou no coração e na alma de Eva.

— Observe — sussurrou a Guia enquanto a mulher soprava mais uma vez a nota. — A voz da Donzela.

Baixinho a princípio, Eva ouviu um farfalhar na floresta — e, então, viu uma movimentação contra o luar.

Corvos negros mergulharam na clareira e pousaram nas raízes do teixo. Ao tocarem o chão, desdobraram-se na forma de mulheres caminhando em capas escuras e esvoaçantes. Na borda da clareira, animais da floresta surgiram por entre as árvores, emergindo ao luar. Elegantes veados, lobos com pelagem de inverno, raposas brancas e lebres entraram na clareira.

Quando os animais cruzaram os limites do círculo para serem saudados pelo luar, eles também se transformaram em mulheres com capas escuras que caminhavam em direção à velha com o chifre. À luz do fogo refletida em seus rostos, Eva notou as rugas ao redor de seus olhos e bocas e a suavidade da idade em suas peles. Umas pareciam mais jovens do que outras, algumas pareciam maternais, outras, severas, e muitas apresentavam as cicatrizes físicas de uma vida difícil e do envelhecimento. E todas as mulheres tinham os cabelos brancos.

Eva contemplou-as com admiração.

— Estas são as mulheres da Feiticeira Escura que ouviram o chamado do Retorno e que sabem em seu corpo, em suas energias e em seu ventre fechado que estão prontas para o Renascimento — sussurrou a Guia.

Um tambor começou a bater como um coração no ar noturno.

— A voz da Mãe — disse ela.

Um ritmo complexo de uma pedra batendo em outra pedra encheu o ar.

— A voz da Feiticeira — sussurrou a Guia.

A Velha gritou uma palavra e a Guia levantou-se e fez uma reverência. Ela acenou para Eva se levantar.

— Somos bem-vindas ao rito do Retorno.

Elas caminharam em direção ao fogo e sentaram-se nas raízes das árvores, um pouco afastadas das mulheres que aguardavam.

Então, uma nota metálica e nítida vibrou ao redor delas, o som do golpe em um caldeirão.

— A voz da Mãe Crone — explicou a Guia, e gesticulou com os dedos enquanto pronunciava o título.

A Velha deu um passo à frente e Eva pôde ver que cada uma de suas tranças brancas estava amarrada a um buraco de uma pequena pedra preta. Seu rosto era fino e repleto de tatuagens e as mãos que seguravam seu cajado eram longas e elegantes. Em um mar de capas negras, ela brilhava como uma estrela. Em resposta, as mulheres ao redor começaram a cantarolar e, à medida que o som envolvia Eva, ela podia sentir o poder crescendo.

A Velha começou a cantar; sua voz era incrivelmente suave, falhando vez ou outra.

Uma das mulheres levantou-se e entregou à Velha uma grande vela de cera de abelha. Então, mais quatro mulheres ficaram de pé e se postaram de cada lado da Velha, cada qual segurando uma pequena tigela de barro escuro cheia de óleo com um pavio projetando-se do topo.

A Guia inclinou-se para perto de Eva e sussurrou:

— A Velha está entoando as boas-vindas.

Ela fez uma pausa para ouvir e, então, com uma voz cantada, compartilhou o mistério com Eva.

— No princípio, havia escuridão, e da escuridão veio a luz.

A Velha inclinou-se para o fogo e acendeu a vela.

— A luz se separou em quatro.

Cada uma das quatro mulheres ao seu lado acendeu sua lamparina na vela, e a velha logo tratou de extinguir a sua chama com os dedos.

— A luz fluiu e, em seu ciclo, teceu os ritmos da Terra, dos oceanos e da Lua.

— E as mulheres da Terra giravam em uma dança cíclica.

As mulheres que seguravam as lamparinas dançavam, girando de modo que suas capas as acompanhavam de forma fluida.

A Guia continuou:

— Mas, então, o chamado do Retorno foi ouvido no coração e no ventre de cada mulher.

Perto de Eva, as vozes das mulheres ergueram-se em uma canção harmoniosa. Havia tanta alegria e amor no som, um acolhimento e um abraço tão fortes que Eva pôde sentir lágrimas de alegria e esperança se formando em seus olhos. Em seu coração, sentiu o chamado de retorno para casa.

— E nós, mulheres, atendemos ao chamado — interpretou a Guia.

As quatro mulheres juntaram suas lamparinas para acender a vela na mão da Velha. Afastando-se em um turbilhão de capas escuras, apagaram as chamas com os dedos.

A Velha ergueu sua vela e entoou em regozijo.

— Da escuridão à luz — sussurrou a Guia.

— De Uma a Quatro.

— Das Quatro aos ciclos das mulheres.

— Das Quatro à Uma, retornamos à luz única, ao amor único, ao coração único da Alma Mãe!

As mulheres colocaram-se de pé, sorrindo de alegria. A Guia ajudou Eva a se levantar e depois segurou-a com os braços estendidos, examinando seu rosto.

— Quando você incorpora a Donzela, a Mãe, a Feiticeira ou a Crone, você se identifica com elas e flui com as ondas e marés inquietas? Ou você descansa no Amor da Alma no centro do seu ser?

Eva fechou os olhos e voltou o olhar para dentro de si mesma. Pensou nas ondas de emoção, na identificação repentina que então se desfez quando ocorreu outra compreensão e no caos de seu mundo interior.

— Não — ela disse com serenidade —, eu ainda sou a Metamorfa, a Que Está em Transformação.

E a Guia assentiu.

A Velha removeu de forma cerimonial o manto escuro que cobria os ombros de cada uma das outras mulheres, revelando as longas túnicas brancas por baixo. Pegou um pouco de cinzas da fogueira e, com o polegar, marcou a testa de cada mulher. Por fim, todas as mulheres permaneceram sob a árvore vestidas de branco, resplandecendo com o luar.

A Guia, agora também vestida de branco, estendeu a Eva uma pequena tigela prateada contendo um líquido vermelho.

— Beba isto — instruiu gentilmente a Guia. — O que acontece a seguir não cabe a você saber até que chegue a sua hora.

Eva pegou a tigela e bebeu a sidra com aroma de especiarias. Antes mesmo de terminar, sentiu seu brilho quente ajudando-a a adormecer.

O Santuário do Útero Renovador

Na manhã seguinte, a Guia acordou Eva, que estava deitada nas raízes da árvore, envolvida em cobertores, sentindo-se aquecida e sonolenta. A Guia segurava seu cajado e sua bolsa com a capa preta enrolada em volta dela, semicerrando os olhos para o débil nascer do sol de inverno. Eva notou a mancha de cinzas em sua testa.

A Guia abaixou-se e ajudou Eva a se levantar e colocou uma tigela de sidra quente em suas mãos, que Eva cheirou com desconfiança. A Guia riu e estendeu-lhe uma fieira de frutas secas de outono para que comesse. Aproveitando o calor da sidra e mastigando a doçura das frutas secas, Eva começou a despertar.

A clareira estava vazia, exceto por Eva e a Guia, e uma leve camada de neve cobria a grande árvore. Elas atravessaram a clareira e seguiram uma trilha branca que descia a encosta.

No sopé da colina, havia um rio estreito envolto em uma espessa névoa gelada. Em silêncio, Eva e a Guia caminharam até um pequeno cais de madeira. À medida que o sol nascia preguiçosamente, Eva pôde distinguir através da neblina rodopiante a silhueta cinza-prateada da margem do outro lado. Cortando a tênue névoa esbranquiçada, os galhos nus das árvores se estendiam como dedos escuros e irregulares, e Eva estremeceu, não de frio, mas pela sensação da presença da magia.

Eva respirou fundo para se equilibrar e não ficou surpresa quando um pequeno barco coberto de pele apareceu das brumas, impulsionado por uma figura solitária com uma longa vara.

Enquanto a barqueira amarrava o barco ao cais, Eva percebeu que, embora se movesse com graça, suas ações eram estudadas e lentas, como se o ato de mover-se fosse doloroso para ela.

A Guia tirou algumas moedas de prata e um punhado de fieiras de frutas secas de sua bolsa de couro e as ofereceu à barqueira. O rosto da mulher era castanho-escuro e coriáceo, os olhos vermelhos e lacrimejantes de frio, e cabelos prateados cresciam em seu queixo. Com um sorriso que criava rugas tão profundas que escondiam seus olhos, ela pegou as tiras secas e uma moeda de prata. Examinou de perto o rosto da Guia e, notando a marca de cinzas da fogueira da noite anterior em sua testa, assentiu.

A alquebrada barqueira, então, olhou para Eva, seu rosto registrando surpresa pela ausência de uma marca de cinzas. Eva sentiu-se desconfortável e, por um momento, se perguntou se a Guia estava errada em trazê-la até ali. Mas, de repente, a mulher desviou o olhar e virou-se, indicando o barco.

Com certa apreensão, Eva subiu no barco e pegou a bolsa da Guia, que subiu com facilidade. Quando a barqueira afastou o barco do cais, qualquer som de vida foi logo abafado pela água parada e pela névoa delicada. Uma coruja branca voou sobre a água com asas silenciosas, e tanto a Guia quanto a barqueira inclinaram a cabeça, gesticulando um sinal com os dedos.

Sem qualquer esforço, Eva entrou em comunhão com a quietude, inspirando e expirando.

Aos poucos, a névoa se dissipou quando chegaram à margem do outro lado. A barqueira manteve o barco em posição para permitir que Eva e a Guia descessem e depois, em silêncio, deslizou o barco de volta para a brancura.

— Este é o reino da Crone — anunciou a Guia, devagar. — Em geral, somente aquelas que retornaram podem vir aqui.

Ela fez uma pausa, refletindo.

— A maioria das que nos visitam segue um novo caminho na vida. Mas nem todas que conhecem a Velada vão embora. Umas ficam porque o mundo não tem mais apelo para elas, e outras, a Crone as convoca com tamanha força que vão diretamente para seus braços.

Eva olhou para o rosto da Guia e percebeu que ela não era tão jovem quanto pensara inicialmente. Quando a olhou de verdade, percebeu as rugas e a pele macia da idade, os cabelos brancos escapando por baixo do xale, as mãos ossudas, a pequena pausa a cada passo e a leve curvatura de seu corpo.

Em uma iluminação repentina, Eva perguntou:

— Você vai ficar?

A Guia sorriu e Eva sentiu-se rodeada de amor.

— O que quer que a Velada teça — proferiu a Guia, e começou a caminhar.

A jornada as levou a uma paisagem montanhosa tomada de névoa e trechos cobertos de neve. Na base de uma colina, um matagal de azevinhos constituía um santuário escuro. Bagas vermelhas brilhavam e o silêncio era quebrado apenas pelo calmo gotejar da neve derretida. Eva notou que muitos dos ramos de azevinho tinham pedaços de pano amarrados como oferendas.

Cuidadosamente, a Guia abriu caminho entre as árvores antigas e parou numa pequena abertura escura na encosta. Eva a seguiu lentamente e, ao empurrar um galho para o lado, uma espora afiada de azevinho arranhou sua pele e uma gota de sangue de um tom tão vivo quanto as frutas aflorou em sua mão.

Pedras antigas foram moldadas e colocadas em ambos os lados da abertura para criar uma entrada e, rompendo o musgo verde vivo que as cobria, havia uma escultura desgastada no formato de uma mulher. Na monotonia da paisagem de inverno, o viçoso musgo verde sinalizava vida e esperança.

A Guia inclinou-se e entrou pela porta. Eva a seguiu e, à medida que seus olhos se adaptavam à luz, ela se deu conta de que estava em uma grande caverna circular iluminada por uma única lamparina de barro. Refletindo a luz da lamparina e preenchendo a maior parte da caverna na altura da cintura, havia um poço circular. O som da água corrente ecoava na escuridão além da luz da lamparina, e Eva notou que o círculo de água fluía sem parar pelas laterais do recipiente até uma calha escavada no chão de pedra. O espaço cheirava a calor úmido e, mesmo com o barulho e o movimento constantes da água, a superfície do poço era um espelho calmo e escuro.

O impacto do lugar foi tão forte, a escuridão tão tangível, a sensação da Mãe Escura tão iminente que Eva sentiu as pernas tremerem. Vazio e plenitude, escuridão e luz, movimento e quietude não tinham significado neste local como conceitos separados. Cercada pelo ruído e pela agitação da água, Eva sentiu apenas paz e teve a impressão de que estava equilibrada em um eixo central.

Eva não tinha certeza de quanto tempo ficou parada em silêncio de frente para o poço. Por fim, a Guia fez uma reverência e voltou para a entrada. Relutante em partir, Eva a seguiu, sentindo em seu íntimo que havia sido abençoada por entrar naquele lugar sagrado.

Abrindo caminho de volta por entre os arbustos de azevinho, elas retornaram à trilha. Depois do calor suave da caverna, Eva sentiu o frio penetrá-la. Puxou o xale ainda mais sobre sua cabeça e orelhas, apertou o manto em torno de si. Juntas, Eva e a Guia caminharam em silêncio, nenhuma delas desejando quebrar a magia da caverna.

À frente, Eva viu formas negras, parecendo corvos esfarrapados, subindo um caminho sinuoso ao redor de uma colina em forma de cúpula. O topo da colina estava escondido na inclinação da encosta arredondada, e um vento frio puxava o manto de Eva com dedos gelados. Cansadas e desconfortáveis, Eva e a Guia resignaram-se com o vento e começaram a escalar o morro.

À medida que subiam, Eva sentiu um arrepio percorrer seu corpo, enquanto a energia do lugar parecia mudar. Havia uma sensação de sacralidade sob seus pés e de que ela havia deixado o mundo normal e adentrado um lugar de gentil, mas intenso poder.

Entretanto, a energia pareceu abandonar as pernas de Eva, e ela teve que forçá-las a se moverem. Sua respiração tornou-se difícil e ela precisava parar de tempos em tempos para recuperar o fôlego, como uma velha. O mundo desacelerou para um passo de cada vez.

O topo da colina varrido pelo vento abrigava três grandes túmulos antigos, cercados pelas fundações de pedra de construções circulares ancestrais que há muito haviam sido desgastadas pelo tempo, e por pequenos montes cobertos de grama e neve. Mesmo com o vento forte, havia uma profunda quietude naquele lugar. Movendo-se rápido entre os montes, que Eva agora percebia serem habitações circulares, mulheres envoltas em capas pretas cumprimentaram-na e a Guia calorosamente. Havia uma atmosfera de magia envolvendo essas mulheres e, mesmo aquelas que caminhavam com dor, apoiadas por um cajado, irradiavam capacidade e determinação.

Virando-se para observar a vista, Eva viu outra colina coberta de neve, com construções circulares de pedra no topo e uma grande tumba. E lá no horizonte, o lânguido sol de inverno abençoava a terra.

O Santuário da Contadora de Histórias

A Guia seguiu até o monte mais próximo, e Eva percebeu que era uma construção feita de grandes pedras cinza-claro desgastadas pelo tempo.

Cada pedra era entalhada com linhas onduladas, diamantes, espirais e círculos. Em alguns lugares, a pedra era pintada de branco e os entalhes, destacados com tinta vermelha, azul ou preta. A entrada era formada por duas grandes pedras verticais e uma pedra de verga completamente coberta por belas formas rodopiantes.

Vários tapetes tecidos em padrões de preto, branco e vermelho estavam pendurados sobre a porta para proteger do vento, e puxando-os ligeiramente para o lado, a Guia se abaixou e se espremeu para passar. Eva a seguiu na escuridão além delas.

— Ande rápido! — exclamou uma voz lá dentro. — Não deixe todo o calor escapar!

Eva e a Guia entraram em uma sala circular e o calor de uma pequena lareira central as envolveu. O som do vento se perdeu na paz profunda do espaço e, quando Eva olhou para cima, pôde ver, tremeluzindo à luz do fogo, um telhado em formato de colmeia feito de grandes pedras unidas.

Da escuridão, uma mulher pequena, que só chegava até os ombros de Eva, caminhou na direção delas. Estava vestida com muitas camadas de tecido, cada qual com um padrão diferente. Os braços de sua túnica eram decorados com fios bordados entrelaçados.

Quando a mulher a fitou, Eva viu um rosto velho com pálpebras pesadas, profundas rugas, pés de galinha e olheiras. Sulcos verticais cruzavam sua boca e lábios, e a pele flácida suavizava a firmeza do contorno de sua face. Maçãs do rosto pronunciadas esticavam sua pele translúcida e veias azuis cingiam suas bochechas como tatuagens. Pela primeira vez em sua jornada, Eva viu uma velha mulher com cabelos curtos, cortados na altura do queixo.

A velha notou Eva esfregando a mão onde as folhas de azevinho a haviam arranhado.

— Vejo que visitou a Velha Mãe Azevinho e fez sua oferenda a ela — disse em voz baixa.

Eva ficou intrigada com as palavras, mas então a mulher disse:

— Bem-vinda ao Útero da Contação de Histórias. Eu sou a Guardiã.

Ao seu redor, o espaço respondia acusticamente, ressoando com sua voz. A Guardiã levantou um braço e indicou as paredes que as rodeavam. No brilho fraco do fogo, Eva viu que grandes pedras planas cercavam o espaço, cada uma delas bem entalhada com padrões que pareciam se mover na luz bruxuleante. Uma simples parede baixa de pedras em camadas circundava o ambiente como um banco ou uma prateleira.

— Esta é a História da Deusa Cíclica. Eu a contarei para você.

Enquanto ela falava, um brilho branco difuso apareceu ao redor da velha, iluminando o espaço para que Eva pudesse ver os entalhes. A Guardiã ficou de frente para a parede à esquerda da entrada e, ao contar a história, movia-se devagar, como se estivesse lendo as paredes.

— Esta é a sabedoria das mulheres...

— No início, a Deusa Cíclica dançou de alegria com a Primeira Mulher da Terra ao ritmo de Suas energias fluindo pelo ventre da Primeira Mulher.

— Por meio da dança cíclica de seu útero, a alma da Primeira Mulher exultou com a maravilhosa expressão das energias criativas femininas.

— A dança era tão bela e tão inebriante que a alma da Primeira Mulher quis aprofundar suas experiências. Assim, dividiu-se em três, de modo que, em cada ciclo, a Primeira Mulher efetuasse três danças — uma do útero, uma do coração e uma da mente. A alma explorou os aspectos mais profundos da Deusa Cíclica e resplandeceu em seu ventre, em seu coração e em sua mente em uma complexa trama de ritmos e melodias. Cada passo da dança era em gratidão e celebração do dom da Deusa Cíclica.

— E juntas elas teceram a realidade, a Deusa Cíclica celebrando o mundo que a Primeira Mulher criou.

— Mas a Primeira Mulher começou a se concentrar apenas no prazer de suas criações e, assim, perdeu a Deusa de vista. E mesmo quando a Deusa a chamou da escuridão do sangue da Crone e lhe revelou seu rosto, a Primeira Mulher ignorou Seu chamado.

— Entristecida, a Deusa viu que a Primeira Mulher havia abandonado a dança. E naquele momento de abandono, o ritmo vacilou e a melodia desapareceu.

Eva sentiu a poderosa magia presente naquele lugar e nas palavras proferidas na História.

A Guardiã virou-se para a pedra seguinte e continuou a sua história.

— Confusa, assustada e desequilibrada, a Primeira Mulher olhou em volta procurando pela dança. Estava com ela há tanto tempo que havia esquecido que era um dom. Sentiu-se vulnerável e perdida e estendeu a mão para o mundo a fim de tentar restaurar a si mesma e recriar as sensações da dança.

— Depois de uma longa busca pelo que estava errado, sentiu-se tão exausta que por fim parou de procurar e olhou para dentro de si mesma — e reconheceu a Deusa revelada em toda a sua beleza transcendente. Lágrimas de dor e infelicidade passadas, de desejo e ganância, de vazio e perda derramaram-se dos olhos da Primeira Mulher.

Aos poucos, o brilho ao redor da velha ficou mais forte até que a parte superior de seu corpo reluziu com uma bela fonte de luz branca.

— A Deusa Cíclica envolveu mais uma vez a Primeira Mulher — mas, em vez de dançar com ela, a Deusa abençoou-a com o Rompimento do Eu individual para que ela não ficasse presa no mundo criado. E no resultante Retorno à plenitude do eu, com alegria e amor profundo, a alma da Primeira Mulher chamou de volta a presença de suas três expressões para uma única radiância no coração.

— A plena luz da alma refulgiu dela, iluminando sua mente com a consciência da Mãe do Universo, abençoando seu ventre e corpo, bem como irradiando em todas as direções. A Deusa e a Primeira Mulher se abraçaram. O profundo amor e a inspiração da Deusa fluíram da Primeira Mulher para o mundo.

Na História, a velha havia completado um circuito no espaço e, à medida que a ressonância de suas últimas palavras, refletidas pelas pedras, gradualmente desvanecia, o mesmo acontecia com a fonte de sua luz.

Por um momento, todas se detiveram em seus pensamentos íntimos, rodeadas pela escuridão e pela luz bruxuleante do fogo.

— Há muitos caminhos para uma Alma Mãe percorrer após O Retorno e antes de finalmente se tornar uma Velada — uma Crone completa — declarou a velha.

— Eu sigo o caminho de uma Crone Espiritual. Fui chamada para compartilhar a Sabedoria do Útero com as mulheres, para ensiná-las sobre a Deusa, para permanecer no portal entre os mundos e para trazer a orientação da alma, das ancestrais e da Deusa a todas.

— Outras mulheres trilham um caminho diferente... Talvez o caminho de uma Crone da Sabedoria, de uma Grande Mãe Crone ou de uma Crone Curadora.

Ela fez uma pausa como se estivesse ouvindo.

— Você é requisitada. Saco de Ossos a convoca de debaixo de sua colina.

Os olhos da Guia se arregalaram de choque com as palavras da mulher, e seus dedos gesticularam um sinal.

— Oh, pare com essa bobagem de sinais — ralhou a velha, notando os dedos da Guia. — Prestamos respeito quando o respeito é conquistado e devido, mas não precisamos seguir as finezas sociais se não quisermos. Aqui, nós a chamamos de Saco de Ossos.

Despachando-as com as mãos, a Guardiã as dispensou de maneira apressada para fora da construção. O frio lá fora atingiu Eva como um soco, e ela se perguntou por que aquelas mulheres viviam em um lugar tão desolado. Como se estivesse lendo sua mente, a Guia aproximou a boca do ouvido de Eva.

— No verão — explicou ela —, esta colina fica coberta de flores silvestres e orquídeas!

Um corvo preto grasnou enquanto planava alegremente no vento, uma mancha preta irregular contra as nuvens cinzentas e pálidas carregadas de neve lá no alto.

A Velada

Uma mulher anciã, envolta em xales pretos, arrastou-se pela neve em direção a elas. Parou na frente das duas, e Eva pôde ver que seus olhos estavam nublados de branco. A mulher colocou brevemente duas pontas dos dedos nos lábios.

— Eu sou aquela que chamam de Voz da Crone — disse ela. — Eu as levarei até ela.

A mulher anciã as apressou em direção ao monte maior.

Assim como o túmulo menor, o monte coberto de neve tinha uma entrada formada por três pedras antigas gravadas em padrões intrincados. Uma pequena vala que o rodeava formava uma fronteira entre os mundos dos vivos e dos mortos. A sensação de poder era tão forte que Eva sentiu seu útero apertar em resposta.

Na vala, a Guia se deteve.

— Eu não vou acompanhá-la — ela disse a Eva. — Você deve fazer isso sozinha. — E abruptamente se virou e foi embora.

Eva ficou ali parada, sem saber o que fazer ou se deveria chamar a Guia que se afastava.

— Vamos lá! — disse a Voz da Crone. — Não se pode deixar Saco de Ossos esperando.

A entrada estava escura, mas a fraca luz externa se infiltrava o suficiente para revelar uma passagem baixa e ladeada de pedras, em que as mais próximas eram entalhadas com pequenos recortes circulares que pareciam luas escuras. Eva pôde ver várias pedras redondas e brancas espalhadas pelo chão.

A Voz da Crone curvou-se e passou pela porta. Agachando-se, pegou uma bola de pedra e bateu com cuidado contra um dos buracos. Uma única nota clara ecoou pela passagem, refletindo nas pedras para criar harmonias.

A Voz da Crone colocou a pedra de volta no chão e, então, saiu arrastando os pés.

— Pegue uma Pedra da Lua — ela instruiu Eva — e peça permissão para entrar.

— Quando sentir que a permissão foi concedida, bata a pedra no buraco e devolva-a ao chão.

— Se não sentir a permissão, não entre.

A Voz da Crone deu um passo para o lado e Eva se curvou para entrar pela porta. Agachou-se e escolheu uma Pedra da Lua. Segurando-a, perguntou ansiosamente à escuridão:

— Posso entrar?

A bola de pedra em sua mão de repente brilhou com uma intensa luz branca, e ela sentiu um chamado amoroso de boas-vindas em sua mente. Sorrindo e não mais ansiosa, Eva bateu a Pedra da Lua contra um buraco na parede, e belas harmonias ondularam pela passagem.

Respeitosamente, Eva colocou a pedra de volta no chão e começou a descer na escuridão. Passando as pontas dos dedos pelas grandes pedras verticais de cada lado para guiá-la, ela sentiu o traçado de redemoinhos e buracos circulares entalhados na pedra.

Uma luz dourada indicava que Eva havia chegado ao fim do corredor e ela adentrou uma grande área circular com um teto alto e abobadado. O espaço era iluminado por pequenas tigelas de pedra cheias de óleo e, à esquerda e à direita de Eva, havia aberturas escuras. Na luz suave, Eva pôde ver que uma abertura continha uma grande bacia de pedra cheia de ossos e crânios vermelhos recobertos de ocre.

No centro do espaço, havia um prato plano de pedra sustentando um pequeno fogo e, afora o crepitar das chamas, o túmulo estava mergulhado em completo silêncio. Eva se sentiu desconfortável, mas, no fundo de seu ventre e de seus ossos, sabia que pertencia àquele momento.

Uma figura escura e diminuta coberta da cabeça aos pés por um véu preto estava agachada no chão atrás do fogo e, à esquerda e à direita dela, estavam sentadas duas meninas, ambas vestidas com túnicas brancas. Cada menina embalava no colo um cordeiro de inverno recém-nascido. O poder da figura escura que envolveu Eva foi tão intenso, que ela caiu de joelhos para pressionar a testa no chão de pedra em respeito.

As meninas olharam para Eva, e uma delas deitou com cuidado o cordeiro no chão e se abaixou para sussurrar algo para a figura coberta. Erguendo os olhos, Eva viu uma mão enrugada aparecer debaixo do véu e indicar que ela deveria se sentar. Eva tentou não olhar para a figura, perguntando-se que tipo de mulher as dobras escuras ocultavam.

— Então, você quer ver como eu sou, criança? — uma voz fraca e falha soou na escuridão. — Eu a advirto de que não é uma visão bonita.

As servas levantaram o véu com delicadeza e abriram o manto escuro por baixo para revelar uma pequena mulher disforme. A primeira coisa que Eva notou foi que a velha estava quase sem cabelos, restando apenas tufos esparsos no topo da cabeça. O rosto dela era profundamente enrugado e encovado nas bochechas, e seus olhos estavam leitosos de catarata e lacrimejantes pela fumaça do fogo.

Quando a anciã sorriu, Eva percebeu que a maior parte de seus dentes estava faltando e que os restantes haviam sido reduzidos a pequenos tocos ao longo dos anos em razão do desgaste por alimentos duros. Seu corpo estava deformado pela artrite e ossos quebrados mal curados, e os nós dos dedos eram inchados, fazendo com que suas mãos parecessem raízes retorcidas. Costelas ossudas apareciam por entre os seios caídos, achatados e flácidos, que se dependuravam de cada lado de uma barriga distendida. Por toda parte, a pele estava marcada por mordidas, lesões escorrendo, infecções, hematomas e cicatrizes.

— Quando eu era a jovem rainha e sacerdotisa da Deusa Mãe da Vida, os homens vinham até mim para prestar homenagem à minha beleza e fertilidade — resmungou devagar a velha. — Agora, escondo meu corpo para que as jovens não se distraiam com minha feiura e assim prestem mais atenção às palavras e à sabedoria que trago. — Não havia tristeza ou raiva em suas palavras.

— Agora olhe para mim com os olhos do seu coração. — Sua voz falha continha um tom de comando neste momento.

Intrigada, Eva olhou para a figura enrugada. Sentiu tristeza pela dor que aquela velha mulher evidentemente sentia em consequência de sua condição, e, então, seu coração se abriu, enchendo-se de compaixão e amor.

De repente, a tumba foi preenchida por uma luz branca brilhante que irradiava em raios da parte superior do corpo da velha. Eva ofegou diante da visão.

— Agora você vê quem eu sou de verdade — disse a velha com um sorriso, e as duas servas gentilmente fecharam a capa e recolocaram o véu. Porém, embora o corpo estivesse oculto, a luz permaneceu.

— O que você vê é a luz da minha alma e minha verdadeira beleza.

Houve uma longa pausa e, então, a Crone voltou a falar.

— Eu sou a Velada, a Mãe Escura.

Fez-se outra pausa, e Eva pôde ouvir o leve chiado da penosa respiração da velha.

— Se você viver muito, também se tornará uma Velada.

— Não tema, é uma grande honra encarnar a presença da Mãe Escura na Terra.

A Velada mudou de posição no lugar.

Após mais uma pausa, ela disse:

— Mas, para que Ela esteja presente, o corpo e a mente precisam ser desvendados e os limites do eu e do tempo precisam ser quebrados. Este é um estado sagrado, a mente é liberta para entrar em comunhão com os níveis mais elevados de consciência e ainda ser capaz de trazer essa consciência para o mundo.

Mais uma vez, a mão deformada apareceu por baixo do manto escuro e sinalizou para Eva.

— Venha aqui.

Eva levantou-se e caminhou ao redor do fogo para encarar a pequena mulher. Um gesto indicou que ela deveria se ajoelhar, e a Velada colocou a mão no topo da cabeça de Eva.

A luz branca que emanava da figura escura explodiu de repente e o mundo de Eva desapareceu. Dentro da luz, a jovem pôde ver uma linda mulher sorridente, coroada de estrelas, e ela sabia que se tratava da Mãe das Almas, a Fonte, a invisível Mãe Escura. As limitações impostas à mente de Eva quebraram-se e estilhaçaram-se como cacos de vidro, e ela viu que estava cercada por estrelas e galáxias. Uma linda canção soou na escuridão, e cada estrela e planeta cantou com suas notas. Não havia limite para quem ela era, tudo fazia parte de si, e Eva sentiu puro amor quando sua consciência se juntou à música.

Depois de um tempo, Eva voltou seu foco para a Mãe das Almas e percebeu que estavam nas raízes de uma enorme árvore de luz. O tronco erguia-se bem acima delas, separando-se em dois ramos principais, e, em sua copa, repousava a Lua cheia. As raízes da árvore se estendiam para o Universo, tecendo um padrão intrincado entre as estrelas que cercavam a árvore. Eva sentiu a energia de seu ventre expandir-se com as raízes, despertando um forte sentimento de conexão e pertencimento. Ela sabia, no fundo, que as estrelas nas raízes eram os úteros das mulheres e que estavam todas unidas umas às outras e à energia da árvore.

— Traga a consciência para o seu coração — sugeriu uma voz branda na mente de Eva.

À medida que ela deslocava sua atenção, percebeu uma pequena estrela se formando nas profundezas de seu coração e, então, com serenidade, entrou em unidade.

Uma única nota chamou a atenção de Eva, e ela a seguiu. O tempo e a distância não existiam, mas ela seguiu a nota até uma estrela, até um mundo, até uma massa de terra, até uma colina, até um túmulo e até uma mulher ajoelhada diante de uma figura escura.

Eva arfou e abriu os olhos; sentiu a canção do Universo em tudo ao seu redor e dentro de si. Amor e luz fluíam de seu coração.

A Velada riu.

— É difícil permanecer em algo tão pequeno quando você sabe quão grande você de fato é.

— Mas até sermos convocadas para o Retorno Final, a Mãe Escura tem um propósito para todas nós que somos tocadas por ela: mostrá-la às outras, derrubar suas ideias sobre o que deveriam ser e o que são. E mostrar seu amor e bondade.

A voz da Velada começou a ficar mais cansada enquanto falava.

— É hora de você voltar para o mundo — anunciou ela. — Lembre-se dessa visão do que está por vir. Lembre-se de quem você é enquanto segue seu caminho.

Uma das meninas ajudou Eva a se levantar. Eva se sentiu instável e teve dificuldade para falar.

— Obrigada — ela conseguiu sussurrar para a Crone.

Conduzida pela menina, Eva retornou ao corredor e se agachou para passar por ele. Enquanto cambaleava na neve, a luz branca do mundo exterior a cegou e lágrimas correram por seu rosto. Todo o corpo de Eva doía com o que ela havia deixado na tumba.

As Almas Mães

Eva mal percebeu quando uma mulher apressou-se para colocar um cobertor de lã vermelha em volta de seus ombros e a abraçou com força até que seus soluços silenciosos pararam.

— Bem-vinda de volta. Nem todas que entram retornam para nós.

Eva reconheceu a voz da Guia e olhou para cima, para seu rosto sorridente. Ao redor da colina, as nuvens haviam se dissipado e sido substituídas por uma luz solar suave e difusa. Eva olhou para as colinas cinza-púrpura ao longe e sentiu que estava no centro da Terra.

Caminhando de maneira lenta em direção a Eva e à Guia, vieram quatro mulheres anciãs, trajando capas e xales, mas com as cabeças descobertas.

Quando a primeira mulher deu um passo à frente, Eva viu que seu rosto era profundamente enrugado e tão escuro quanto o céu noturno. Seus cabelos brancos estavam afastados do rosto, presos por uma grande pena de ganso branca e decorados com miçangas. Seus olhos escuros brilhavam de alegria, e Eva notou que, aninhado no capuz da capa, havia um pequeno gato selvagem com pelo listrado e olhos verdes reluzentes.

Apoiando-se no cajado de madeira branca, a mulher curvou-se ligeiramente, tomando cuidado para não perturbar o gato. Tocou com brevidade dois dedos nos lábios e disse com uma voz calorosa:

— Bem-vinda. Somos Almas Mães, as Completas, as Crones. Venha conosco e aqueça-se em nossa lareira.

A Guia ajudou Eva a acompanhar as quatro mulheres até um pequeno monte coberto de neve. Empurrando para trás uma porta magnificamente decorada, entraram no monte, e Eva seguiu para um calor celestial, carregado do cheiro de pão fresco e ervas de verão secas.

As velhas retiraram os mantos, revelando por baixo roupas brancas ricamente adornadas, e começaram a se ocupar com o fogo para cozinhar. Plantas secas pendiam do telhado de pedra, cortinas de tear criavam áreas privadas, uma grande pedra de amolar estava ao lado do fogo e um tear estava encostado nas paredes de pedra. As pedras antigas estavam cobertas com padrões entalhados iluminados pelas pequenas lamparinas aninhadas nelas.

Com movimentos rígidos, a Guia sentou-se nas almofadas vermelhas perto do fogo, e as mulheres deram a ela e a Eva grandes tigelas de madeira com chá e travessas de pão escuro e fresco. Comeram em silêncio, e Eva pôde sentir o pão quente devolvendo-a ao corpo e ao mundo físico. Por fim, ela olhou ao seu redor e sentiu o amor gentil e o poder feminino que irradiava de tudo dentro da casa.

A primeira mulher que conheceram estava sentada em frente a Eva, com o gato selvagem no colo e uma flauta de osso a seu lado. Ela sorriu ao olhar atento de Eva e tocou brevemente os lábios com os dedos.

— Ser chamada de "Crone" é um termo de poder e um título que reconhece os profundos desafios internos da jornada que empreendemos no Retorno — declarou ela.

— Quando suas mudanças de Metamorfa finalmente cessarem e você não for mais uma Feiticeira Escura, se tornará completa — mantendo todos os poderes da deusa fundidos em luz branca dentro de seu coração. Neste espaço sagrado, retendo tanto o crescente de luz quanto a escuridão, você escolhe quem deseja ser. Esse é o seu momento de plenitude e de tesouros escondidos revelados.

A mulher fez uma reverência.

— Eu sou uma Crone da Sabedoria, convocada para ser uma legisladora e uma pacificadora e para orientar ações e decisões para o bem de todos dentro da comunidade e para a Terra.

A segunda mulher aproximou-se e sentou-se perto do fogo, e Eva reconheceu a Voz da Crone. Ela sorriu para Eva, e as cores de sua túnica bordada brilhavam contra o branco invernal de sua pele, cabelos e olhos nublados. Tatuagens azuis e veias azul-gelo se entrelaçavam na mão que segurava uma tigela de madeira escura.

A Voz da Crone tocou suavemente seus lábios com dois dedos e disse:

— Eu sou a Voz da Crone e a tecelã de suas histórias, a detentora de sua tradição e a guardiã de seu conhecimento. Trago a Crone para a vida cotidiana, e a vida cotidiana para a Crone.

Uma mulher baixa, com rosto redondo, ajoelhou-se perto do fogo e fez uma reverência. Sua pele era marrom-avermelhada, como a terra ocre, e seus cabelos brancos estavam presos atrás da cabeça por um lindo prendedor de pedra azul. Ela levou os dedos aos lábios e, de uma bolsa pendurada no cinto, tirou agulhas de tricô. Enquanto falava, as agulhas de madeira estalavam.

— Eu sou uma Grande Mãe Crone. Ajudo o clã a fluir com amor e com as energias da Terra e da vida. Sou chamada a apoiar as mães e as jovens na vida cotidiana, ajudando-as a se nutrir e a crescer. Ensino todas a viver em harmonia com a sua verdadeira natureza, com os espíritos da Terra e com os ritmos das mulheres.

Por fim, a última mulher veio até o fogo e sentou-se ao lado das outras na frente de Eva. Um lobo branco e cinza com a profunda pelagem do inverno seguiu ao lado dela. Ele sentou-se, suas orelhas se contraindo em direção aos sons do fogo. A mulher de aparência familiar colocou um cajado de madeira perto do fogo enquanto abaixava devagar o corpo sobre uma almofada. Seus finos cabelos brancos cercavam seu rosto sob um lenço, mas foi o nariz pontudo que ajudou Eva a reconhecê-la.

Com as pontas dos dedos tocando os lábios, a mulher exclamou com voz rouca:

— Sim! Nós nos conhecemos na Pedra da Bruxa.

Eva pôde ver duas grandes asas de borboleta dobradas cuidadosamente atrás das costas da mulher sorridente.

— Eu sou uma Crone Curadora. Teço a magia do amor, da natureza e do espírito para trazer cura ao corpo, à mente e à alma, bem como à Terra. Sou convocada a aliviar o sofrimento das outras, mas também a fazer as mudanças necessárias para trazer o fluxo da vida.

— Mas — ela acrescentou — nem todos os remédios são agradáveis e, às vezes, temos que cortar algumas coisas.

As outras mulheres assentiram.

— Somos Almas Mães — disse a Crone Curadora. — Somos as Regressas, as Completas.

— Saco de Ossos pode ser um destino para aquelas de nós que vivem muito, mas primeiro temos a jornada, guiadas pela luz de nossa alma refletida no mundo, por muitos e muitos anos.

A Guia virou-se para Eva e colocou brevemente as pontas dos dedos nos lábios dela. Eva sentiu a luz dentro de seu coração se agitar.

— Quando chegar a hora, você saberá quem se tornou — disse a Guia com uma voz suave e rouca.

Eva olhou nos olhos brancos de sua Guia e, como se uma venda tivesse caído dela, viu Saco de Ossos encarando-a com amor.

— Era você o tempo todo? — ela sussurrou.

— Ah, sim — respondeu Saco de Ossos com um sorriso. — E tem sido uma longa jornada a percorrer para alguém da minha idade.

Atrás de Saco de Ossos, Eva notou a Crone da Sabedoria acariciando seu gato e revirando os olhos. Ela piscou para Eva.

— Mas chegou o momento de você nos deixar — declarou Saco de Ossos. — Lembre-se desse sonho. Lembre-se de quem você é. Lembre-se de que estou sempre aqui para ajudá-la.

Saco de Ossos estendeu a mão e tocou a testa de Eva, e de repente ela havia retornado à encosta invernal. A brancura dos olhos da Guia, a alvura da neve, a luz solar fraca e o chamado dos corvos rodopiaram juntos, e Eva se viu na luz das estrelas da presença da Velada.

O Despertar

Durante toda a noite, mais sonhos fluíram através de Eva — imagens bruxuleantes de mulheres vestidas de preto, de tumbas cobertas de grama, de um poço de águas escuras, de uma mulher enrugada separando ossos e de animais se transformando em mulheres. Pequenos fragmentos de sonhos da alma foram revelados e depois perdidos nos sonhos do subconsciente. E a Guia estava sempre presente.

Em um sonho, Eva era uma jovem outra vez, caminhando por uma paisagem guiada por uma Dama da Lua na noite de sua primeira menstruação. Em outro, uma bela árvore se erguia para embalar a Lua cheia e Eva estava cercada por animais brancos banhados pelo corpo celeste.

Por fim, imersa em um sono sem sonhos, o alarme de repente trouxe Eva de volta ao mundo cotidiano. Ela abriu os olhos e as lembranças dos sonhos da noite fluíram para sua consciência. Algo parecia diferente. A resistência que ela sentira ao caminho à frente havia desaparecido. Em vez disso, ela sentia paz e esperança e uma sensação de beleza e luz interior. Agora conhecia a incrível jornada espiritual e prática que tinha pela frente, e uma profunda satisfação percorria seu corpo.

Quando Eva se sentou e sentiu a umidade do suor noturno, sabia que seu corpo estava mudando de forma e que ainda havia aspectos de si mesma a serem liberados, a serem aceitos e amados, antes de se tornar uma Alma Mãe.

Mas ela não sentia mais a confusão da Ruptura e, em seu coração, percebeu os primeiros raios de luz da alma brilhando. Quaisquer que fossem os desafios que tinha pela frente, sabia que ela mudaria, sabia que se manteria leve e sabia que ficaria bem.

Sorrindo, desligou o alarme e, tomando uma decisão confirmada com um leve aceno de cabeça, aconchegou-se de novo sob as cobertas para sonhar um pouco mais.

Três vezes contar, três vezes aprender, três vezes para ser verdadeiro.
Um passo por jornada, dois passos por caminho, três passos por dança.

Uma vez detém a experiência, duas vezes detém o aprendizado,
três vezes detém a sabedoria.

Leia essa história três vezes:
uma para se divertir,
outra para reproduzir as cenas em detalhes e viver a experiência,
e uma terceira para captar a sabedoria mais profunda compartilhada.

O Caminho da Feiticeira para a Crone

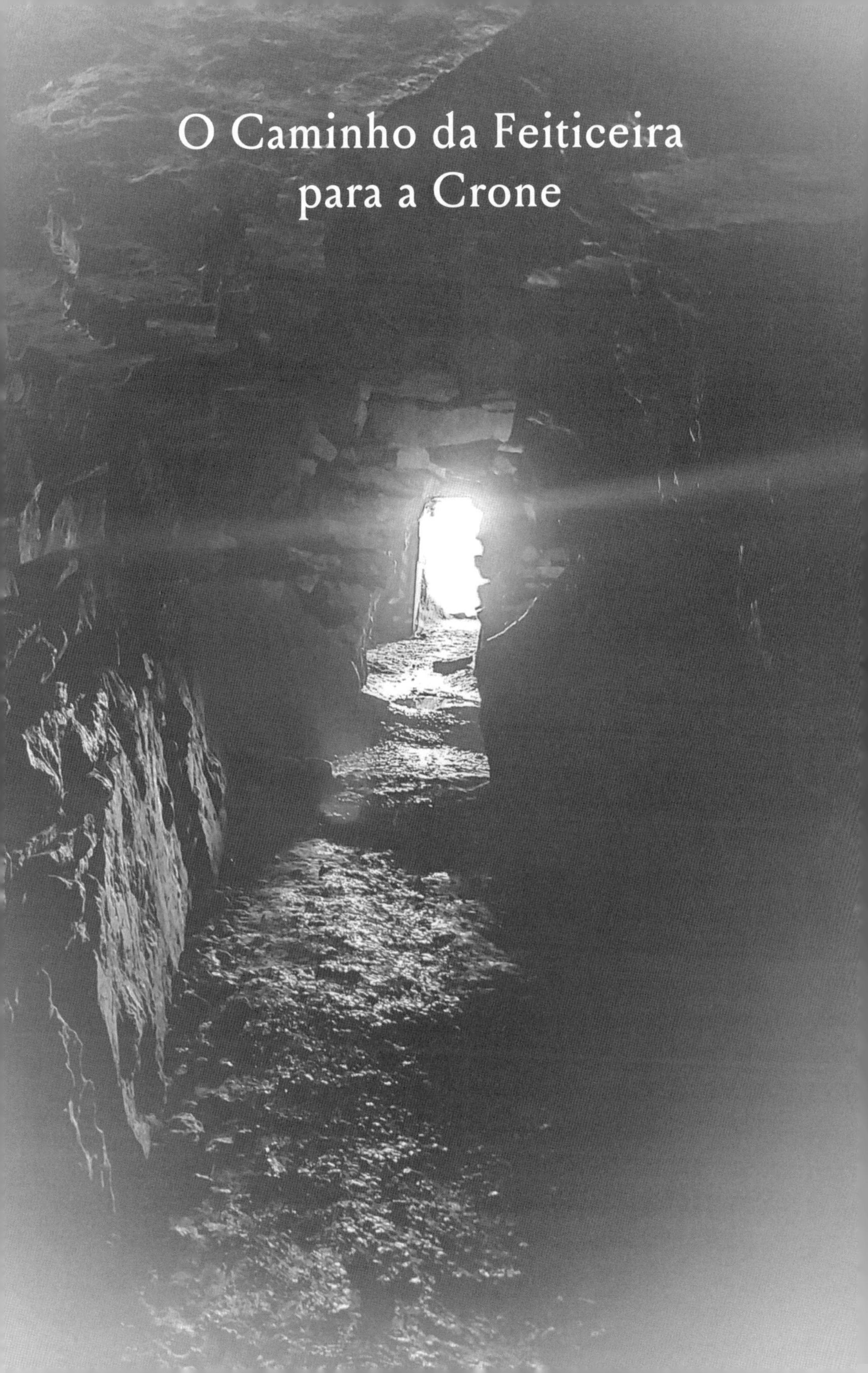

CAPÍTULO 4: O CAMINHO DO LABIRINTO

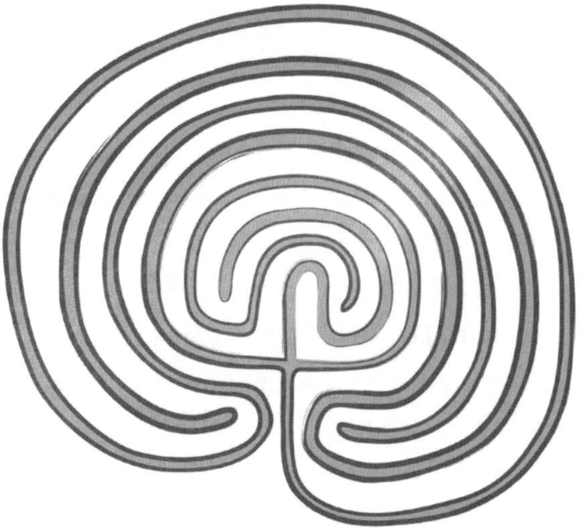

O propósito de nosso caminho da menopausa
é profundamente espiritual e assombrosamente inspirador.

Meditação: O Primeiro Passo

A Feiticeira como Mãe da Colheita nos separa da vida esperada e nos lança no ar para espalhar as velhas cascas secas, de modo que apenas reste o grão vibrante cheio de força vital e novos começos.

Podemos estar relutantes em aceitar o chamado para o Labirinto e podemos temer a escuridão, mas, quando chegar a hora certa de dar o primeiro passo, saberemos, e a Feiticeira nos encontrará e, de forma gentil, removerá nossos velhos padrões com cuidado. Pacientemente, ela deslindará o tecido de nosso ser, retornando às fibras originais de nossos fios.

Feche os olhos e respire fundo.

Traga sua consciência para seu corpo.

Veja, saiba ou sinta que você está em uma paisagem de colheita, com a luz acolhedora do sol acariciando seu rosto. Frutas abundantes pendem dos galhos das árvores, e bagas vermelhas e pretas lustrosas brilham nos arbustos. À luz do sol há contraste, e as sombras mais longas ressoam fundo dentro de você — você sabe que a mudança está chegando.

(Pausa)

À sua frente, está um monte de terra com uma entrada guarnecida de pedras. O lintel é entalhado em um labirinto circular, e degraus baixos a convidam a descer na escuridão.

Há uma forte compulsão para dar o primeiro passo, mas você hesita. Você sabe que, se o fizer, não há como voltar. Pensamentos povoam sua mente, negando que agora é a hora de iniciar seu caminho no Labirinto. Seu ego grita — "Sou muito jovem" e "Não estou pronta", "Não é disso que preciso" e "Não quero mudar".

(Pausa)

Mas da escuridão você ouve uma voz suave chamando por você.

— Venha — diz. — Confie em mim e eu a envolverei em meu amor. Estou aqui, aguardando para recebê-la.

O amor flui ao seu redor, e a escuridão parece fazer parte de quem você é.

Em seus ossos e em seu ventre, e em seu coração e em sua alma, você sabe que está pronta para trilhar esse caminho.

(Pausa)

Você dá o primeiro passo.

Ao entrar na escuridão, a voz mais uma vez a convoca:

— Deixe para trás o que está prendendo você, o que a está restringindo ou escondendo.

A cada passo que dá, você se desfaz de uma peça de roupa e a deixa cair no chão. No início, a luz do mundo exterior mostra-lhe o caminho e a ajuda a se despir. Mas, à medida que você penetra cada vez mais fundo, perde a luminosidade e agora você deve sentir o que está pronto para ser liberado e como liberá-lo.

Você não precisa explorar ou conhecer o padrão que a roupa representa — só precisa saber que é hora de se desapegar.

Vá no seu tempo. Não há pressa.

Algumas roupas podem ser difíceis de remover, então, concentre-se nas pequenas coisas, como abrir um único botão ou fecho. Respire fundo enquanto faz isso e expire para dar o seu padrão à escuridão.

(Pausa)

As roupas e padrões que caem nos degraus de pedra conforme você desce são oferendas de amor à Feiticeira.

Sinta, ou saiba, que a Feiticeira recolhe essas roupas, envolvendo-as nos braços e virando-se de costas para que não possam ser devolvidas a você.

Seu único desejo é vê-la descoberta, suas correntes quebradas, suas defesas dissolvidas e ajudá-la a se aprofundar na escuridão.

Continue descendo e libertando-se. Sinta-se confortável na escuridão e em sua crescente nudez.

(Pausa)

Aos poucos, a luz começa a aparecer à sua frente e você entra no centro do monte. A Feiticeira ajoelha-se diante de um grande caldeirão de bronze, e seus cabelos grisalhos e pele são iluminados pela suave luz de velas. No caldeirão, ela lava as roupas que você ofereceu à escuridão.

Ela a encara com olhos escuros e diz:

— Eu sou o Lavadora de Almas e lavo as roupas que são os sinais das batalhas que você travou, das defesas que construiu e da proteção que usou.

— Eu a libero, para que você possa ser livre.

Seus olhos se enchem de lágrimas e seu coração se condói para lavar a dor e as restrições de seu passado.

(Pausa)

Você se ajoelha devagar diante do caldeirão, sabendo que é seu útero. A Lavadora de Almas indica que você deve ajudá-la e, reproduzindo sua gentileza e graciosidade amorosa, você lava cada item na água. E conforme o faz, as peças se dissolvem lentamente até que a água fique límpida.

(Pausa)

A Lavadora de Almas diz de modo gentil:

— Reconheça que seu corpo, sua mente e seu ser estão mudando e que você não pode voltar.

A emoção preenche você, e lágrimas caem de seus olhos.

— Não lamente o que você acha que perdeu — ela diz enquanto coloca um braço reconfortante à sua volta.

— Minha filha, você não se perdeu e não perdeu nada. Não há nada do que se arrepender e nada que precise de perdão. Você está simplesmente se tornando você mesma e retornando à totalidade.

— Você é abençoada neste momento com amor, pureza e graça. Apenas honre esta bênção.

(Pausa)

Quando você se sentir centrada, respire fundo e sussurre em voz alta:

— Eu honro a mulher que fui.

Sinta respeito e gratidão em seu coração por ela.

— Eu anseio com esperança e expectativa pela mulher que me tornarei.

— Eu sei que sou uma mulher da Terra e da Lua, e da luz e da escuridão.

O amor da Lavadora de Almas flui à sua volta e dentro de você, confortando-a e fortalecendo-a.

À medida que você inspira, a sensação de paz aumenta e, à medida que expira, a aceitação do caminho à frente flui por você.

(Pausa)

Você sabe, nas profundezas de seu interior, que seu caminho como mulher percorrendo os passos da menopausa no Labirinto já se iniciou.

(Pausa)

Traga sua consciência para seu corpo e para a Terra abaixo de você. Diga em voz alta:

— Mãe Terra, por favor, ancore minhas novas mudanças e novos começos, e deixe minhas velhas energias fluírem até você para serem transformadas.

(Pausa)

Leve as mãos ao coração e sinta gratidão pela presença e pelo amor da Divindade Feminina.

Sorria para a Divindade Feminina dentro de você.

Sorria para a Divindade Feminina no mundo ao seu redor.

Respire profundamente.

Abra os seus olhos.

Usando essa meditação

Se achar que é muito difícil ou muito vulnerável visualizar estar completamente nua na escuridão, apenas repita a meditação. Cada vez que você se tornar mais capaz de se livrar das roupas, começará a se sentir mais confortável na escuridão. No fim, você ficará confiante e nua no centro do Labirinto.

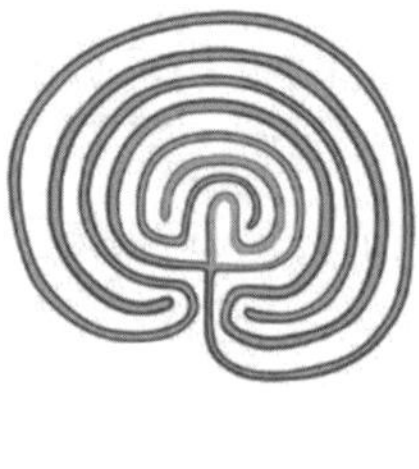

Essa meditação também pode ser realizada como uma cerimônia de reconhecimento do caminho do Labirinto. Em uma cerimônia, a nudez física não é obrigatória.

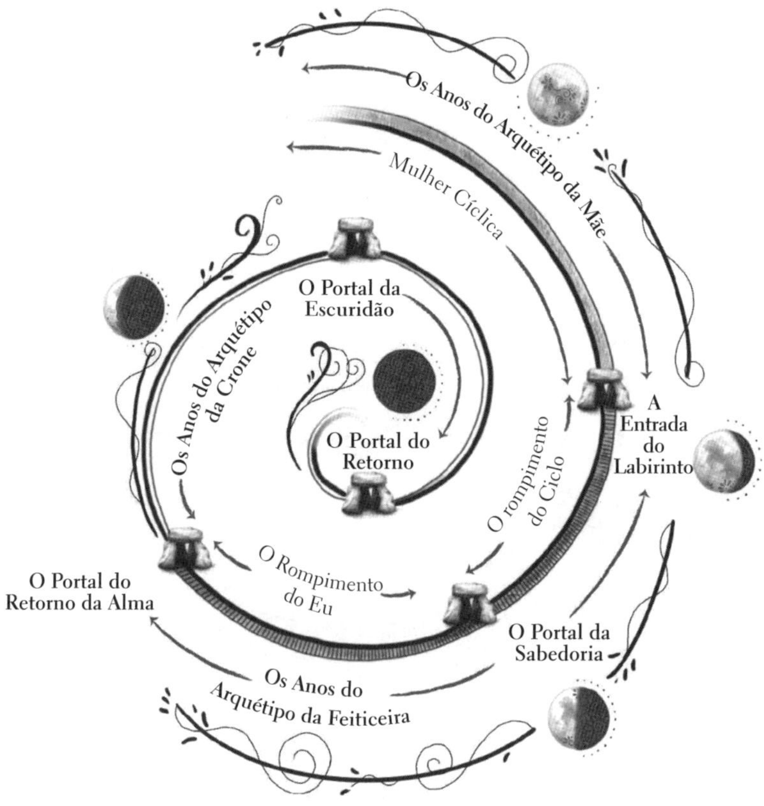

Figura 9: As fases da Lua e o Labirinto

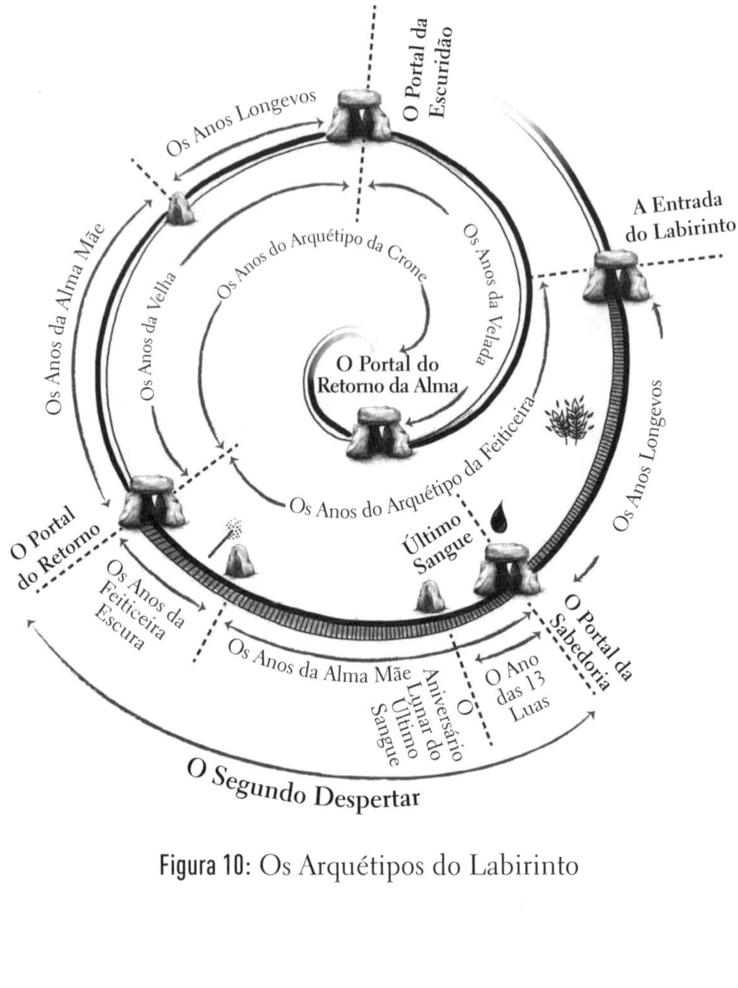

Figura 10: Os Arquétipos do Labirinto

O Sonho de Eva

Então,
mudamos.

Na história de sabedoria de *O Segundo Despertar*, acompanhamos Eva pelos diferentes domínios da Feiticeira, passando pelos portais que ficam no caminho do Labirinto e seguindo os sinais até o reino da Crone.

No início da história, Eva observou mulheres na perimenopausa reconhecerem seu primeiro passo no Labirinto durante a cerimônia da Mãe da Colheita, que é o primeiro aspecto da Feiticeira. Juntas, Eva e sua Guia testemunharam a cerimônia do último sangue — o sangue da Sabedoria —, em que se homenageou a liberação dos Quatro Arquétipos Femininos da expressão cíclica e o início do segundo aspecto da Feiticeira — a Metamorfa.

A jornada de Eva, então, a levou mais fundo no mistério do feminino, desde a Feiticeira Escura — o terceiro aspecto — até o Retorno, e para os domínios da Crone, em que ela conheceu a Velada, a Crone completa. Na história, Eva percorre o caminho da menopausa, descendo do mundo exterior familiar de seus anos da Mãe, passando pelos anos da Feiticeira, para conhecer quem ela se tornará em seus anos da Crone — uma Alma Mãe irradiando luz para o mundo.

A sabedoria de *O Segundo Despertar* não é antiga nem nova porque sempre esteve no mundo, em torno das mulheres e dentro delas. É uma tradição tão "velha" como o Universo, mas também "nova" porque a interpretamos pela primeira vez do ponto de vista do conhecimento e da sociedade modernos.

O objetivo da história de Eva é tecer dentro de nós uma experiência pessoal da totalidade da jornada que temos pela frente, a fim de que possamos conhecer nosso caminho e nosso destino. Então, quando chegar a hora de percorrermos o caminho do Labirinto, poderemos fazê-lo com um mapa, bem como com confiança, equilíbrio, propósito, entusiasmo e admiração.

Nossa jornada pelo Labirinto

Os passos

Para muitas de nós, a jornada do Labirinto começa quando temos 40, 50 anos. Com suavidade, como as pequenas ondulações na praia que sugerem que a maré mudou, a ligeira irregularidade dos ciclos anuncia a perimenopausa. Mas o nível do mar continua elevado e, embora essa mudança não nos afete muito, é o arauto do que está por vir e do caminho que vamos trilhar. Os anos cíclicos do Arquétipo da Mãe estão terminando e o mar está começando a recuar. Entramos no Labirinto e sentimos a energia do primeiro crescente de escuridão sobre a face da Lua cheia.

Muitas de nós podemos estar férteis quando damos o primeiro passo no caminho do Labirinto, mas o corpo ouviu o chamado da Crone, e a Feiticeira sai das sombras para nos saudar. Não há como voltar, porque somos chamadas do fundo de nosso ser para realizar essa jornada, e a Feiticeira Universal vai agora influenciar nossa vida durante muitos anos vindouros. No início dessa nova etapa da vida, ela nos pede que lembremos que já vivenciamos suas energias e que usemos o que observamos para nos ajudar a compreender e acolher as novas mudanças. Ela nos pede que prestemos atenção ao corpo e aos sentimentos, que procuremos os sinais ao longo do caminho que não só nos mostrem o quanto percorremos e a direção a seguir, mas também que nos ajudem a reconhecer quando a paisagem por onde caminhamos tenha mudado.

Nos anos seguintes, as caóticas energias de mudança da Feiticeira Universal nos influenciarão em todos os níveis. Nas mudanças extremas, experimentaremos a mesma diminuição nas energias físicas e nos hormônios que na fase pré-menstrual, e incorporaremos as energias transformadoras do outono e a escuridão crescente da Lua minguante.

A Feiticeira começará a quebrar nossa natureza cíclica, liberando os Arquétipos de seus padrões repetitivos, e ela desvendará nosso senso de identidade e também a influência dos anos da Mãe. À medida que o tempo entre as menstruações aumentar, saberemos que estamos nos aproximando do sangue da Sabedoria e que a natureza cíclica está acabando.

Essa "ruptura" da natureza cíclica e a libertação dos Arquétipos é um presente especial e sagrado que nos capacita a despertar para o eu anímico.

Nossos anos da Metamorfa

O sangue da Sabedoria — o último sangramento menstrual — é a "menopausa", o momento em que os ciclos deixam de fazer parte de nossa vida.

Depois da Sabedoria, entramos nos anos da Metamorfa e percorremos nosso Ano da Sabedoria — um ano lunar de treze Luas após o último sangue. Isso reflete o termo médico que define atingir a menopausa como doze meses (um ano solar) sem menstruação. Ou estamos antes da menopausa — "perimenopausa" — ou estamos depois da menopausa — "pós-menopausa".

A maioria das mulheres não sabe que teve seu último sangramento antes do aniversário de um ano, mas seus corpos e Arquétipos sabem.

O caminho do Labirinto nem sempre é definido pelo corpo físico — embora este possa ser o indicador externo das mudanças de energia internas. As mulheres que vivenciam uma "menopausa precoce" ainda podem permanecer energeticamente nos anos da Mãe, com foco no mundo exterior, até a meia-idade, quando a Feiticeira as toma pelas mãos e as ajuda a seguir o chamado espiritual da escuridão em uma energética e perceptiva jornada da menopausa.

Nossa Sabedoria é o marco intermediário no centro dos anos da Feiticeira. Tal como a meia-Lua, estamos igualmente na luz e na escuridão, igualmente no foco no mundo interior da intuição e do espírito e no mundo exterior dos desejos, necessidades e objetivos. Nos degraus do Labirinto, situamo-nos em luz e escuridão parciais, olhando para cima, para a plena luz do dia acima de nós e para baixo, para a total escuridão abaixo de nós.

E, então, descemos os passos para os anos da Metamorfa e iniciamos a segunda adolescência, o segundo "crescimento" e o Segundo Despertar. Viajamos pelos mesmos processos complexos que vivemos na primeira adolescência — só que, dessa vez, em lugar de criarmos uma identidade individual, estamos desvendando a identidade que criamos. Nossa vida não acabou, mas em vez disso a Feiticeira Universal nos prende em sua magia mais poderosa e desafiadora. As energias dos Quatro Arquétipos Femininos surgem dentro de nós sempre que desejam, não mais confinadas à ordem do ciclo e não mais ancoradas no corpo físico, criando mulheres de magia fluida. As mudanças físicas, mentais, emocionais e espirituais aumentam e, como uma tempestade crescente, tornam-se mais impactantes. No entanto, pequenos momentos de equilíbrio interior e plenitude começam a cair como gotas de chuva em nossa vida e se acumulam em tempos de centralização e totalidade.

Conforme nos aproximamos do Retorno, entramos nos anos da Feiticeira Escura — muitas vezes, vividos cerca de dez anos depois de nossa Sabedoria —, e o despertar final de aspectos dos Arquétipos pode irromper na vida com tal intensidade que, mesmo com conhecimento prévio deles, torna-se difícil navegar pela natureza mutável do que sentimos e vivenciamos. Na insegurança dessas mudanças impactantes à medida que os aspectos finais dos Arquétipos são processados, equilibrados e fundidos, podemos incorporar a Feiticeira Escura de língua afiada e a superestressada Harrigan.

O Retorno

Em determinado momento, a perturbação se ameniza e alcançamos O Retorno. Nosso estágio de vida muda, e o que precisávamos ou queríamos nos anos da Feiticeira não se ajusta mais a quem somos agora. Sabemos em um nível profundo que não somos mais quem éramos.

Se reconhecermos essa mudança e abandonarmos o que criamos e alcançamos nas energias selvagens da Feiticeira, poderemos sentir uma calma e uma totalidade gentil espalhando-se através de nós, e saberemos que retornamos para casa, para nós mesmas. As emoções e necessidades do mundo exterior já não nos atingem como um furacão, mas, em vez disso, podemos nos desapegar e deixá-las nos engolfar enquanto permanecemos calmas no centro da tempestade.

No Retorno, entramos nos anos da Alma Mãe — o primeiro estágio dos anos da Crone, em que a vida e o ser são influenciados em todos os níveis pela Crone Universal. Temos um novo papel e um novo propósito — que está alinhado com nossa alma. Agora mantemos mais escuridão do que luz e temos mais foco no mundo interior e no espírito do que nos desejos do ego do mundo cotidiano.

Não há idade específica para O Retorno, é individual para cada uma de nós. Recebemos O Retorno como um presente e não precisamos fazer nada para sermos dignas dele ou para que isso aconteça — exceto aceitar e recebê-lo. Para muitas de nós, O Retorno pode ocorrer cerca de dez anos após a nossa Sabedoria, quando deixamos de ser mulheres "pós-menopausa" para mulheres "menotelos" — em que *meno* vem da palavra grega para Lua e *telos* significa propósito ou meta. Esse termo reflete a conclusão derradeira da nossa natureza cíclica — reunir as experiências e energias cíclicas em unidade para criar mulheres empoderadas, centradas, espirituais e sábias.

Menotelos é um título novo e moderno para descrever mulheres que tiveram seu último sangue há dez, vinte ou trinta anos, o que não as define pela falta de ciclo nem como velhas ("geriátricas"). A fertilidade é uma grande parte de nossa vida, mas não é a totalidade de seu propósito — afinal, a Natureza tem uma razão para nos conceder a vida após a nossa Sabedoria; dessa forma, não devemos ser definidas pelo fim da nossa fertilidade cíclica ou pela percepção negativa de envelhecer.

Depois do Retorno ainda estamos mudando, porém, a menos que experimentemos situações dramáticas de saúde ou de vida, as mudanças são tão lentas que podemos sentir que alcançamos um porto calmo e estável após as tempestades da Feiticeira. Nessa fase da vida, sob a influência da Crone, incorporamos a consciência espiritual da fase menstrual e a paz do retraimento do inverno. Se tivermos vida longa, então caminharemos mais fundo na escuridão da Crone e passaremos por seus diferentes estágios de expressão até nos tornarmos uma Velada — uma mulher que não é deste mundo, mas de magia e espírito.

Uma mulher moderna na casa dos cinquenta olha para a imagem tradicional da Crone nas histórias folclóricas e diz: "Essa não sou eu!".

Sabemos *por instinto* que ainda somos demasiado jovens e dinâmicas para sermos esse Arquétipo. Antes de podermos nos tornar a Crone sagrada, temos que percorrer os anos dinâmicos da Feiticeira, em que expressaremos suas energias como mulheres mágicas, fluidas, experientes, irrestritas e sensuais. Estaremos além da idade fértil, mas seremos fortalecidas pelas energias femininas.

Não podemos nos tornar a Crone sábia e transcendente sem primeiro passar pela escuridão dinâmica. Não podemos nos sentar no coração do Labirinto sem primeiro descer os degraus. Então, quando finalmente nos tornarmos Almas Mães, olharemos para trás, para os degraus do Labirinto, e veremos a longa jornada de mudança que percorremos, e olharemos para dentro de nós mesmas e veremos o incrível poder de nosso futuro como uma Crone. A escuridão não conterá mais nenhum medo, apenas o amor, e é por meio desse amor que traremos a Mãe Escura ao mundo.

O propósito dos anos da Feiticeira de perimenopausa e início da pós-menopausa

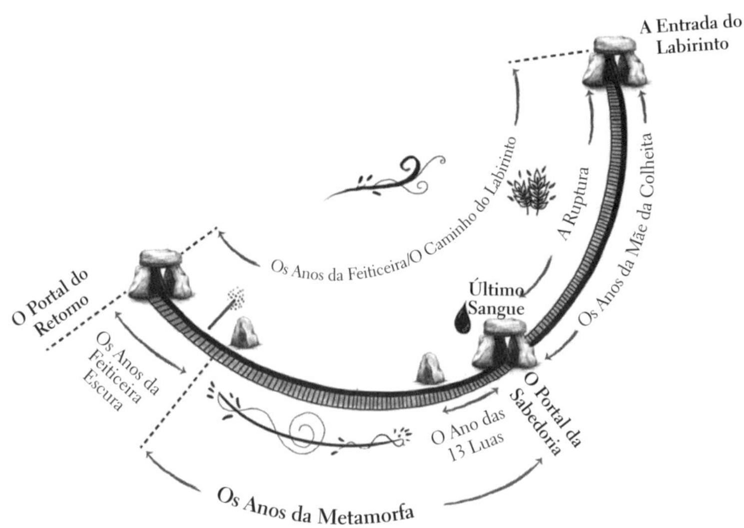

Figura 11: Perimenopausa até a fase inicial da pós-menopausa

O propósito da perimenopausa e da pós-menopausa é profundamente espiritual e inspirador — *é para que todos os aspectos dos Quatro Arquétipos Femininos de nosso ser e consciência cíclicos se fundam num único sentido de unidade, bem como para que o sentido do mundo exterior do eu que foi criado e experimentado nos anos da Mãe seja liberado proporcionando nossa expansão para uma consciência de alma enquanto ainda vivemos no mundo cotidiano.*

A ruptura do ciclo nos anos da Mãe da Colheita da perimenopausa começa a liberar os Arquétipos de seus tempos designados de expressão e nos permite maior acesso a eles. Nossos Arquétipos estão livres das restrições do padrão usual das fases com intuito de podermos incorporar e expressar seus aspectos por longos períodos ou em diferentes combinações.

Nos anos da Metamorfa pós-menopausa, passamos a experimentar, manifestar e fundir aspectos mais profundos dos Arquétipos em uma identificação mais rica do "eu" que é completa em todos os aspectos de nossas energias femininas.

Imagine brilhar, emanar a bela luz de um arco-íris por um prisma de vidro. Os diferentes raios coloridos se combinam para criar um único feixe de luz branca pura. A jornada pelos anos da Feiticeira é um prisma energético, e as "cores" são energias arquetípicas e níveis de percepção. Por meio do prisma da Feiticeira, eles se fundem em um único feixe de luz que combina todas as suas energias em uma expressão nova e vibrante do eu.

Mas, para criar luz branca pura a partir de um arco-íris, é necessário que todos os raios coloridos estejam totalmente presentes, claros e equilibrados. Da mesma maneira, para fundir as energias de nossos Arquétipos possibilitando que nos transformemos no próximo estágio da vida feminina, esses Arquétipos precisam estar completamente presentes dentro de nós, com todos os aspectos reconhecidos e expressos, e todos equilibrados a fim de que nenhum seja dominante.

Esse processo de despertar e fusão acontece de maneira automática sem qualquer decisão consciente que tomemos e começa nos anos da Mãe da Colheita, intensificando-se nos anos da Metamorfa, destilando nos anos da Feiticeira Escura e atingindo o zênite com O Retorno — em que todas as cores por fim se fundiram na luz branca e entramos em um completo senso de Eu.

Infelizmente, estamos em um mundo que não nos apoia a termos vidas cíclicas, por isso muitas mulheres sentem a necessidade de ignorar, desligar ou bloquear aspectos de seus Arquétipos para sobreviver. Isso significa que, no passado, muitos aspectos nunca tiveram a oportunidade de estarem despertos e fazerem parte de nós mesmas.

À medida que avançamos em direção ao sangue de Sabedoria, nossa necessidade de transformação é forte e poderosa, e é um desejo profundamente instintivo. Os Arquétipos têm o imperativo de serem liberados e de se tornarem parte de nós — quer queiramos ou não — e assim eles aparecem com intensidade crescente.

Se não tivermos o conhecimento e a compreensão cruciais sobre tais Arquétipos ou sobre o propósito desse estágio mágico da vida, poderemos nos sentir sobrecarregadas à medida que nosso mundo cíclico desmorona ao redor e tudo que pensávamos saber sobre nós mesmas começa a se quebrar e se dissolver. Poderemos ficar na escuridão com os fragmentos quebrados das expectativas que nos circundam e com uma aguda sensação de perda. De repente, vamos nos deparar com a escuridão do Labirinto e não poderemos mais ignorá-la.

Nos anos cíclicos, podemos ter lutado muito contra os Arquétipos para interagir com o mundo como a mesma pessoa durante todo o mês. Podemos ter ignorado e restringido os Arquétipos de que não gostávamos, que sentíamos que nos impediam de alcançar o que queríamos e que nos assustavam. O mundo moderno nos deu, na melhor das hipóteses, uma visão limitada das energias femininas, mas agora não podemos mais ignorar nossos Arquétipos, ou nos esconder deles, ou mesmo aprisioná-los em expectativas. Em lugar disso, eles se postam orgulhosamente diante de nós, exigindo atenção.

Independentemente do que sintamos nos anos da menopausa, os Arquétipos não aparecem dentro de nós para perturbar nossa vida ou para nos destruir, e sim surgem com amor para nos ajudar a descobrir o que perdemos e a despertar nosso eu mais profundo e amplo. Porém, são fortes e incontroláveis e, sob sua influência, podemos destruir nossa antiga vida ao tentar satisfazer a necessidade compulsiva de expressão que possuem.

Nos anos da Feiticeira da menopausa, algumas mulheres deixam o emprego para aprender novas habilidades e ampliar seus conhecimentos, talvez porque não tiveram oportunidades em seus anos cíclicos de expressar os dons intelectuais do Arquétipo da Donzela. Outras mulheres podem abandonar seus parceiros de vida por relacionamentos mais jovens, talvez porque não tenham conseguido expressar livremente as energias sexuais do Arquétipo da Feiticeira em seu ciclo. Mulheres com carreiras poderosas e bem-sucedidas podem repentinamente abandonar o ramo em que estão e viajar pelo mundo para "se encontrarem", porque nunca exploraram completamente a espiritualidade profunda dos tempos de Crone. Além disso, mulheres cuja sobrevivência familiar tem dependido de longas horas de trabalho e múltiplos empregos podem desistir de tudo para se tornarem avós em tempo integral, porque nunca tiveram a oportunidade de explorar verdadeiramente as profundezas do Arquétipo da Mãe com seus próprios filhos.

Nos anos cíclicos, é possível que resistamos aos Arquétipos, selecionando apenas os aspectos que pensamos que nos ajudarão a atingir nossos objetivos e os desejos da sociedade, e todos os outros elementos que podemos empurrar para dentro de nós mesmas. Mas nos anos como Feiticeira, os Arquétipos são agora *mais fortes do que nossa força de vontade* porque estamos na magia da vida transformacional, e a isso não conseguimos resistir.

Se tivermos tido a oportunidade de aprender a respeito dos Arquétipos nos anos cíclicos, nosso processo transformacional pode parecer menos caótico, e sabemos que, embora não sejamos capazes de controlá-lo, é possível fluir com ele. Se nos ciclos menstruais anteriores criamos formas de expressar as energias de nosso Arquétipo e de satisfazer as necessidades em cada fase, já teremos algumas das ferramentas práticas fundamentais para atravessar os anos da menopausa da Feiticeira.

No entanto, se não aprendemos sobre nossos Arquétipos nos anos cíclicos, nem tudo está perdido! Temos agora a incrível oportunidade de conhecê-los durante os anos da Feiticeira, de descobrir seus dons e de explorar maneiras de apoiar seu desejo de expressão que se encaixem na vida cotidiana.

Cada etapa do caminho do Labirinto nos apresenta a oportunidade de conhecer melhor os Arquétipos. Os anos da Mãe da Colheita, com fases de ciclo que duram semanas e meses, capacitam-nos a mergulhar mais profundamente nas energias de um Arquétipo, assim temos tempo para abraçá-lo e fazer as mudanças de que realmente precisamos, em vez daquelas que pensamos que precisamos. E há tantas situações de vida diferentes que nos permitem incorporar um aspecto do Arquétipo que aprendemos quem somos através de *múltiplos contrastes*.

Nos anos da Metamorfa, após o último sangue, os Arquétipos se tornaram uma parte ainda mais importante de nossa vida, surgindo através de nós sem qualquer ordem ou estrutura. Tornamo-nos fluidas em quem somos e na forma como sentimos e pensamos — e isso pode criar frustração e confusão se tentarmos definir-nos por cada Arquétipo e não pelo fluxo. Como os Arquétipos não estão mais enraizados no corpo, eles podem aparecer a qualquer momento, em qualquer ordem, durante horas ou anos, e isso nos dá contrastes e oportunidades imensamente valiosos para experimentar o equilíbrio, que funde cada Arquétipo em nosso senso de identidade.

Cada situação torna-se uma abertura para crescermos, uma oportunidade para experimentar a expressão e a criatividade bem como para acolher um novo aspecto das energias femininas. Como Metamorfas, é necessário prestar muita atenção às energias, aos sentimentos e aos pensamentos e habilidades a fim de identificarmos o Arquétipo que incorporamos e gerenciarmos sua expressão no mundo de maneira equilibrada e afirmativa.

Então, nos anos da Feiticeira Escura, nosso senso de identidade gradualmente se afasta da mente, com seus pensamentos limitados, em direção a uma consciência mais profunda e ao coração. Existe uma força de identidade que reside no coração, independentemente do que esteja acontecendo, em razão da certeza que vem de um coração cheio com a alma. Por fim, começamos a sentir que somos uma expressão única de nossa alma — a luz branca formada a partir do arco-íris.

Essa é a autorrealização do Retorno e o início da fase de vida do *menotelos*. Nós somos as Mulheres Completas que passaram pelas mudanças da Feiticeira para os domínios da Crone e que permanecem em seus anos da Alma Mãe.

Do ponto de vista da Alma Mãe, sorrimos para as mulheres mais jovens à medida que correm pela vida com planos e objetivos, e as abraçamos com amor. Vemos a compreensão limitada e os erros e estamos lá para ajudar. Mantemos a comunidade no coração, apoiamos as gerações mais jovens nos braços e preservamos a posição sagrada de sermos a ponte entre o mundo interior e o mundo exterior. Oferecemos com prazer a sabedoria que vem de estar fora do mundo cotidiano e de uma riqueza de experiência de vida, e esse apoio pode ou não ser bem-vindo — porque os jovens veem o mundo, mas as Almas Mães veem o universo.

Orientação para o caminho a seguir

Como já vimos, o Universo consiste em ciclos dentro de ciclos, e, ao observá-los no mundo que nos rodeia — bem como dentro de nossos próprios corpos —, temos a orientação para o caminho do Labirinto.

Se explorarmos mais profundamente as energias da Feiticeira enquanto ela dança dentro desses ciclos, poderemos descobrir a sabedoria para nos ajudar a compreender nossa jornada e quem somos, aprender como criar bem-estar e equilíbrio e saber como dançar incríveis poderes criativos. A Terra sob nossos pés nos mostra por meio das estações a beleza sensorial da mudança e a frutificação que nos agraciará nos anos da Feiticeira, a face escura da Lua nos ensina sobre percepção alterada e como recebê-la, e a fase pré-menstrual nos prepara para experiências pessoais futuras.

A Dança da Feiticeira da Terra

Quando pensamos na deusa Feiticeira, com suas energias de escuridão dinâmica, magia selvagem, caos e mudanças dramáticas, em geral não pensamos nela como uma mãe amorosa. Mas ela é a Mãe da Colheita, a deusa da abundância através da fruição e da conclusão. Ela detém o processo de término e de liberação repentina e impactante, e tudo o que ela traz para a vida e o senso de identidade, ela faz com amor de mãe.

No equinócio de outono, quando a mudança na duração do dia se torna mais rápida e a escuridão crescente se torna mais óbvia, a Feiticeira transforma sua dança de Mãe da Colheita para Metamorfa. A Feiticeira do Outono é imprevisível e mutável. Tal como as tempestades que atingem a paisagem, não podemos prever quem ela será ou o efeito que terá, mas cada forma que ela assume lembra-nos o caminho que nos levará às nossas raízes. É por meio de sua expressão dinâmica no mundo e seu impacto que a Feiticeira descobre quem ela é em qualquer paisagem, e, por meio de sua dança dentro de nós, descobrimos e redescobrimos aspectos de nosso eu em relação a ela.

A Feiticeira dança seu amor, empunhando sua foice brilhante para cortar o velho, colher os frutos, limpar, purificar e abrir espaço para a escuridão que está por vir. E, então, finalmente, sua dança suaviza o tamborilar de seus pés na terra para um ritmo mais lento, e a Crone do Inverno entra no mundo para fixar residência na Terra.

Em cada outono, há um aprendizado, algo a ser observado e aplicado à compreensão de nossa própria jornada de Mãe da Colheita e Metamorfa.

A Feiticeira do Outono e a fecundidade da menopausa

Sabedoria da menopausa: realização, colheita, celebração, finais, começos, apoio, limpeza, adaptação, flexibilidade e retorno às raízes.

Quando olhamos para a paisagem do outono, vemos que a Feiticeira nos oferece a frutificação, o corte e o abandono do velho e inflexível, e o regresso às raízes e fundamentos. Ela nos mostra que, assim como a Terra, precisamos nos render e ser mais flexíveis e adaptáveis para que possamos fluir com o clima imprevisível e nos movermos com uma consciência mais sensorial da vida. A Terra não combate as mudanças da Feiticeira — em vez disso, move-se em harmonia com ela e expressa-se em relação às suas mudanças.

Para muitas de nós, a primeira abordagem em relação aos anos da perimenopausa é lutar contra o caminho do Labirinto, e este conflito pode advir de um profundo medo da perda. No entanto, quando olhamos para a Terra no início do outono, não vemos perda, mas sim satisfação, fruição e abundância, além de contentamento e alegria.

Os filhotes dos primeiros meses da primavera tornaram-se adultos independentes e as flores do verão foram fertilizadas, e agora os grãos e frutos amadurecem e caem na Terra. As folhas das árvores mantêm o verde profundo e maduro da sustentabilidade e esperam para anunciar a escuridão com a explosão de cores brilhantes do outono. Há algo profundamente satisfatório na Terra. A vida está se divertindo, celebrando o que alcançou e o que se tornou em resposta às suas experiências e desafios. Há tanta alegria, realização e plenitude na Terra que não há espaço para olhar para trás pensando em perdas.

Os anos da Feiticeira correspondem à colheita pessoal — temos consciência de como nos expandimos em muitas direções diferentes, do que existe no mundo por nossa causa e de como as pessoas foram tocadas pelo nosso ser. Os anos da Feiticeira significam a celebração e trazem a satisfação de receber um prêmio por um trabalho bem executado.

Como receber uma recompensa não nos impede de fazer mais ou de seguir em frente — na verdade, muitas vezes nos motiva a fazer mais —, os anos da Feiticeira não são um fim, mas sim um momento para nos sentirmos bem com as coisas positivas que fizemos e as coisas que amamos na vida, e esperamos fazer mais. Não é uma aposentadoria — é uma promoção! E a Feiticeira espera que rompamos o "teto de vidro", que sigamos em novas direções, que criemos um mundo melhor e que construamos a satisfação que advém da colheita pessoal.

O equinócio de outono interior chega com nosso sangue de Sabedoria e, muitas vezes, traz uma sensação de alívio e calma. Na ocupada vida moderna, ficamos tão acostumadas à energia dinâmica, fazendo-nos sentir vivas e dignas, que esse momento de equilíbrio pode parecer um ponto baixo. É, no entanto, um momento sagrado para parar, olhar em volta e desfrutar da nossa plenitude com amor e alegria.

Esse momento de equilíbrio, satisfação e honra é o nosso Ano da Sabedoria — o Ano das Treze Luas que leva ao primeiro aniversário do último sangue e ao reconhecido fim da nossa natureza cíclica. Tudo o que alcançamos até agora servirá de apoio na nossa jornada futura — experiência, lembranças e conhecimentos, bem como conquistas e ganhos materiais. Em vez de deixarmos para trás esses aspectos de nossa antiga vida, eles se tornarão o rio em que flutuaremos, que nos dará suporte e nos transportará para o nosso novo destino.

E há um mistério nesse processo outonal de mudança — o momento de equilíbrio entre a duração do dia e da noite só acontece numa altura em que as mudanças na Terra são mais rápidas. Equilíbrio e harmonia estão no cerne da mudança e do movimento caótico — essa é a sabedoria da Feiticeira. Portanto, precisamos ser flexíveis e adaptáveis, além de mudar e nos mover como a Natureza, para que possamos evitar cair e, em vez disso, criar uma sensação de centro e equilíbrio enquanto dançamos ao som de nossa música selvagem.

A Terra também nos ensina a permitir que as tempestades arranquem as folhas e ramos velhos desnecessários ou que estão danificados. Os campos arados mostram-nos que temos de romper a superfície para revelar a terra escondida embaixo. O recolhimento das árvores às suas raízes e dos animais às suas tocas mostra-nos que é hora de nós mesmas voltarmos às *nossas* raízes e de lembrarmos quem somos no âmago.

As névoas que saúdam o disco pálido do sol da manhã nos recordam que não podemos mais ver aquilo que temos como objetivo com clareza e correr despreocupadamente em direção a ele. Esse é um momento de mistério, e a experiência sensorial da viagem é importante.

A Dança da Lua Feiticeira

A escuridão dinâmica da Feiticeira também dança na face da Lua, mostrando-nos como a luz e a escuridão mudam de uma para a outra, como há uma beleza inerente a esse fluxo e como a maneira como a mudança de luz impacta a Terra reflete a nossa própria experiência da Feiticeira.

Onde quer que estejamos no mundo, sob a Lua cheia a Terra é banhada por uma luz suave — e o que normalmente está escondido na escuridão da noite é reconhecível para nós. As coisas que são temidas na escuridão são enfraquecidas à luz da Lua e nos sentimos mais seguras.

O primeiro fino crescente de escuridão da Lua Feiticeira tem pouco impacto na luz da Lua ou na Terra abaixo dela, mas aos poucos, à medida que o crescente escuro aumenta, começamos a notar a mudança na Lua e no escurecimento da noite.

Quando olhamos a Lua minguante, não lamentamos a perda de luz, mas, em vez disso, aceitamos a natureza variável da Lua e ficamos maravilhadas com sua luz mutável e com a beleza de sua forma branca fantasmagórica no azul intenso de um céu vespertino. Vemos suas crateras refletindo a luz ao longo da divisão da face da Lua e, encantadas, testemunhamos o esplendor da Feiticeira.

No início da Lua Feiticeira, podemos navegar com facilidade pela paisagem noturna, porém, conforme a luz diminui e a escuridão invade nossa percepção, as sombras tornam-se monstros e os ruídos tornam-se assustadores. Livre da restrição da visão clara, a mente subconsciente criativa produz ilusões e histórias em torno das coisas que o cérebro diário percebe. Longe das luzes do mundo moderno, a escuridão força as pessoas a entrarem em casa, e o mundo oculto da noite parece "inseguro" porque não estamos habituadas a lembrar o que está à nossa volta e a sentir o caminho com os sentidos e a intuição mais amplos.

Contudo, se reservarmos um tempo para nos movermos lentamente pela escuridão e percebermos intimamente a Terra que nos rodeia, a noite se abrirá em tons de cinza, em sons suaves de localização de eco, em mudanças de aromas e em texturas orientadoras sob nossos pés. A escuridão da Feiticeira obriga-nos a nos mover mais devagar, a usar todos os sentidos para encontrar o caminho e a confiar na intuição quando ela diz: "Não há nada a temer".

As fases da Lua também nos mostram que não podemos parar o processo de mudança, é simplesmente uma expressão inerente à nossa natureza e, tal como a Lua, mantemos tanto a escuridão quanto a luz. Assim como só conseguimos ver a noite iluminada pela fase atual da Lua, nos anos da Feiticeira só conseguimos ver o mundo *a partir da quantidade de luz que nossa percepção está mantendo naquele momento.*

A Lua Feiticeira e nossa mudança de percepção na menopausa

Sabedoria da menopausa: pensamento subconsciente dominante (escuridão), beleza, crescimento, pensamento sensorial e criativo, consciência intensificada, pensamento duplo, equilíbrio, instinto e intuição, oráculo.

A Lua Feiticeira nos ensina que, nos anos sob influência desse arquétipo, somos mulheres de luz (foco no mundo exterior) e escuridão (foco no mundo interior), bem como que percebemos o mundo com a escuridão crescente da mente dominante do subconsciente. É muito triste que esse belo, mágico e fortalecedor dom da percepção seja tantas vezes mal interpretado como um sinal de fracasso e declínio relacionado com a idade, simplesmente em razão da maneira como o intelecto domina a interpretação do mundo pela sociedade.

Imagine se mudássemos a abordagem aos anos da Feiticeira, do preconceito intelectual da sociedade para o "pensamento cíclico" — em que reconhecemos que os Arquétipos e suas percepções e capacidades associadas *são os mesmos tanto para o ciclo menstrual como para o ciclo de vida das mulheres*. Então, perceberíamos que, à medida que percorremos os anos da Feiticeira, as mudanças de percepção não são decorrentes do "envelhecimento" ou de uma falha na habilidade, mas são causadas pela expressão dominante do próximo Arquétipo feminino, a Feiticeira, e sua forma diferente, mais profunda e *mais ampla de consciência.*

Na fase pré-menstrual, não interpretamos o processo de pensamento caótico como sendo causado pelo "envelhecimento", entendemos que pensamos desse modo porque somos pré-menstruais — porque somos pensadoras Feiticeiras com domínio subconsciente. Da perimenopausa até os primeiros anos da pós-menopausa, a mente subconsciente torna-se dominante não porque estamos envelhecendo, mas porque entramos na influência do Arquétipo da Feiticeira.

A mente subconsciente da Feiticeira não é "boa" ou "má", é simplesmente uma das quatro formas de percepção feminina que experimentamos na vida. Um método de percepção não é melhor que outro, mas variam em alcance — sendo o intelecto o mais focado e limitado em capacidade, a mente-alma sendo a mais abrangente e ilimitada.

A mente subconsciente dominante da Feiticeira oferece-nos novas formas de interpretar e processar experiências e informações, bem como novas maneiras de criar lembranças e relembrar conhecimentos. Podemos experimentar uma consciência sensorial intensificada, a capacidade de fazer conexões rápidas e difusas, uma criatividade intensa e uma intuição e imaginação aprimoradas.

Tal como a paisagem cada vez mais escura sob a Lua minguante nos obriga a nos mover mais devagar e a usar *todos os sentidos* e capacidades para encontrar nosso caminho, o domínio decrescente da mente intelectual limitada também nos impulsiona a nos voltarmos para dentro a fim de sermos mais atentas e usarmos todos os recursos dos sentidos como caminhos para perceber, interpretar, armazenar e recuperar informações. Desacelerar nos dá mais tempo para processar uma nova maneira de pensar, para observar e avaliar como nos sentimos, para perceber o mundo ao redor, para "ouvir" a intuição, para ancorar uma experiência como uma memória e para refletir sobre experiências e integrá-las.

À medida que a escuridão da mente subconsciente se torna cada vez mais dominante, a intuição e o instinto tornam-se cada vez mais presentes em nossa vida e, libertando-nos das restrições do pensamento linear e do conceito de "causa e efeito", descobrimos os ricos dons do subconsciente

— de criatividade selvagem, *insights* em cascata, manifestação surpreendente e a alegria da liberdade mental e do despertar da consciência espiritual. Estamos na interface entre o mundo exterior e o mundo interior, detendo o poder de acessar as ideias inspiradas e as verdades canalizadas que estão dentro do subconsciente e de lhes dar forma no mundo físico.

Pouco a pouco, conforme a escuridão cresce, começamos a perceber que podemos dar uma voz do mundo exterior aos dons, à beleza, ao amor e à orientação que existe dentro do subconsciente. Esse é o papel espiritual da Feiticeira, ser a voz da escuridão, nosso mundo interior — e, tal como a Lua, estamos no limite entre dois mundos, mantendo dois poderes e equilibrando ambas as realidades em harmonia à medida que fluem juntas.

Contudo, sem uma compreensão baseada em ciclos que nos ajude a nos ver como pensadoras-Feiticeiras, a perda percebida de clareza intelectual pode gerar profundo medo e incerteza dentro de nós. Imagine se estivéssemos em um bosque escuro e com pouco luar — teríamos mais dificuldade em reconhecer a paisagem e a direção que deveríamos tomar, e a escuridão também poderia esconder perigos, aumentando a ansiedade sobre a segurança e capacidade de administrar o imprevisível.

Nos anos da Feiticeira, a aparente falta de confiança no intelecto brilhante para processar rapidamente o ambiente pode provocar uma resposta de "lutar ou fugir", criando estresse e ansiedade à medida que interpretamos esse ambiente como sendo incontrolável e ameaçador. Se a abordagem que tivermos for apenas processar o mundo através da luz decrescente do intelecto controlador, então estaremos lutando contra a presença crescente da Feiticeira, e não é de admirar que estejamos ansiosas em gerir a vida e o futuro.

Todavia, quando identificamos que somos pensadoras duais, que percebemos tanto através da escuridão quanto da luz, então podemos usar a intuição e o instinto para nos guiar e nos manter seguras. Na escuridão, não estamos indefesas, mas somos fortes porque *somos mulheres de uma escuridão crescente*, e a escuridão é nosso mundo. O propósito central dos anos da Feiticeira é romper com o domínio da luz, o foco externo e o pensamento intelectual, a fim de que possamos expandir a percepção para uma consciência mais profunda da alma.

No Ano das Treze Luas, o ser está equilibrado como a meia-Lua, metade luz e metade escuridão, metade mundo exterior e metade mundo interior. Dessa forma, como a Lua, nosso equilíbrio se inclina para o domínio da escuridão e entramos nos anos da Metamorfa. Agora, não podemos mais nos apegar à luz para definir o senso de identidade, mas, em vez disso, a luz é um xale crescente que colocamos sobre os ombros de nossa escuridão.

A luz do intelecto simplesmente se torna uma ferramenta para expressarmos nossa escuridão no mundo, é a intérprete tentando encontrar palavras para um subconsciente que fala sem palavras. A motivação e as necessidades do mundo exterior começam a se tornar menos importantes à medida que o eu intuitivo e espiritual cresce em expressão. Nunca seremos as mesmas — o eu mais jovem de luz desapareceu, e tal como a Terra sob a Lua reflete a luz decrescente, assim nossa vida exterior também precisa refletir a crescente escuridão dentro de nós.

Por fim, no Retorno, colocamos o fino diadema prateado de uma nova Alma Mãe na testa e entramos na escuridão dominante da Crone. Agora o nome "Crone" nos cabe. Não importa a aparência ou a idade que tenhamos, algo dentro de nós reconhece que uma mudança profunda e significativa aconteceu e que não somos mais quem éramos.

A dança da nossa Feiticeira Interior (fase pré-menstrual)

O Arquétipo da Feiticeira rodopiou pelos nossos corpos e mentes em todas as fases pré-menstruais dos nossos ciclos menstruais, dançando ao ritmo dos seus pés no chão de nosso ser.

A fase pré-menstrual é, quase sempre, a mais desafiadora para muitas de nós porque experimentamos mudanças dramáticas em relação à resistência física, à sensibilidade emocional e aos processos de pensamento — e essas mudanças podem ter um impacto significativo na nossa vida cotidiana.

Muitas de nós notamos um declínio da energia física na fase pré-menstrual, porém essa queda não é uma linha reta e suave; em vez disso, apresenta altos e baixos. No início da fase da Feiticeira, podemos vivenciar longos períodos de altos níveis de energia física e alguns breves momentos de baixa. Contudo, conforme avançamos mais profundamente na fase, as depressões da energia física aumentam e se aprofundam, e os picos de energia e resistência encurtam e diminuem de frequência.

As energias mentais e emocionais fluem em harmonia com as mudanças físicas, de modo que também podemos experimentar ondas de altos e baixos quanto a pensamentos e sentimentos. Muitas vezes, bloqueamos ou anulamos a fase Feiticeira, ignorando ou lutando contra a resistência decrescente, por isso não é surpreendente que o Arquétipo da Feiticeira revide usando todos os métodos disponíveis para nos conscientizar de que estamos fora de alinhamento com os processos naturais. Ela nos força a ver que estamos ignorando importantes necessidades de bem-estar e que nos opomos a quem somos. Em muitos casos, faz isso por meio da dor — simplesmente porque a dor é um grande sinal de néon que não se ignora tão fácil —, indicando para a mente consciente que algo está errado e precisa de atenção imediata.

Na fase Feiticeira, também podemos ser um turbilhão de criatividade altamente impulsiva e de pensamentos e comportamentos compulsivos e caóticos. É provável que nos sintamos mais sensuais e menos inibidas, mais inspiradas e intuitivas, bem como mais assertivas em relação a crenças e pontos de vista. Os padrões subconscientes podem dominar nossa consciência cotidiana, e lembranças não resolvidas, pensamentos e julgamentos negativos, emoções poderosas e crenças profundamente arraigadas serão capazes de impactar a interpretação de situações atuais e as respostas que daremos a elas.

Acrescenta-se que o domínio subconsciente faz-nos sentir altamente sensíveis às energias circundantes — a mente Feiticeira sente de uma maneira que a mente cotidiana simplesmente não tem a estrutura de processamento para reconhecer — e, livres da limitação do pensamento do dia a dia, podemos nos sentir altamente empáticas. Porém, no mundo moderno, com tantas notícias negativas e contato social contínuo, em lugar de essa empatia construir compaixão, tentamos instintivamente nos proteger da sobrecarga da hipersensibilidade, construindo robustas fortificações para nos isolarmos das energias dos outros.

Com frequência, em nossa fase Feiticeira, tentaremos continuar a pensar "normalmente", ou seja, da mesma maneira que em nossas fases Donzela e Mãe, mas isso pode tornar-se cada vez mais desafiador e cansativo. A frustração por sermos menos capazes de acessar facilmente palavras e lembranças, realizar múltiplas tarefas, aprender coisas novas ou trabalhar com lógica e estrutura pode nos levar a atender às expectativas por meio da força de vontade e de estimulantes. O resultado é uma mulher infeliz, ansiosa e frustrada!

No entanto, a imagem comum da mulher pré-menstrual cruel não é a verdadeira imagem do Arquétipo da Feiticeira, mas sim simplesmente a imagem de uma mulher pré-menstrual que está acorrentada, reprimida e ignorada por um ambiente que não valida sua natureza cíclica nem permite que ela viva em harmonia com sua Feiticeira.

A ansiedade e as resistências que ocorrem na fase pré-menstrual sinalizam poderosos mensageiros emocionais de desequilíbrio. Esses sentimentos criam portas para viajarmos aos níveis mais profundos para desvendar as camadas de dor interior e os padrões que criamos durante o mês anterior e ao longo dos anos. O Arquétipo da Feiticeira, vestido com sua magia, nos envia esses sentimentos para nos mostrar o caminho. Se avançarmos em direção a eles com curiosidade e autocompaixão sincera, mesmo que fiquemos congeladas de ansiedade na escuridão, nos transformaremos e nossa vida se expandirá em um caminho de sabedoria.

A fase pré-menstrual não nos ensina a ter medo, mas, em vez disso, nos ensina que *o amor é o oposto do medo* e nos dá o poder de mudar de forma e voar.

Quando abraçamos a fase Feiticeira, desaceleramos deliberadamente a vida cotidiana — adiamos ou delegamos tarefas e reservamos mais tempo de descanso para nosso próprio processamento. Dormimos e sonhamos mais. Reservamos mais tempo para a criatividade e utilizamos os picos de energia como um presente precioso a ser valorizado, em vez de os vermos como um sinal de que não estamos trabalhando com o "desempenho máximo" da maneira que esperamos.

Também abrimos espaço para uma maior consciência e sensibilidade energética, tornando-nos mais espirituais e cautelosas com as energias circundantes que nos impactam. Além disso, guardamos um tempo para expressar as energias selvagens e mutáveis do Arquétipo da Feiticeira e apoiá-la em um mundo que não nos permite ser fiéis ao seu poder.

Se não abraçarmos a fase Feiticeira e priorizarmos a desaceleração, o subconsciente perceberá que mente e corpo cansados são mais vulneráveis — temos menos resistência para lutar ou para fugir do perigo. Assim, o subconsciente fica em alerta, procurando por tudo o que possa estar errado ou ser uma ameaça potencial. Podemos experimentar muitos pensamentos negativos e imagens internas, no entanto isso é apenas o subconsciente dando um aviso prévio sobre perigos potenciais a fim de que possamos agir com antecedência para nos proteger.

Quando essa capacidade de "alerta de ameaça" é administrada — por meio de descanso adicional e da aplicação de forma controlada a projetos, problemas e situações —, o sistema de alerta se apresenta como uma habilidade subconsciente muito positiva e fortalecedora. Todavia, quando não é gerenciada, pode aprofundar crenças negativas sobre nós mesmas e a vida, nos sobrecarregando e paralisando.

Se tornarmos a desaceleração na fase pré-menstrual importante e priorizarmos o gasto de energias físicas e mentais, então estaremos cuidando do Arquétipo da Feiticeira, demonstrando a ela aceitação e amor. Também estaremos acalmando a resposta de "luta ou fuga", fazendo-nos sentir que nossas necessidades estão sendo satisfeitas e que podemos gerir a nossa vida.

Na fase Feiticeira, também nos deparamos com dons de uma intuição aguçada e de um ego aumentado. Podemos saber intuitivamente quando algo parece "errado" ou desequilibrado, e então queremos que as coisas sejam feitas do nosso jeito — que é obviamente o jeito "correto" — e queremos que sejam feitas já. O ego dilatado significa que damos foco a desejos e demandas, expectativas, bem como problemas e dificuldades próprios. Podemos ser muito impacientes com as pessoas, especialmente com aquelas que não conseguem acompanhar nossa inspiração selvagem e criatividade impulsiva, e também com aquelas que são desapaixonadas pelas nossas ideias ou que são pensadoras rígidas.

Outro ponto dessa fase é nos mostrarmos muito exigentes com os outros porque forçar resultados cria dentro de nós sentimentos de autoempoderamento e controle em um momento no qual somos impotentes para bloquear as histórias impactantes tecidas a partir dos pensamentos subconscientes que possuímos ou para deter as mudanças dramáticas em nosso corpo. A raiva nos proporciona a sensação de sermos fortes, impactantes e significativas, além de capazes de determinar as coisas em uma situação de impotência.

Os sentimentos de frustração na fase Feiticeira são, muitas vezes, o resultado das expectativas não atendidas de um ego que quer impedir as mudanças de fase — porque essas mudanças o impedem de fazer o que precisa para se sentir *validado e digno no mundo moderno*. O medo de sermos vistas como incoerentes, não confiáveis e incapazes pode nos levar a suprimir o Arquétipo da Feiticeira e a ignorar suas necessidades à medida que aparecem em nossa fase pré-menstrual. Esses medos e a luta interior alimentam o ego e engolfam o senso de empatia, e assim projetamos as demandas e estresse internos no mundo.

A mensagem da fase da Feiticeira é simples — se nos amarmos e nos aceitarmos o suficiente, então atenderemos às necessidades dessa fase e traremos compreensão, aceitação e equilíbrio ao corpo, à vida e ao ego. Precisamos tomar medidas para ajudar o ego a sentir-se amado e seguro, bem como criar atividades que expressem quem sentimos que somos neste momento.

Nossa fase Feiticeira Interior e preparação para o caminho da menopausa que temos pela frente

Sabedoria da menopausa: ego fortalecido, pensamento criativo e inspirado, ruptura e liberação, impulsos e compulsões, gerenciamento de energia, novos rumos, autocuidado, proteção.

O que a fase pré-menstrual nos ensina sobre os anos da menopausa da Feiticeira? Tudo o que precisamos saber!

As fases menstruais da Feiticeira nos mostram *de antemão* as experiências, os processos, os dons e os rumos de nossos anos da Feiticeira. Para aquelas de nós que passaram por muitos anos de fases pré-menstruais desafiadoras, a ideia de anos de energias pré-menstruais parece assustadora. Mas, se conhecermos o propósito da Feiticeira e se compreendermos os aspectos positivos de sua presença, então enfrentaremos as mudanças vindouras com antecipação, e não só poderemos planejar a vida futura em conformidade, mas também apreciar a vida atual mais profundamente — onde quer que estejamos no caminho do Labirinto.

Nos anos da Feiticeira, tudo o que sentimos, fazemos e vemos será influenciado pelas energias desse Arquétipo, e, se as circunstâncias da vida fizeram com que resistíssemos às fases pré-menstruais passadas, agora os anos da Feiticeira nos dão a oportunidade de experimentar e expressar verdadeiramente essas energias.

As fases da Feiticeira dos nossos ciclos nos mostram que, nos anos seguintes, o pensamento dominante mudará da mente-sensível para a mente-subconsciente e que experimentaremos a ruptura das inibições e convenções sociais e a liberação de poderosas energias criativas e sensuais, além da intuição. No caos que acompanha as energias em mutação, as mudanças de humor e a imprevisibilidade, processaremos os padrões profundos do subconsciente e aprenderemos por meio do contraste e da experiência. Libertadas da jaula do intelecto, as energias selvagens crescerão e pulsarão através da vida com altos e baixos de força, compulsão e impulso. A intolerância criará uma necessidade natural de nos libertarmos e de eliminarmos a antiga vida, bem como os padrões do mundo interior. Somado a isso, as mudanças dentro de nós exigirão, sem contemporização, que sejam refletidas no mundo que nos rodeia.

Conhecer as energias da Feiticeira nas fases pré-menstruais nos ajuda a nos preparar e a navegar pelo caminho através dos anos da menopausa da Feiticeira. Nos anos da Feiticeira, precisamos usar as energias do mundo interior com cuidadosa consideração à medida que elas aparecem e também de maneira positiva e produtiva na vida. Os aparentes "pontos baixos" do aumento do foco no subconsciente e no mundo interior podem durar muitos meses ou até anos, e assim como no ciclo menstrual, em que não somos definidas por energias e percepção durante uma única fase, também não somos definidas pelas experiências desses anos. Cada fase e cada etapa da vida nos proporciona uma experiência única de uma das quatro expressões da energia e percepção femininas.

Além disso, sabemos, pelas experiências pré-menstruais, que a diminuição da resistência física pode aumentar os níveis de ansiedade e sensibilidade em nosso ego e na nossa resposta de "luta ou fuga", e que aumentar o descanso pode nos ajudar a criar equilíbrio e estabilidade. Portanto, precisamos adaptar as nossas expectativas nos anos da Feiticeira — especialmente naqueles da Metamorfa — e garantir que desaceleremos e incluamos mais oportunidades voltadas ao descanso e à reflexão.

Ademais, uma "pausa" favorece que nos tornemos mais conscientes das necessidades dos outros (o que é útil quando nos falta empatia devido a medos amplificados do nosso ego dilatado) e permite que regressemos ao centro quando a supersensibilidade é sobrecarregada pelo impacto emocional das pessoas. O descanso também nos dá tempo para entrar na escuridão e criar espaço para um relacionamento com a intuição e consciência espiritual.

Se adotarmos a abordagem pré-menstrual comum e empregarmos maior força de vontade para tentar continuar a interagir com o mundo pelas energias e expectativas da Mãe, o Arquétipo da Feiticeira *nos forçará a desacelerar ou até parar*. Seu aprendizado não está aberto à negociação — podemos tentar fugir, mas ela nos encontrará e, com profundo amor, fará escolhas de vida por nós. Porém, se desacelerarmos um pouco, mudarmos expectativas, além do que fazemos e como fazemos, e adicionarmos pequenos momentos de "tempo de sonho" e "tempo criativo" à rotina diária, então, atenderemos às nossas necessidades da Feiticeira, abraçaremos seus dons e acalmaremos a resposta de "luta e fuga".

A fase pré-menstrual também nos ensina, por meio de dura experiência, que a Feiticeira nos conta *histórias* que *são projetadas para não serem acreditadas*, mas para serem exploradas em função da compreensão do que está no cerne delas. Palavras reativas, ações reflexas e decisões hipersensíveis baseadas nas ilusões do Arquétipo podem liberar a frustração e as emoções reprimidas sentidas no momento, mas não nos ajudam a trilhar o caminho em direção ao Retorno.

Quantas vezes durante os ciclos algo pareceu devastador na fase pré-menstrual e se tornou irrelevante na menstruação? O que sentimos nos anos da Feiticeira são os velhos padrões, fardos e restrições, e eles ascendem à consciência para serem reconhecidos e limpos por meio do amor por nós mesmas, para que possamos descobrir o padrão principal da alma que está em nosso centro. Se nos amarmos nos anos da Feiticeira e expressarmos as energias da Feiticeira, então estaremos em harmonia com nossa natureza feminina, e todo estresse, intolerância, medo e ansiedade se suavizarão à luz desse amor.

Nos anos da Feiticeira é que seu poder criativo atinge o auge. A criatividade nas fases pré-menstruais pode ser explosiva, porque o poder de criar vida na ovulação nos é liberado para ser expresso, tecido e moldado no mundo. Agora, imagine o que acontece nos anos da Feiticeira — temos acesso a *todo o poder* da energia criativa feminina, *não mais restrito* por uma acessibilidade limitada ao ciclo. Isso faz das mulheres nesse período as criaturas mais poderosamente criativas deste planeta.

Comumente, existe na sociedade o argumento de que apenas os jovens são dinâmicos, criativos, revolucionários e pensadores "fora da caixa", e que somente eles podem ser os empreendedores e inovadores que nos conduzirão a um futuro melhor. Infelizmente, deparamos com esses julgamentos devastadoramente prejudiciais impedindo muitas mulheres nos anos da Feiticeira de usarem seu verdadeiro poder no mundo. Estas, tal como as mulheres jovens, são um turbilhão de energia e ego, mas, ao contrário das menos maduras, também são empoderadas com os dons da experiência, da intuição crescente e da consciência espiritual, bem como do poder pleno e irrestrito da criatividade feminina.

Se aprendemos alguma coisa com as fases pré-menstruais é que precisamos respeitar a Feiticeira e trabalhar com suas energias físicas, criativas e espirituais como e quando elas fluem. Quanto mais tentarmos ser o que não somos, mais a pressão aumentará até que a Feiticeira irrompa e nos inunde — com frequência também àqueles que nos rodeiam — em uma cascata de emoções. Resistir ao fluxo e à sua transformação simplesmente torna o caminho a seguir mais desafiador do que precisa ser, para nós e nossos entes queridos. É a *nossa resistência ao fluxo* que necessita de métodos de libertação fortes e impactantes.

Para fluir nos anos da Feiticeira, da perimenopausa à pós-menopausa, precisamos ser flexíveis, nos render ao caminho que temos pela frente e senti-lo com intuição intensificada e sensibilidade energética. Lembremos que, assim como a fase pré-menstrual, esses anos não durarão para sempre, que eles não definem quem somos, que os altos e baixos não durarão, e que precisamos aproveitar, experimentar e ter curiosidade sobre quem somos. Essa jornada é uma parte igualmente significativa da feminilidade; dessa maneira, se não lhe dedicarmos tempo e atenção, perderemos uma experiência de vida única e expansiva.

É importante ainda lembrar que tudo está bem — mesmo nos pontos baixos mais profundos e sombrios assim como nos momentos em que sentimos que estamos penduradas em um penhasco pelas pontas dos dedos, com medo de soltar.

Vale recordar também que, assim como na fase pré-menstrual, a frustração nos anos da Feiticeira é simplesmente o resultado das expectativas não atendidas de um ego que anseia por validação e tenta encontrá-la, conformando-se à imagem que a sociedade moderna impõe às mulheres.

Feiticeira, ajude-nos a enxergar a beleza em nós mesmas.
Ajude-nos a sentir sua satisfação e fruição, para que possamos caminhar com graça.
Ajude-nos a nos render e aceitar suas mudanças.
Ajude-nos a dançar com sua música, fluindo com seus ritmos mutáveis.
E ajude-nos a confiar em sua orientação através da magia e da névoa deste tempo.
Obrigada, Feiticeira, por seus dons em nossa vida.

Um caminho de catálise

Vimos através dos ciclos que nos rodeiam que a descida à escuridão nos anos da Feiticeira não é um caminho de envelhecimento, e sim de catálise. Muitas de nós podemos sentir ansiedade em relação à estrada a seguir, no entanto precisamos encarar esses sentimentos não como uma ferida, mas como uma mensagem que nos diz para acordar e lembrar que temos um coração sensível, uma mente imaginativa e um desejo de alma de experimentar a vida.

Há um chamado de nossa alma com um convite encantado da Crone nos dizendo que agora é a hora de nos voltarmos para dentro, de curar e de nos transformarmos no estágio seguinte da feminilidade. Somos avisadas de que há *trabalho a ser feito* na escuridão, e será a energia dinâmica da Feiticeira que criará as circunstâncias para que esse trabalho aconteça.

A alquimia da Feiticeira Universal sempre inicia a dissolução da estrutura, a dança da entropia e a descoberta do cerne autêntico. Nos anos sob sua influência, à medida que percorremos o caminho do Labirinto, a Feiticeira varre as ilusões que contamos a nós mesmas e remove os lugares "seguros" e as defesas que construímos a fim de nos capacitar a sermos abertas, verdadeiras e livres. Ela chora de amor e empatia ao romper uma barricada ou as correntes que nos prendem, porque ela sabe a confusão e as lágrimas que essas ações nos causarão.

Contudo, a Feiticeira Universal vê claramente onde não utilizamos os ciclos menstruais para quebrar nossas defesas e fortificações, ou para eliminar os velhos fardos com intuito de podermos ser livres para crescer. Ela vê onde não usamos seus dons para mergulhar profundamente em nós mesmas durante a fase pré-menstrual e encontrar a essência de como nos sentimos assim como a magia do propósito da alma. Por isso, agora nos ajuda — limpando os escombros da vida e descobrindo o que estava escondido. Então, ela olha nos olhos que a encaram maravilhados e, com um sorriso gentil, diz: "Olá. Aí está você!".

Para alcançar o eu ferido e curar as chagas, a Feiticeira deve primeiro romper as silveiras e espinhos que nos prendem. Ela não é cruel, rancorosa ou vingativa; também não guarda raiva nem apresenta frustração, impaciência ou intolerância. A Feiticeira é a mãe amorosa que vê as feridas e a necessidade de mudança curativa; assim cria o melhor ambiente para nutrir essa transformação. O seu reino, porém, é a escuridão do subconsciente, e ela detém o poder criativo para moldar a realidade e usará cada aspecto desse poder — ilusão, drama, narrativa, memória e crença — para quebrar as amarras e nos libertar do que é preciso.

À medida que as estruturas do mundo exterior caem ao redor, a Feiticeira Universal libera-nos o dom da inspiração selvagem, trazendo imagens para as palavras invisíveis e poéticas que borbulham da escuridão como uma fonte emergindo em direção à luz. Ela é a voz da escuridão e do subconsciente, além da ponte entre o mundo exterior da Mãe e o mundo interior da Crone.

Em nossos anos de menopausa da Feiticeira, o mundo ao nosso redor reflete a inspiração que a Feiticeira traz, e vivenciamos momentos de súbita consciência à medida que *insights* e criatividade nos atravessam. Se nos envolvermos em sua magia, se decidirmos não ansiar pela luz, mas ficarmos conscientes tanto da escuridão como da luz e da capacidade de transitar entre as duas, então essa fase da vida terá o potencial para criatividade instintiva profunda, criatividade inspiradora iluminada e criatividade espiritual sutil. Um poema ou uma oração escapará com facilidade da mente enquanto trabalhamos, uma melodia se escreverá enquanto nos deslocamos, uma imagem que traz o amor do universo ao mundo desliza sem esforço para consciência enquanto almoçamos, e uma súbita compreensão sobre quem somos flui através de nós enquanto rimos de uma piada.

Assim como na fase pré-menstrual, quando a criatividade e a inspiração do Arquétipo da Feiticeira são imprevisíveis, nos anos da Feiticeira também precisamos capturar sua incrível inspiração *quando esta aparece* e ancorá-la no mundo por meio de sua criatividade. Esses recortes de criatividade são momentos sagrados de conexão com a alma, em que estamos alinhadas com todo o nosso potencial como uma individuação da Feminilidade Universal — e a alegria que sentimos quando criamos é o resultado dessa conexão e alinhamento.

Os anos da Feiticeira têm uma única direção, que é crescermos. Tal como acontece com a adolescência nos primeiros estágios da vida, não podemos deter esse crescimento. É uma parte intrínseca de quem somos, e assim como um adolescente anseia por crescer, nós também precisamos ansiar por "crescer" nessa etapa. No entanto, para estarmos entusiasmadas e positivas em relação à nossa jornada na menopausa, precisamos compreender *os processos de ruptura e revelação.*

Ruptura e revelação

Começamos nossa "ruptura" quando entramos pela primeira vez nas energias de Mãe da Colheita, mas a ruptura não se limita apenas aos ciclos físicos. Descobrimos que não podemos mais satisfazer as expectativas "normais" sem despender quantidades crescentes de energia. Algumas de nós temos correspondido às expectativas de outras pessoas sobre quem somos há tanto tempo que é difícil vermos por trás das máscaras que criamos. E ficamos cada vez mais exaustas em manter essas máscaras, pois o que elas escondem pressiona agora com a força da alma querendo ser liberada.

Sem a validação da natureza cíclica nos anos da Mãe ou o apoio aos quatro Arquétipos, fomos forçadas a uma interpretação do feminino que é demasiado pequena para nossa verdadeira natureza, e deixamos para trás aspectos dos Arquétipos a fim de que possamos caber na caixinha que nos foi designada. Contudo, nos anos da Feiticeira, a alma não ficará mais atrás das máscaras restritivas nem caberá em uma caixinha, mas sim brilhará com tamanha intensidade que não será mais possível ignorá-la ou restringi-la, e os nossos Arquétipos — como expressões da alma — exigem ser expressos na íntegra.

Tanto os anos da Mãe da Colheita quanto os da Metamorfa nos forçam a uma revisão de vida que nos faz questionar quem somos quando retiramos os rótulos e as máscaras usados nos anos da Mãe. Temos a oportunidade de abraçar aquilo que não podíamos acessar quando éramos mais jovens, e, por meio da presença da Feiticeira, as máscaras são removidas, as correntes e muros, quebrados, bem como os aspectos dos Arquétipos que estavam aprisionados são libertados para se tornarem parte de quem somos. Para muitas de nós pode ser um grande choque, à medida que energias, necessidades, dons e consciência antes desconhecidos nos inundam.

Somado a isso, as experiências intensificam-se depois da Sabedoria — o nosso último sangue —, quando os Arquétipos surgem sem aviso prévio em um *tsunami* de emoções, em uma compulsão de ações, ou em um vazio que estamos desesperadas por preencher. Sem orientação, tentamos soluções aleatoriamente para liberar a compulsão, para nos sentirmos "melhor" ou para consertar o vazio. Podemos criar novas máscaras, aquelas que sentimos que nos definem melhor, apenas para descobrir que elas drenam ainda mais nossas energias porque não são alimentadas pelo alinhamento com a alma e já não nos servem quando as energias do Arquétipo seguinte fluem subitamente por nós.

A criação de máscaras, definindo quem somos em oposição à Feiticeira Universal, torna-se uma corrente de ondas exaustivas de determinação.

Como resultado dessas máscaras, podemos romper relacionamentos, abandonar o trabalho ou iniciar novas atividades com pressa para "sermos fiéis a quem somos" ou "para encontrarmos nosso eu". Rompemos a capacidade de sermos compassivas e empáticas à medida que o ego cria sentimentos de empoderamento por meio da raiva, da resistência e da luta, como resposta desesperada a uma descida à escuridão que ele não pode controlar. As necessidades vêm em primeiro lugar. Quem "eu sou" (ou mais precisamente, quem pensamos que somos neste momento) torna-se mais importante do que quem "você é".

Infelizmente, quando não é apoiado pelo conhecimento dos Quatro Arquétipos Femininos, o desejo da Feiticeira de se libertar torna-se uma busca desesperada do ego por uma solução rápida para experiências desconfortáveis. Não é a Feiticeira que é sem coração, pouco enfática ou desapaixonada, mas o ego lutando por medo dela, de seu processo de ruptura e escuridão. O ego luta porque não entendemos, aceitamos, amamos ou confiamos em nossa natureza feminina o suficiente para deixá-la nos guiar. Mas essa situação não é "ruim", é simplesmente a consequência da falta de experiência do amor da alma na escuridão pré-menstrual e do amor da Alma Universal em nosso tempo de sangramento.

Os processos de ruptura e revelação dos anos da Feiticeira são confusos não só para nós, mas também para a família e o parceiro. A mulher que eles pensavam ser sua companheira de vida ou mãe se transformou em alguém que eles nunca tinham visto antes — ou talvez tenham visto apenas por um breve período na fase pré-menstrual. No entanto, isso não significa que tenhamos nos transformado em algo novo, e sim apenas que temos escondido a nossa verdadeira natureza dos outros, com o objetivo de nos encaixarmos. Mulheres que foram capazes de reconhecer o seu eu cíclico e de partilhar seus ciclos e fases arquetípicas com seus parceiros e família têm uma experiência cíclica empoderadora, a partir da qual podem explicar as aparências caóticas tomadas pelos Arquétipos, no decorrer da sua descida pelo caminho do Labirinto.

Para aquelas sem conhecimento desse ciclo, é possível que se sintam perdidas e incapazes de identificar e explicar as experiências para si mesmas, imaginem para nossos parceiros e família. Mas, à medida que percorremos o caminho da Feiticeira, *temos a oportunidade de descobrir nossos Arquétipos* e, por meio do relacionamento com eles, aprender como satisfazer suas necessidades de pequenas formas que se adaptem à vida cotidiana. E poderemos explicar e compartilhar sua presença com familiares e parceiros.

Dessa maneira, aprenderemos, por tentativa e erro, que a realização de pequenas ações, cheias de amor pelo Arquétipo, traz mais equilíbrio, alinhamento e alegria do que a criação de grandes ações, potencialmente destrutivas e de mudança de vida. Aprendemos com os nossos erros, bem como com os nossos sucessos, como partilhar os nossos anos da menopausa da Feiticeira de forma a validar e apoiar tanto os nossos parceiros e familiares quanto as nossas necessidades de mudança e o nosso sentido de identidade.

O papel que temos de desempenhar nos anos da Feiticeira é simples — avançar em direção à escuridão com curiosidade, compaixão amorosa e esperança, e estar aberta às experiências que essa segunda adolescência nos traz. Então, o ego não se sente ameaçado e não precisa lutar. Assim, a jornada nos fortalece com amor-próprio em vez de nos esgotar com novas máscaras. E seja qual for a maneira como abordamos as coisas, quer abracemos ou lutemos, o resultado é imparável e sempre o mesmo — adentrar o reino da Crone. A "única escolha" que nos é dada é trilhar o caminho com amor e graça, ou não.

Os anos da Feiticeira e o ego

O "ego" é um termo que pode ser usado para descrever o sentido de individuação, o sentido do "eu" e da percepção pessoal, bem como a expressão desse eu no mundo. Na infância, afastamo-nos de nossos pais para construir o próprio senso de identidade e ego por meio da exploração individual do mundo. O crescimento é linear à medida que avançamos para a luz do mundo e nos afastamos da consciência do mundo interior e do pensamento subconsciente de uma criança. Então, os Arquétipos invadem nossa consciência e corpo, e o senso de identidade muda à medida que os hormônios, as energias, as percepções dominantes e as habilidades circulam através de nós nos anos da Mãe.

Nos anos da menopausa da Feiticeira, conforme ocorre a transição do cíclico para um ponto de unidade, o ego passa por uma mudança. A Mãe da Colheita inicia um processo de desvendar as conexões e os laços energéticos que, ao longo dos anos, entrelaçaram o senso de identidade e bem-estar nas energias, sentimentos e vidas dos outros. Em vez de identificar nosso senso de validação e autoestima por meio da interação com outras pessoas, começamos a olhar para dentro a fim de encontrar um senso individual e centrado de plenitude e de nós mesmas.

Então, é possível que, nos primeiros anos da pós-menopausa, o senso de realização e autoestima torne-se ainda mais focado em nós mesmas. Para algumas mulheres, isso pode trazer um forte sentimento de culpa; enquanto, para outras, pode parecer libertador e fortalecedor.

Livre do serviço ao Arquétipo da Mãe, a Feiticeira Universal agora faz de nosso trabalho interior com o Arquétipo uma prioridade. Nesse sentido, moldamos e tecemos uma trajetória em direções que antes nunca havíamos percebido por completo. A família e o parceiro ainda fazem parte de nossa vida, mas agora somos iniciadas em um caminho espiritual e somos chamadas a fazer o trabalho interno espiritual.

Nas famílias numerosas do passado, as meninas mais velhas assumiam o papel e os deveres da mãe, dando espaço para a matriarca ultrapassar a linha entre este mundo e o mundo interior e iniciar seu treinamento de Feiticeira. Com as mulheres modernas tendo famílias menores ou filhos mais tarde, ou ainda não tendo filhos, e talvez usando terapias de reposição hormonal, elas estão explorando uma experiência de Feiticeira diferente daquela das mulheres do passado — mas o caminho do Labirinto, e a direção desse caminho, continua o mesmo.

O ego gosta de se definir tanto internamente quanto através do mundo ao seu redor, e nos anos da Metamorfa o senso de identidade é como uma folha em uma tempestade de outono, nunca assentada e em constante mudança. Mas, ao mesmo tempo, espera-se que sejamos "as mesmas de sempre", mães, parceiras e trabalhadoras. Dessa forma, ocorre de nos sentirmos ameaçadas à medida que achamos cada vez mais difícil ser o que não somos e podemos nos tornar mais controladoras na vida e também mais rígidas e restritivas conforme tentamos construir uma sensação de segurança.

É possível que nos tornemos mais agressivas para nos protegermos, mais egocêntricas e isoladas, bem como mais exigentes, críticas, raivosas e intolerantes. Infelizmente, em razão do medo de não conseguir — um medo que é provocado pelas exigências de uma sociedade ignorante — tentamos nos tornar o oposto de tudo o que a Feiticeira nos dá.

Nos anos da Mãe, o ego construiu um belo palácio, com uma torre e muros ao seu redor para estabelecer sua individuação, valor próprio e empoderamento. Agora, nos anos da Feiticeira, as ondas violentas dos Arquétipos derrubam esses muros, e, a cada muro derrubado, tentamos consertar as defesas. Reparamos e construímos muros mais altos e mais grossos para nos proteger, e, por trás das barreiras rígidas, tentamos manter o mesmo senso de identidade.

Sob a influência da Feiticeira Universal, o impacto das emoções cotidianas de outras pessoas, impulsos e força de vontade, desejos e necessidades, e até mesmo suas simples expressões do eu, podem ser sentidos como uma intrusão violenta e agressiva que nos desequilibra, remove os frágeis remendos nos muros e nos deixa expostas e feridas. Sentimo-nos demasiado abertas e muito vulneráveis, e por isso o instinto do ego é nos afastar do estado de dor, separar-nos da pessoa ou da situação que nos ameaça e edificar muros mais elevados e fortificados que nos resguardem.

Sem compreender a elevada sensibilidade energética e sem saber que isso faz parte da jornada para o Labirinto, o ego toma decisões de vida para se isolar, tentar escapar ou tentar entorpecer-se do impacto do mundo ao seu redor.

E assim, construímos muros ainda mais grossos.

Mas a intensa sensibilidade é um *dom de ser uma mulher madura* — é um dom de percepção, de sentimento, de intuição e de espírito. É a ferramenta de navegação que nos ajuda a viajar com confiança pela escuridão dos anos da Feiticeira e é também o modo como nos orientamos e decidimos a direção a seguir. A torre e os muros grossos nos isolam dos próprios dons que capacitariam o ego a perder seus medos, a perder a necessidade de muros e a encontrar a segurança e a direção que procura.

No entanto, em vez disso, construímos muros.

E a Feiticeira, por sua vez, derruba esses muros que nos aprisionam.

Da torre, o ego vê a escuridão invadir a paisagem de luz em sua direção. Dentro dos muros grossos, na pequenez de seu espaço "seguro", o ego não consegue ouvir o chamado de amor e libertação da escuridão. Assim, toda vez que tentamos reparar os muros de proteção, a Feiticeira os derruba, e ficamos sentadas na destruição com os escombros das certezas, das definições e da vida espalhados ao redor.

E, então, após o choque, levantamo-nos e tentamos mais uma vez reparar e reconstruir os muros e a torre, porém os muros estão agora mais fracos e há lacunas. Essas lacunas fazem parte do propósito de quebrar o ciclo e o ego. À medida que cada um dos conceitos limitantes que mantemos é demolido, outro aspecto do Arquétipo que há muito estava aprisionado é liberado e retorna para nós. E a Feiticeira derruba outro muro e mais outro, até que, em desespero e exaustão, cedemos e *paramos de construir muros*.

Quando tudo está derrubado, a Feiticeira não nos deixa nas ruínas de nós mesmas, mas, com amor e carinho, ela nos ampara até que tenhamos chorado tudo que precisamos — e, então, ela nos manda esperar. Ela nos diz para ficarmos lá dentro e aguardarmos a Crone. A Feiticeira não destrói com o propósito de reconstruir — seu propósito é destruir para que possamos receber a Crone.

Enquanto esperamos na escuridão silenciosa, os pedaços partidos dos nossos muros desintegram-se ainda mais em componentes mais profundos. Através da poeira, vemos surgir um novo rebento verde. E com o passar dos anos, a planta cresce até se tornar uma bela árvore que está profundamente ancorada na Crone — nas partes constituintes de nosso verdadeiro ser. Como está profundamente ancorada, pode dobrar-se e balançar com as tempestades, mas nunca ser derrubada.

Os anos da Feiticeira são turbulentos, mas fortalecedores. Vemos mulheres Feiticeiras, libertas de constrangimentos, expressando as mudanças interiores e a segunda adolescência. E a mudança interior exige expressão exterior, por isso o poder da Feiticeira se propaga através dessas mulheres e espalha-se pelo mundo — mudando o mundo, desafiando a velha ordem, apontando o que está errado no planeta e quais deveriam ser as soluções. Não é de admirar que a evolução tenha mantido as mulheres vivas após a sua última menstruação — e não é de admirar que o mundo estabelecido possa temer a Feiticeira.

Embora o caminho do Labirinto seja profundamente desafiador, podemos caminhar sem medo para encontrar a Anciã Universal no centro dele. O segredo é descer os degraus com amor e sensibilidade, *e* com curiosidade e compaixão por nós mesmas. Compreender o propósito e o resultado dos anos da Feiticeira ajuda o ego a ver as coisas boas que estão por vir, e isso lhe traz a esperança necessária. Podemos ver que os medos do ego são mensagens que nos dizem que nos isolamos do amor-próprio e do Amor Universal. Nossa alma nos chama do centro da escuridão e nos diz que nunca fomos projetadas para nos sentirmos com medo e ansiosas, perdidas e vazias. Em vez disso, fomos projetadas para estar alinhadas com a alma, para nos sentirmos felizes, abundantes em amor e alegres na vida que desejamos criar para nós mesmas.

O medo nos mostra quando estamos fora desse alinhamento, e a Feiticeira nos mostra os pensamentos e as identificações do ego que nos afastaram da alma. Contudo, para regressar à plenitude da alma, precisamos pisar fora dos muros, dar vazão a sensibilidade e estar à vontade com ela, bem como sentir o grande amor e força que existe dentro de nós — e deixar que isso nos guie ao longo do caminho pelo Labirinto.

Também precisamos lembrar que *a Feiticeira Universal não quer que paremos o que estamos fazendo, ela simplesmente quer que mudemos a percepção e a maneira como fazemos as coisas para que estejamos mais alinhadas com nossa crescente consciência e sensibilidade espiritual.*

A Feiticeira Universal derruba nosso ego com amor para que possamos conhecer um amor mais profundo. À medida que entramos nos anos da Crone após o Retorno, o senso de identidade ainda muda, mas agora a Crone está no comando.

Ela é a escuridão receptiva, e suas mudanças são profundas e lentas, apreciativas e cheias de amor e gratidão. Se a Feiticeira é o fogo da cremação, a Crone é o enterro — decompondo-nos devagar nos componentes originais para que possam ser reunidos novamente e criar uma nova vida.

Feiticeira, abrace-me.
Segure minha mão enquanto minhas lágrimas caem.
Sinta a dor em meu coração e minha sensação de perda e confusão.
Conforte-me.
Esteja lá para mim, erguendo-me para que eu possa seguir em frente.
Feiticeira, estou presa, estou perdida na escuridão.
Fique comigo.
Ajude-me a sentir seu amor gentil e ouvir sua voz suave sussurrando,
— Ah, minha criança, eu estou aqui.

A Feiticeira como contadora de histórias

O Arquétipo da Feiticeira, assim como o Arquétipo da Crone, corresponde a uma contadora de histórias, e ela nos traz suas histórias nas fases pré-menstruais e nos anos da Feiticeira. Porém, enquanto a Crone nos conta histórias da nossa alma, que contém um conhecimento interior que se infiltra com suavidade nos níveis do ser até a tomada de consciência, a Feiticeira ilumina os padrões que estão enraizados no subconsciente. Ela tece suas ilusões com tal poder que ficamos totalmente imersas nessa realidade — e a varinha que ela usa para tecer os padrões é o subconsciente, e o público de sua *performance* é a mente consciente. A Feiticeira usa seus vastos poderes imaginativos para criar histórias vívidas e, com isso, transmitir sua mensagem sobre habilidades e aspectos reprimidos bem como crenças limitantes e ilusórias, além de chamar a atenção para expectativas e necessidades incorretas.

O Arquétipo da Feiticeira é um produtor de cinema talentoso, tecendo uma história em som e cores que são tão realistas aos sentidos que aceitamos o enredo como verdade. A mente subconsciente entende igual realidade ao mundo interior e ao exterior, e por isso acreditamos completamente nas histórias que a Feiticeira nos conta. Essas histórias chamam a atenção e nos mantêm em transe, incapazes de ir além delas até que tenham seguido seu curso.

Mas a história não é a realidade — não é sobre a situação atual, nem sobre as pessoas presentes. Em vez disso, é um sonho lúcido que o Arquétipo da Feiticeira teceu no subconsciente, feito de padrões, sentimentos, lembranças e projetado especificamente para chamar a atenção neste momento. Com alegria, a Feiticeira utiliza-se de um evento pequeno e simples do dia a dia exagerando-o em todas as proporções para demonstrar seu ponto de vista. Ela pode se ater a um único pensamento negativo e coletar todas as crenças e experiências que existem no subconsciente para fornecer evidências da realidade desse pensamento. Ela faz isso com o único objetivo de nos subjugar, para que rompamos, para que as estruturas que nos sustentam se despedacem e sejamos forçadas a abandonar as correntes que criamos para nos restringir e aprisionar suas energias.

Essas ilusões não são, em essência, "negativas", embora a história pareça ruim, mas baseiam-se no contraste. Devemos lembrar que as energias da Feiticeira mantêm o contraste entre a luz e a escuridão bem como entre os mundos interno e externo.

Uma história que contém medo simplesmente nos diz que estamos fora de alinhamento com o amor. Se estivermos nos anos da Mãe, o Arquétipo da Feiticeira nos conta histórias nas fases pré-menstruais para nos mostrar quando não estamos vivendo fiéis à nossa natureza cíclica — sem abraçar e expressar a incrível variedade de poderes criativos e perceptivos que residem dentro de nós.

Se estivermos percorrendo os passos da menopausa no caminho do Labirinto, a Feiticeira Universal nos mostra quando não estamos prestando atenção, não estamos nos rendendo, não estamos percebendo, nem dedicando tempo para sermos quem realmente somos, à medida que os Arquétipos fluem através de nós em seu padrão irregular ou caos. Pensamentos como "Não consigo, estou sobrecarregada" surgem porque estamos tentando ser o que não somos, e a Feiticeira agita sua varinha e enche essa história com emoções poderosas e sentimentos físicos simplesmente porque ela quer que percebamos que estamos fora de alinhamento com nosso eu. No entanto, a história é sempre apenas uma mensagem, *não é a verdade* — as suas histórias são sobre o que não é verdade para que possamos encontrar, por meio do contraste, *o que é verdadeiro*.

No cerne de todas essas histórias, está a mensagem simples de não nos amarmos o suficiente. Esse alerta está presente nas fases pré-menstruais e nos anos da Feiticeira. O ego tenta criar sua própria narrativa para lutar contra os mitos da Feiticeira e acalmar a crueza que eles geram dentro de nós. Diz a si mesmo: "Se eu tiver isso, ou fizer isso, ou fugir disso, não me sentirei oprimida, vazia, confusa ou não amada". Contudo, a narrativa do ego é superficial e carece da magia formidável, da profunda ressonância com as verdades universais, da natureza visceral e também da resiliência das histórias da Feiticeira Universal e do subconsciente.

A Feiticeira usa emoções, lembranças, imagens internas, sons e sentimentos, e as crenças mais profundas para fortalecer suas histórias. Embora os pensamentos superficiais da mente pensante possam fazer-nos sentir "melhor" por um tempo, eles não podem conter a mente subconsciente. Em algum momento, haverá uma batida na porta da mente intelectual, e a Feiticeira estará diante de nós com toda a força de sua magia, manto escuro e cabelos grisalhos esvoaçando ao vento, com sua foice prateada no cinto e sua varinha na mão. Ela nos diz que, se nos amássemos, atenderíamos às nossas verdadeiras necessidades, abandonaríamos as máscaras e seríamos fiéis a nós mesmas, mesmo na ilusão de vulnerabilidade. Ela nos diz que o amor é a força para aceitar e nos render a quem somos, bem como a força para nos abrirmos à mudança.

Muitas de nós simplesmente não sabemos quem somos por trás das ilusões que o ego nos mostra. Assim, a Feiticeira Universal vem como guia, apresentando no início histórias gentis e, depois, quando ignoramos as primeiras, narrativas mais intensas. Ela usa o medo para provocar o amor por meio do contraste e nos diz: "Então, se você não gosta disso, o que ama? Se tem medo de ser oprimida, o que ama? Se teme sua imagem interior de envelhecimento, o que ama? Se teme a morte, o que ama?". A cada medo que sentimos, ela nos oferece a oportunidade de escolher algo diferente — algo baseado no amor.

Caso abordemos nossas mudanças com amor nos anos da Feiticeira, poderemos trilhar o caminho com compaixão e empatia por nós mesmas e por aqueles que trilham essa estrada ao nosso lado. No entanto, caso expressemos as mudanças pelas quais passamos por meio do ego, talvez exigindo uma "solução rápida" e prioridade para necessidades pessoais mal identificadas, então poderemos nos isolar dos outros, criando estresse e tensão nos relacionamentos. O amor nos guia para sairmos do papel do

Arquétipo de Mãe, mas também nos guia para ajudar outros a *crescerem conosco* nesses anos da mudança.

O amor é a chave para o caminho do Labirinto

O caminho nos anos da Feiticeira é avançar em direção à escuridão e vivenciar o que ela nos mostra com curiosidade e amorosa autocompaixão. Com o amor-próprio, o ego sente-se menos ameaçado e a jornada interior fortalece-nos em vez de nos esgotar. Com amor, o ego pode remover suas barreiras com compaixão. Com amor, os medos do ego são validados e abraçados como mensagens e recebidos com curiosidade para que possam ser aceitos e liberados. Com amor, também é possível considerar a crescente sensibilidade como uma dádiva do fato de sermos mulheres, e a autoproteção e a distância que criamos podem desaparecer sem sofrimento. Podemos interpretar a sensibilidade como força em vez de vulnerabilidade e trazer a plena consciência de nossa presença amorosa para o mundo.

A Feiticeira Universal nos convoca, dizendo: "Venha brincar comigo. Juntas podemos explorar as cavernas que ficam em sua escuridão". E nossa alma também nos chama da escuridão e nos diz que fomos projetadas para sentirmos amor, felicidade, abundância e alegria nessa fase da vida. A Feiticeira nos mostra com amor em que ponto os pensamentos e as criações nos afastaram dessa fonte de felicidade e nos dá a magia para encontrar o caminho de volta.

Estamos destinadas a nos tornar uma versão diferente de nós mesmas, equilibrada, sábia e criativa, espiritual e amorosa, autorrealizada, que aceita e permite, e é aberta aos dons que nos foram concedidos. Estamos prontas para seguir esse caminho — o corpo está pronto e já está mudando e liderando o caminho. Estamos prontas para desaprender o que criamos como verdade, para desaprender a culpa, a falta de autoestima e de autoaceitação, e estamos prontas para descobrir o mistério que são as mulheres.

A Feiticeira é o Universo que nos estende a mão apaixonadamente. Vamos aceitar? Confiaremos no amor e nos renderemos à experiência humana crua e terna do Labirinto?

Peguemos na mão dela e façamos uma reverência para passar pela entrada do Labirinto e explorar os anos da Mãe da Colheita.

CAPÍTULO 5: OS ANOS DA MÃE DA COLHEITA

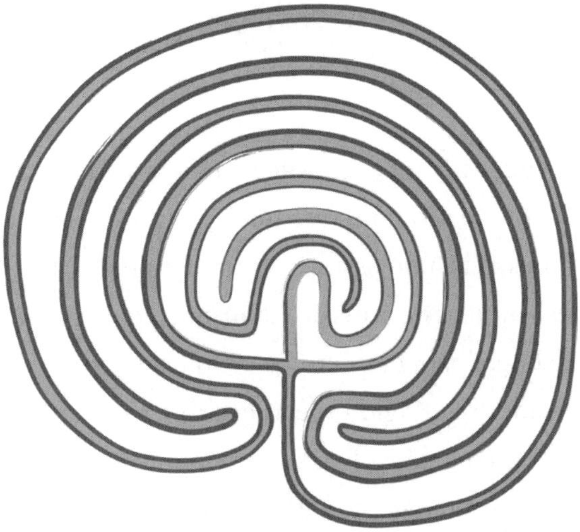

Nossos Arquétipos se expandem e contraem,
arrítmicos e caóticos em sua dança.

Meditação da Mãe da Colheita: a ruptura

Quando os ciclos começam a ficar mais irregulares, quando o sangramento muda, então sabemos que nossa natureza cíclica está se desintegrando e estamos deixando os anos do Arquétipo da Mãe. É um sinal de que estamos descendo os degraus do Labirinto e que estamos entrando na segunda adolescência para crescermos até o próximo estágio de feminilidade. Não há idade ou estágio específicos dos anos da Mãe da Colheita para realizar essa meditação; você simplesmente saberá, a partir de seus ciclos e sentimentos, quando estiver pronta para reconhecer e aceitar a Feiticeira Universal.

Respire fundo.

Sinta, saiba ou visualize que você está do lado de fora da entrada de uma cabana de formato circular. O telhado é de palha e a porta é coberta por uma cortina azul-escura com uma Lua crescente.

Seus pés estão descalços e você usa uma túnica branca simples, rústica.

Na porta, está uma mulher de meia-idade que lhe oferece uma tigela contendo suco vermelho. Você pega a tigela e bebe.

Apanhando de volta a tigela de você, a guardiã da porta lhe pergunta baixinho:

— A Ruptura começou, criança?

Você pensa sobre seus ciclos irregulares e diz em voz alta:

— Sim, a Ruptura começou.

A guardiã da porta faz uma profunda reverência e puxa a cortina da entrada, permitindo que você entre.

No interior, a cabana é iluminada por pequenas velas. O chão é marcado por um labirinto e, à sua frente, está a estátua de uma deusa dançante. Ela é esculpida em pedra negra que brilha à luz de uma pequena tigela de fogo a seus pés.

A guardiã da porta a conduz até uma almofada vermelha no centro do labirinto e a ajuda a se ajoelhar. O incenso da tigela de fogo a envolve e, ao contemplar as chamas, você traz a consciência para o coração. Sinta ou saiba que você está pronta para iniciar um novo caminho.

(Longa pausa)

Vestida com um manto escuro, a sacerdotisa da Feiticeira aparece e posta-se em sua frente.

— Você está pronta para deixar o serviço da Mãe? — ela pergunta.

Respirando fundo, você responde com o coração:

— Estou.

Do cinto, ela tira uma foice prateada e corta a túnica branca dos seus ombros.

Em seu ventre, você sabe que seus laços com os anos da Mãe estão rompidos, que seu serviço para com os ciclos dela terminou. Você inclina a cabeça em respeito.

Sinta o que essa ruptura significa para você e permita que suas emoções fluam.

(Pausa)

Uma mulher anciã dá um passo à frente e retira de você as partes de sua túnica. Ela se vira para se sentar ao lado da estátua e começa a cortar o tecido e a desfazer os fios.

Erguendo seu queixo, a sacerdotisa olha fundo em seus olhos e você vislumbra um intenso amor, poder e boas-vindas nos olhos dela.

Lá em seu interior, você ouve a Feiticeira Universal falar:

— Não tema a mudança.

— Não tenha medo de mim.

— Em vez disso, ame-me e receba-me porque tenho o amor do Universo por você.

— Aceite minhas mudanças.

— Submeta-se à minha dança.

— Feche os olhos, ouça seu coração.

— Você vai se render a mim?

Consciente do seu coração e da importância deste momento, você responde à Feiticeira.

— Vou.

(Pausa)

A sacerdotisa sorri e diz:

— Você agora está liberada do serviço da Mãe e dos ciclos dela.

— Tudo o que foi construído na luz precisa ser desvendado e liberado a serviço da Feiticeira para que você possa trilhar o caminho do Retorno.

A sacerdotisa se move atrás de você, e você percebe que tem longos cabelos caindo sobre os ombros nus, derramando-se pelas costas e sobre o padrão de labirinto no chão. Vocês sabem que este é o cabelo de seus anos da Mãe que mantêm as energias e os padrões desses anos. Com uma das mãos, a sacerdotisa delicadamente prende o cabelo próximo ao seu pescoço e, em seguida, com um movimento de sua faca, corta-o. À medida que o cabelo cai, você sente a luz e o amor brilhando em seu coração aberto.

(Pausa)

Com grande reverência, uma jovem vestida de branco pega o cabelo caído e, com dedos rápidos, trança-o num cinto.

Enquanto a menina trabalha, a sacerdotisa coloca um lindo pano escuro e macio em volta do seu corpo e o amarra no ombro direito. Então, ela pega o cinto trançado e amarra-o sobre o pano e em volta de seus quadris.

Com suavidade, a sacerdotisa diz:

— Bem-vinda, irmã, ao serviço da Feiticeira.

— Você agora é a Mãe da Colheita, carregando as energias da frutificação, abundância, conclusão e finalização. Você ainda é da luz, mas a luz não a define mais.

— Seu caminho agora leva você para a escuridão do Labirinto.

(Pausa)

A sacerdotisa tira uma bolsa do cinto e, abrindo-a, entrega a você um espelho circular. Ao virá-lo, você vê que um lado é feito de prata e o outro de obsidiana negra.

— O presente da Feiticeira é para lembrá-la de quem você é e ajudá-la a ver sua beleza e poder interior — diz ela.

(Pausa)

A sacerdotisa se abaixa e amarra uma tira de couro com um pequeno pingente de foice em volta do seu pescoço.

— A ferramenta da Mãe da Colheita e da Metamorfa — para cortar o que é velho e não é mais necessário e libertar o que foi aprisionado. Somente use esta ferramenta com muito cuidado, gentileza e amor, e com sabedoria em vez de reação.

(Pausa)

A sacerdotisa deixa você ajoelhada diante do fogo, e você sente o amor profundo e poderoso da Feiticeira Universal envolvendo-a e preenchendo-a. Na escuridão deste lugar sagrado e neste momento sagrado de aceitação, ela traz orientação e mensagens de amor.

(Longa pausa)

Respire fundo.

Sinta que algo profundo mudou dentro de você.

Respire fundo novamente e sinta o amor crescer em seu coração.

A voz suave da Feiticeira sussurra dentro de você:

— Dance meu caminho com amor, confiança, coragem e curiosidade.

— Dance ao som dos diferentes ritmos, permitindo que a mudança da música flua através de você.

— Na escuridão, estou sempre com você, segurando sua mão e guiando-a nos passos da dança.

(Pausa)

Quando você se sentir pronta, levante-se e caminhe até a entrada da cabana. Ao caminhar, você sente seus quadris balançarem com sensualidade, sente a leveza de ser livre e sente o poder de sua magia feminina.

A cortina é puxada quando você se aproxima da porta e entra no mundo como uma Feiticeira.

(Pausa)

Respire fundo e traga sua consciência para seu corpo físico.

Leve as mãos ao coração e sinta gratidão pela presença e pelo amor da Divindade Feminina em sua expressão como a Feiticeira.

Sorria para a Divindade Feminina dentro de você.

Sorria para a Divindade Feminina no mundo ao seu redor.

Abra os olhos e veja o mundo através dos olhos de uma Mãe da Colheita.

Como usar essa meditação

A meditação pode ser lida sozinha ou com outras mulheres, ou pode ser usada para criar uma cerimônia com mulheres desempenhando diferentes papéis para você.

Em uma cerimônia, é importante retirar uma peça de roupa ou tecido que possa ser cortado e desfiado. Seu cabelo também precisa ser cortado fisicamente na cerimônia — você pode optar por cortá-lo todo ou apenas uma mecha, e precisará guardar o cabelo para a meditação do "Útero Vazio" no futuro. Você pode usar um cordão para representar o cinto de cabelo. Depois da cerimônia, o pano cortado pode ser pendurado em galhos de árvores para ser desfiado pelos elementos.

É importante, quer você esteja participando de uma meditação ou de uma cerimônia, fazer uma mudança em seu estilo de cabelo para representar as mudanças internas dentro de você. Se desejar, pode cortar o cabelo de maneira profissional após a cerimônia e guardar um pouco dele para a meditação do "Útero Vazio".

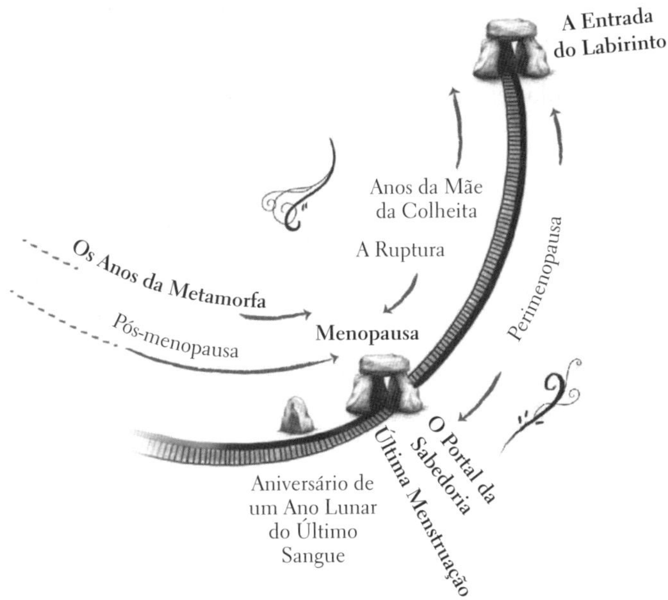

Figura 12: Os anos da Mãe da Colheita

Incorporando os Arquétipos

O propósito dos anos da Mãe da Colheita é que abracemos e vivamos o espectro completo de nossas energias femininas.

As mudanças dentro de nosso corpo são simplesmente o desvendar do antigo padrão físico de idade adulta e fertilidade que, nos anos da Mãe, ancorou os Arquétipos no mundo físico. Na Ruptura do Ciclo, experimentamos o processo de libertação, expansão e catálise dos Arquétipos à medida que eles se libertam dos ciclos físicos para estabelecerem sua presença apenas no mundo interior não físico após a última menstruação — nossa Sabedoria.

Quando olhamos para trás, para os anos cíclicos como Mãe, vemos que as percepções de nós mesmas e de todos os aspectos de nossa vida foram influenciadas pelos Arquétipos em sua fase associada do ciclo menstrual. Qualquer que seja nosso papel ou situação na vida, a cada mês, na fase de pré-ovulação, o Arquétipo da Donzela nos deu a oportunidade de reconhecer a individualidade e uma maior capacidade de nos desenvolvermos. Na fase de ovulação, o Arquétipo da Mãe aprimorou as energias e habilidades para criar ambientes e relacionamentos estimulantes. Em cada fase pré-menstrual, o Arquétipo da Feiticeira nos ofereceu intensa criatividade, intuição e capacidade aprimorada de gerar espaço para o novo. E em cada fase menstrual, o Arquétipo da Crone nos proporcionou a bela oportunidade de restaurar energias, semear sonhos e adquirir conhecimento sobre o caminho pessoal na vida.

Cada Arquétipo ofereceu apoio ao seguinte e recebeu apoio do anterior, produzindo um fluxo equilibrado ao redor do ciclo e dentro do ser. Em cada ciclo, recebemos quatro diferentes formas dominantes de pensar que nos propiciaram quatro pontos de vista únicos a partir dos quais nos vemos e compreendemos o mundo, quatro diferentes energias criativas, quatro diferentes energias sexuais e quatro diferentes formas de conexão e relacionamento.

Mas, muitas de nós, não conseguimos experimentar em sua plenitude a natureza cíclica nos anos da Mãe e tivemos que nos desligar de aspectos dos Arquétipos para que pudéssemos satisfazer as exigências de variáveis como: educação, sociedade, trabalho e maternidade. Agora, nos anos da Mãe da Colheita, recebemos um dom — abraçar todos os aspectos dos Arquétipos. Não temos controle sobre esse dom e não podemos mais ignorar os Arquétipos e suas energias ou reprimi-los quando surgem dentro de nós. Todos os aspectos do Arquétipo que não expressamos nos anos cíclicos estão nos sendo dados, acompanhados de suas desafiadoras mudanças físicas e do mundo interior, com o único propósito de nos despertar para quem de fato somos.

A sequência dos Arquétipos ainda reflete o fluxo das energias do ciclo menstrual, da Donzela para a Mãe, da Feiticeira para a Crone. Porém, o tempo que as incorporamos varia, e nessa variação temos uma incrível possibilidade de crescer. Incorporar um Arquétipo por algumas horas, ou por um dia, nos capacita a aplicar a perspectiva e as energias únicas desse Arquétipo a uma *situação específica*, para que possamos aprender mais sobre nós mesmas e sobre as energias femininas nesse contexto. Mas, quando nos é oferecida a dádiva de incorporar um Arquétipo durante muitas semanas ou meses, temos a oportunidade de explorar as energias dele em múltiplas situações para que possamos apreciar mais plenamente a potência desse aspecto de nós mesmas e descobrir como o fato de viver seus dons enriquece a vida e a percepção da feminilidade.

Dois meses de características dinâmicas, de domínio do intelecto e de autoconfiança do Arquétipo da Donzela pré-ovulação podem ser incríveis e nos trazer grande produtividade em todas as áreas da vida. Já cinco meses, entretanto, de características mutáveis, dominantes no subconsciente e reacionárias do Arquétipo da Feiticeira pré-menstrual podem impactar de maneira negativa em relacionamentos profissionais e domésticos! Experimentar meses incorporando o Arquétipo da Crone, com as baixas energias físicas e mentais que o acompanham, pode ser desafiador — ainda mais se a menstruação trouxer sintomas incapacitantes e abstinência profunda. Múltiplas menstruações com apenas alguns dias ou semanas de intervalo, com a rápida sucessão associada de energias do Arquétipo, também podem ser desafiadoras à vida cotidiana e às atividades do trabalho. Mas esse tempo extra da Crone nos oferece um acesso mais intenso às profundas características espirituais sob o domínio da alma do Arquétipo da Crone e pode nos trazer uma força centrada por meio dos acontecimentos turbulentos do dia a dia.

Nos anos da Mãe da Colheita, sem o conhecimento da Ruptura, podemos nos identificar apenas com um Arquétipo tal como ele aparece, criando expectativas irrealistas de quem somos e iniciando um estado de confusão bem como sentimentos de insegurança e frustração quando o Arquétipo muda de maneira inesperada. Quando incorporamos o Arquétipo da Donzela, talvez suspiremos de alívio e identifiquemos com entusiasmo o sentido de identidade com ela — apenas para ver o Arquétipo da Mãe materializar-se do nada dentro de nós e nos forçar a reconsiderar.

Se permanecermos nas energias de um Arquétipo durante meses, podemos cometer o erro de pensar que essa é agora nossa identidade "permanente", e podemos concentrar e planejar a vida em torno de tal interpretação — e, então, encontrarmo-nos chocadas com uma mudança súbita das necessidades, capacidades e energias à medida que o próximo Arquétipo surge.

Somado a isso, sem o conhecimento e a compreensão dos diferentes Arquétipos, ocorre de interpretarmos mal os seus dons. Os sentimentos que podemos rotular como "depressão" podem, em vez disso, ser descritos como energias sagradas da Crone; "irritabilidade" talvez represente as energias da Feiticeira ficando mais fortes; "mudanças de humor" significariam, quem sabe, o fluxo rápido entre os Arquétipos ou a Feiticeira liberando antigos padrões do subconsciente. Sentimentos de "ansiedade" e "pânico" podem ser a ruptura do ego ou o ensino de "lições" sobre amor-próprio, e a "baixa libido" pode advir do Arquétipo da Crone, oferecendo-nos uma nova forma espiritual de sexualidade. Momentos de baixa energia física e resistência, além de dificuldades de concentração e recordação, podem ser dádivas positivas tanto do Arquétipo da Feiticeira quanto do Arquétipo da Crone para nos ajudar a desacelerar e iniciar uma jornada interior, enquanto o sono perturbado e uma mente inquieta podem ser as energias da Donzela invadindo-nos por completo.

Para percorrermos com confiança o caminho do Labirinto, precisamos nos lembrar todos os dias de que estamos nos anos da Mãe da Colheita e que tudo está mudando. Precisamos lembrar que os Arquétipos chegam para nos ajudar a vivenciar toda a beleza de nossas energias femininas, liberando aspectos que foram ignorados ou inibidos, e nos pedem para também abraçarmos e nutrirmos as energias femininas que já fazem parte de nós, mas que estão famintas por atenção ou nutrição.

Quem sou eu nos anos da Mãe da Colheita?

Para nos ajudar a dançar com mais facilidade e alegria na descida pelos degraus do Labirinto, precisamos identificar nossos Arquétipos como e quando os incorporamos. Como os Arquétipos se sentem, as energias que desejam expressar e as necessidades que têm são individuais para nós e para o nosso caminho. Somos como as cores que brilham por um vitral — temos uma fonte, porém quem somos é expresso por meio de muitas cores diferentes.

Nossas experiências são únicas porque cada uma de nós é uma expressão individual da Divindade Feminina, criando uma interação distinta com o mundo — mas há muitas coisas que as mulheres têm em comum e, portanto, podemos generalizar algumas das experiências dos Arquétipos femininos. O esboço a seguir pode nos ajudar a identificar quem somos a qualquer momento e a interpretar de maneira positiva como nos sentimos. Identificar o que nos dá ou não apoio nos capacita a administrar e equilibrar a dança no Labirinto.

Embora as descrições dos Arquétipos estejam no capítulo Mãe da Colheita, as informações não são exclusivas dos anos da Mãe da Colheita e também podem nos ajudar a identificar os Arquétipos tanto nos anos cíclicos quanto nos anos da Metamorfa e Feiticeira Escura.

O Arquétipo da Donzela

Reconhecendo o Arquétipo da Donzela quando ela se manifesta

As energias do Arquétipo da Donzela são as da fase de pré-ovulação, da Lua crescente, da primavera e da maré crescente. Ela mantém um crescimento dinâmico em direção a um foco ou objetivo. Traz-nos uma mente pensante dominante, e podemos achar mais fácil pensar de maneira lógica, estruturar, analisar e aprender. A memória e níveis de concentração são em geral bons, e podemos nos sentir energizadas física e mentalmente. As energias da Donzela, muitas vezes, trazem uma enorme gama de planos e metas, pensamento positivo e autoconfiança aprimorados, bem como um desejo de autodesenvolvimento, justiça, novos começos, sucesso e realização pessoal.

Quando as energias da Donzela entram no ser com a necessidade de serem expressas, podemos nos sentir elevadas, o ego brilhando em nós. Podemos sentir vontade de fazer algo diferente, de explorar e descobrir uma coisa nova. A vida pode parecer muito estática ou estagnada para nós, e queremos sentir que estamos caminhando em direção a algo novo e fresco.

Também é possível descobrir que novos caminhos e projetos ganhem total espaço, deixando pouco tempo e energia para outras pessoas ao redor. O Arquétipo da Donzela é intelectualmente dominante, dessa forma, habilidades empáticas e compassivas podem ser baixas.

Se notarmos que temos um forte desejo de fazer algo novo, que temos a energia física e mental e a autoconfiança para fazê-lo e não nos importamos com o impacto nas outras pessoas, então saberemos que as energias da Donzela estão fluindo em nós — seja por uma hora, um dia, um mês ou por muitos meses!

Os dons do Arquétipo da Donzela

Mente intelectual dominante; ego forte; aumento da energia física; segurança; autoconfiança; propensão a assumir riscos; altos níveis de motivação e concentração; cabeça orientada para objetivos; desejo de autodesenvolvimento, reconhecimento e sucesso; capacidade de criar novos começos e novas direções.

O Arquétipo da Donzela nos oferece um ego maravilhosamente forte, uma mente pensante dominante e orientada para objetivos, um desejo elevado de atividade e uma necessidade de autoatualização e autodesenvolvimento. Nos anos da Mãe, podemos ter deixado de lado o ego de Donzela e as necessidades de crescimento próprio, a fim de nos concentrarmos nos papéis de parceira, mãe e provedora. Mas agora, nos anos da Feiticeira, as energias e dons que recusamos nas fases de pré-ovulação surgem com força, exigindo liberdade de expressão.

A Donzela também nos traz maior autoconfiança e a necessidade de deixar uma marca no mundo. Suas energias são externas, focadas na comunicação da individualidade e no crescimento dessa individualidade por meio da experiência. Ela nos proporciona confiança para sair da zona de conforto a fim de explorarmos o mundo e gritarmos do topo da montanha com os braços estendidos: "Eu sou eu!". Ela nos oferece a paixão e a energia para sair e "fazer algo", e nos dá as habilidades de raciocínio para organizar e planejar o que é esse "algo". Seu desejo é que nos projetemos no mundo, que façamos as coisas acontecerem, que aprendamos, cresçamos e nos expandamos. O Arquétipo da Donzela nos capacita a realizar mais, e o ego canta com confiança porque a expansão de nosso ser está no centro do propósito da Donzela.

O Arquétipo da Donzela sempre deseja definir a si mesmo — criando maravilhosos conceitos e estruturas complexas —, mas ela se apega aos "rótulos" que cria para segurança em tempos de incerteza. Nos anos de mudança da Feiticeira, a Donzela nos trará muitos rótulos — e cada um se sentirá confortável e verdadeiro até que se desfaça quando outro Arquétipo aparecer.

Precisamos aceitar as definições e objetivos da Donzela com a compreensão de que não sabemos quem somos, porque somos seres fluidos, e que os seus rótulos refletem apenas uma parte da natureza pessoal multifacetada e não são o único ser. Precisamos que nossa mente de Donzela dominante observe e experimente, em vez de procurar limitar e conter.

Expressando o Arquétipo da Donzela quando ela aparece

Não importa como expressamos as energias do Arquétipo da Donzela quando as incorporamos — poderíamos fazer uma nova aula de exercícios, estudar, viajar ou iniciar um novo projeto —, no entanto, precisamos ter certeza de que não somos rígidas em relação às expectativas de como expressá-las. Não é o resultado que é importante, mas sim a ação e a direção que são significativas.

Cada vez que as energias da Donzela surgem, ela nos dá a oportunidade de fazer uma mudança na vida normal que nos permitirá expandir. Ela nos oferece a oportunidade de expressar habilidades intelectuais e de sentir a autoconfiança necessária para fazer algo novo. Uma pequena expressão das energias da Donzela pode nos trazer um equilíbrio mais profundo, alinhamento com o eu autêntico, além de sentimentos de realização e completude.

Um grande desafio para muitas de nós nos anos da Mãe da Colheita pode residir na experiência da incorporação do Arquétipo da Donzela durante muitos meses. Nessas circunstâncias, podemos assumir múltiplos projetos e manifestá-los ao mundo com uma energia compulsiva e um desejo concentrado, fazendo enormes mudanças (tanto positivas como negativas) em nossa vida e na dos outros.

A Donzela nos enche de anseio e energia dinâmica para fazer as coisas acontecerem, e isso pode parecer demasiado libertador e fortalecedor depois dos anos da Mãe. Contudo, os dons do Arquétipo da Donzela nos são dados para que os abracemos e expressemos de uma maneira equilibrada. Nesse sentido, como o mundo nos inunda com tantos desejos e necessidades focados no ego, podemos superalimentar o ego e criar energias da Donzela dominadoras e destrutivas. Essas energias podem nos arrastar em uma inundação e afastar as pessoas que amamos com a força de suas correntes.

Se não conseguirmos equilibrar as energias, então, quando menos esperarmos, a Feiticeira Universal entrará em nossa vida e criará o caos necessário para nos forçar a voltar ao alinhamento.

O Arquétipo da Mãe

Reconhecendo o Arquétipo da Mãe quando ela se manifesta

As energias do Arquétipo da Mãe são as da fase da ovulação, da Lua cheia, da maré alta e do verão. Suas energias são estáveis, com bons níveis de resistência física, centramento e força emocional.

A Mãe nos traz uma mente do sentir dominante, permitindo-nos reconhecer sentimentos, ser empáticas e compreender outros pontos de vista. Ela também traz o desejo emocional de ajudar, de cuidar dos outros e de criar um ambiente para que as pessoas cresçam e prosperem como indivíduos. Ela traz a capacidade de criar comunicação equilibrada e de construir comunidade, além de uma poderosa criatividade prática em que utiliza as ideias da Donzela e as desenvolve no mundo.

Quando incorporamos as energias do Arquétipo da Mãe, podemos experimentar fortes sentimentos de altruísmo e amor e um desejo de alcançar mais pessoas para auxiliá-las ou para ajudar a apoiar seus projetos. Ao contrário da Donzela, que se concentra nos próprios projetos e desejos, o Arquétipo da Mãe deseja ajudar os outros a realizar sonhos e a satisfazer necessidades e aspirações. Ela também nos traz a força emocional para sermos ativamente compassivas em situações perturbadoras de cunho emocional, sem perder o nosso centramento. Ajudar os outros pode criar dentro de nós sentimentos de profunda alegria e felicidade, assim como de autoestima e realização.

Os dons do Arquétipo da Mãe

Mente pensante emocional dominante; energia física altamente estável; estabilidade emocional; empatia; compaixão; altruísmo; cuidado prático e criatividade; criação de relacionamentos e conexões amorosas; boas habilidades de comunicação e escuta; sentimentos de generosidade e abundância; paciência e compreensão.

Os aspectos do Arquétipo da Mãe tratam da expansão do senso de identidade por meio da aplicação do amor na expressão criativa e na conexão. Seu amor não é o amor intelectual idealista do Arquétipo da Donzela ou o amor selvagem e impetuoso do Arquétipo da Feiticeira, mas o amor que perdura pelas tempestades da vida e que cria um porto seguro para os outros à medida que são arrastados pelas ondas gigantescas de suas vidas.

A Mãe expressa seu amor de maneira prática. Mesmo um pequeno ato aleatório de bondade nos abre com mais profundidade às energias do Arquétipo da Mãe e nos ajuda a redefinir os limites que estabelecemos em nossa capacidade de amar e cuidar. O Arquétipo da Mãe nos ajuda a ver que o amor é infinito e está sempre disponível para ser compartilhado.

A percepção a respeito do Arquétipo da Mãe pode ser muito complexa. Depende, por exemplo, da relação com nossa própria mãe, se temos ou não filhos, do relacionamento que temos com os próprios filhos e netos, além da maneira como a sociedade retratou a maternidade e a relativa importância desta para uma mulher ser vista como "aceitável".

Podemos pensar que, por sermos mães com filhos e termos trabalhado em uma profissão de cuidado, expressamos tanta energia do Arquétipo da Mãe que não há mais nada para descobrirmos ou processarmos. Porém, há muitos aspectos do Arquétipo da Mãe que podemos não ter experimentado — como: direcionar as energias da Mãe para o próprio cuidado ou descobrir a riqueza das energias sexuais ou da espiritualidade do Arquétipo.

Tanto o Arquétipo da Donzela como o da Mãe se definem pelo seu impacto no mundo exterior, mas, ao contrário da Donzela, cuja identidade e valor próprio são impulsionados pelo ego, a identidade e o reconhecimento da Mãe vêm da felicidade e do crescimento de outras pessoas.

Expressando o Arquétipo da Mãe quando ela aparece

Os dons de força e estabilidade emocional da Mãe, bem como de empatia e compreensão, oferecem-nos capacidades poderosas de comunicação, construção de relacionamentos e apoio. O Arquétipo da Mãe está focado na criação de ambientes mais férteis e seguros para as pessoas crescerem e na criação de relacionamentos de apoio conjunto e conexões com os recursos de que as outras pessoas precisam para atingir seus objetivos.

Quando incorporamos as energias da Mãe por um curto período, podemos expressá-las com facilidade, dedicando mais tempo e atenção aos amigos e familiares. Porém, se incorporarmos o Arquétipo da Mãe durante muitos meses, teremos a maravilhosa oportunidade de explorar expressões mais profundas de suas energias, fazendo trabalho voluntário, envolvendo-nos em projetos comunitários criativos ou apoiando causas internacionais.

O Arquétipo da Mãe deseja criar um mundo ao redor cheio de carinho e amor — para que possamos, por exemplo, expressar energias de Mãe gerando um ambiente confortável para a família ou colegas de trabalho, fornecendo apoio essencial e diário às necessidades das pessoas, ou construindo uma comunidade interativa e de suporte. Mas a expressão do Arquétipo não implica grandes e dramáticos projetos; o simples cuidado diário de uma planta de casa como expressão de amor é suficiente para nos alinhar com ela. Quando o ambiente reflete as energias do Arquétipo da Mãe de volta para nós, sentimo-nos felizes e realizadas.

Durante os anos da Mãe da Colheita, se tivermos filhos mais crescidos, poderemos descobrir que a expressão parental habitual das energias do Arquétipo da Mãe é cada vez mais rejeitada por eles. Assim como a "primeira" adolescência cria uma oportunidade maravilhosa de os filhos explorarem suas identidades e expressá-las no mundo, nossa "segunda" adolescência nos dá a oportunidade de explorar o Arquétipo da Mãe de formas novas e criativas fora da maternidade. A jornada de descida pelos degraus do Labirinto proporciona a dádiva de reconhecer e descobrir aspectos desse Arquétipo muito além de quaisquer limitações tradicionais ou sociais.

O Arquétipo da Feiticeira

Reconhecendo o Arquétipo da Feiticeira quando ela se manifesta

As energias do Arquétipo da Feiticeira são as da fase pré-menstrual, da Lua minguante, do outono e da maré vazante. Quando a incorporamos, ela nos traz as energias dinâmicas da mudança, e o foco e o pensamento no mundo exterior são trocados pelo foco no mundo interior e pelo pensamento subconsciente. É possível que experimentemos estados de pensamentos caóticos, um foco mais amplo e falta de energia para nos concentrarmos por muito tempo.

O Arquétipo da Feiticeira também nos traz energias criativas intensas, intuição e consciência espiritual aguçadas, bem como a capacidade de saber o que parece "certo" ou "errado". Esses sentimentos muitas vezes vêm com uma compulsão para agir ou para criar um sentimento de "verdade" dentro de uma situação. Para a Feiticeira pré-menstrual, situações que parecem "erradas" podem ser uma exigência para sua interação, seja uma compulsão para contradizer alguém, para arrumar, para alterar um relatório ou para cortar aspectos da vida. O Arquétipo da Feiticeira tem pouca tolerância e paciência e, se ela consegue perceber um problema nos outros, então vai remediá-lo com firmeza e determinação. Isso pode nos fazer parecer muito críticas e julgadoras em relação às pessoas nesse momento, mas o cerne de nossas ações e palavras é, na verdade, um desejo de ajudar.

Muitas vezes, ocorre de o Arquétipo aparecer envolto em raiva e dar respostas agressivas. Essas emoções impactantes podem originar-se do sentimento de impotência para satisfazer suas necessidades — a necessidade de abrandar, de ter um foco mais espiritual e criativo e de seguir o fluxo da intuição. Assim, incapaz de atender a essas necessidades, é claro que o Arquétipo da Feiticeira responde às situações com sua programação instintiva de sobrevivência. Isso quer dizer que tendemos a pensá-lo como carente de sensibilidade emocional e empatia, mas sempre que o incorporamos podemos nos tornar empáticas em excesso, sentindo emoções por tudo e por todos. Não importa se o estímulo é uma notícia angustiante, uma árvore derrubada, uma postagem nas redes sociais, um filme ou mesmo um personagem de desenho animado, podemos vivenciar intensas reações emocionais e físicas. E a resposta de defesa do Arquétipo da Feiticeira a esse mundo de estímulos emocionais pode ser retirar-se ou proteger-se com vigor.

Nos anos da Mãe da Colheita, *tudo* em nossa vida e em nós mesmas é influenciado pelo domínio da Feiticeira Universal, e isso significa que, quando as energias de paixão, inconformidade, criatividade, inspiração, intuição e contraste do Arquétipo da Feiticeira fluem por nós para serem expressas, *elas serão amplificadas*.

Os dons do Arquétipo da Feiticeira

Mente subconsciente dominante; ego forte; diminuição das energias físicas, mentais e emocionais; períodos de alta e baixa de energias; respostas impulsivas e compulsivas; alta criatividade; carência; pensamento e julgamento binários; sensibilidade energética; falta de inibição; contraste; capacidade de criar espaço e mudar; confiança em sentir a "verdade"; aumento da consciência espiritual e da intuição.

Quando a Feiticeira surge e nós *a acolhemos*, ela nos traz dons poderosos e mágicos. Ela nos oferece o dom de criar um mundo por meio do contraste, mostrando-nos o que não queremos para que possamos concentrar habilidades criativas e intuitivas aprimoradas no reconhecimento dos verdadeiros desejos e na manifestação deles no mundo. Os arquétipos da

Donzela e da Feiticeira nos trazem um ego forte, mas, ao contrário da Donzela, em que as necessidades têm a ver com realização, sucesso pessoal e desenvolvimento no mundo, as necessidades da Feiticeira giram em torno da liberação de energias criativas e sexuais, e a liberdade de expressar a individualidade por meio de habilidades místicas e intuitivas.

Muitos dos dons do Arquétipo da Feiticeira estão aprisionados pela nossa expectativa de uniformidade em nossas energias e pela estrutura linear da sociedade. A Feiticeira nos traz o poderoso dom do poder de escapar de nossa prisão e sermos selvagens e livres. Por intermédio do pensamento subconsciente dominante, somos libertadas de muitas restrições e inibições sociais que existem dentro de nós. Isso significa que podemos explorar com mais profundidade os impulsos sexuais e criativos da Feiticeira e a mistura dessas energias com a consciência intuitiva e espiritual elevada.

No entanto, os dons do Arquétipo da Feiticeira precisam vir com responsabilidade — fazer o que precisamos e desejamos sim, desde que não prejudiquemos ninguém. Muitas vezes, quando incorporamos com desequilíbrio esse Arquétipo, não reconhecido e descuidado, podemos trazer um furacão de destruição — portanto, temos a responsabilidade espiritual de reconhecer o amor que reside nele e de atendermos *nós mesmas* às nossas necessidades, em vez de esperar que o mundo exterior mude para nos atender e, depois, projetemos nossa frustração quando ele não responde às nossas expectativas.

O poder da mudança interior é outro aspecto proporcionado pelo Arquétipo. Em vez de tentar alterar a nossa vida a partir do exterior, ela nos oferece a capacidade de mudar as raízes do mundo interior do nosso ser, para que possamos simplesmente parar e observar como novas folhas e flores crescem. Essa é provavelmente a ferramenta de desenvolvimento pessoal mais poderosa que temos, mas, para utilizá-la, precisamos aceitar e acolher o Arquétipo da Feiticeira.

Os anos da Mãe da Colheita nos dão a oportunidade de incorporar as energias da Feiticeira por semanas ou meses, o que permite que nos aprofundemos em nós mesmas para observar os padrões internos e segui-los até suas raízes, além de transformar crenças redundantes e o diálogo e as imagens internas por meio da reescrita das histórias do nosso subconsciente.

Os mundos interior e exterior são reflexo um do outro; portanto, quando fazemos o trabalho da Feiticeira no mundo interior, é essencial trazer essas mudanças para o mundo físico de alguma forma singela e significativa. Efetuar mudanças no mundo exterior também influencia o mundo interior, mas, para que a mudança seja completa, precisamos interagir com os dois mundos — porque a Feiticeira influencia ambos. Viajar ao redor do mundo nos anos desse Arquétipo trará novas experiências e revelações, porém a necessidade de mudança interna que talvez tenha motivado essa viagem só ocorre se entrarmos por conta própria na escuridão da Feiticeira e deixarmos que ela nos conduza às profundezas de nosso interior.

Vale recordar que o Arquétipo da Feiticeira mantém o contraste entre luz e escuridão, que ela está com um pé no mundo exterior e outro no mundo interior e que todos os seus dons contêm uma expressão de ambos os mundos. Se deixarmos que ela nos guie na escuridão do Labirinto, então poderemos ver as semanas ou meses em sua presença como um belo e poderoso presente.

Expressando o Arquétipo da Feiticeira quando ela aparece

A experiência das poderosas energias do Arquétipo da Feiticeira atravessando-nos sem uma liberação focada ou significativa pode criar intenso estresse e perturbação física e emocional. É importante que reconheçamos o Arquétipo da Feiticeira quando a incorporamos e tenhamos atividades prontas para guiar o forte fluxo de energia que ela traz. No entanto, tais energias são extremamente rápidas e mutáveis, e podemos ser inteiramente arrebatadas por sua onda antes de reconhecermos que os sentimentos provêm do Arquétipo. Portanto, as atividades para atender às necessidades da Feiticeira e expressar suas energias precisam ser rápidas e simples.

Uma fonte de instabilidade do Arquétipo da Feiticeira é não atender à demanda de mais descanso. Precisamos nos dar um tempo, não apenas em razão da baixa energia física e resistência, mas também da necessidade de proteger e nutrir a hipersensibilidade.

Outra fonte é a falta de amor-próprio. Embora fazer jus à demanda de descanso seja uma expressão de autocuidado e autoamor, é importante nutrirmos com amor-próprio a Feiticeira em nós de outras maneiras.

Uma terceira fonte de instabilidade é não satisfazer a necessidade de liberação criativa. Reservar tempo para a expressão da criatividade em qualquer campo, inclusive no sexo, manifesta as energias da Feiticeira, o que valida e torna aceitável sua presença e suas energias. O explorar da experiência sexual, acompanhada da consciência sensual desinibida e do autoempoderamento, traz uma nova dimensão ao "fazer amor" e à autonutrição sexual.

Para o Arquétipo da Feiticeira, a liberação criativa pode se concentrar mais na inspiração e no ato de ser criativo do que no resultado. Somado a isso, devemos lembrar que a Feiticeira conserva o contraste, portanto, ela detém o poder de criar e destruir; assim, muitas vezes, podemos sentir necessidade de expressar ambos os lados de suas energias, destruindo o que criamos. Essa é a "arte da Feiticeira", a arte para a liberação e para o momento, sem qualquer expectativa de existência continuada após a liberação.

Nos anos da Mãe, podemos ter expressado naturalmente a necessidade pré-menstrual de mais espaço, de mudança, de limpeza emocional e de libertação de energia física por meio de projetos de arrumação e limpeza em casa ou no trabalho. Agora, nos anos da Mãe da Colheita, esses atos de limpar e criar espaço tornam-se mais do que apenas uma liberação de energia ou uma arrumação do ambiente, significam uma revisão de vida, a qual nos mostra o contraste entre o passado e o presente, bem como o que desejamos e o que não desejamos. Considerando as energias da Feiticeira fluindo por nós enquanto arrumamos um cômodo, segurar um objeto nas mãos nos dá o poder de moldar a realidade — para reformular o passado ou moldar o futuro —, e a expressão física de mover itens, ou liberá-los de nossa posse, fundamenta essas mudanças no mundo físico.

Incorporar o Arquétipo da Feiticeira por muitas semanas ou meses sem aceitar a necessidade de trabalho espiritual interno pode gerar poderosas necessidades compulsivas e impulsivas de abrir espaço na vida, e o caos resultante é simplesmente a Feiticeira realizando o trabalho interno por nós!

Por fim, precisamos lembrar que o núcleo das energias da Feiticeira está focado em despertar o amor dentro de nós. Sempre que as energias da Feiticeira ameaçam nos sobrepor ou dominar, podemos nos fazer uma pergunta simples: "Como posso mostrar mais amor a mim mesma?".

Quanto mais agressivo for o Arquétipo da Feiticeira e mais caóticas e descontroladas suas energias parecerem, mais forte é a mensagem que ela nos transmite sobre a falta de amor-próprio. Nesse sentido, é preciso participar de atividades que alimentem nosso amor-próprio, e realizá-las com toda a sensualidade e a magia da Feiticeira.

O Arquétipo da Crone

Reconhecendo o Arquétipo da Crone quando ela se manifesta

As energias da Crone são as mesmas da menstruação, da Lua Escura, do inverno e da maré baixa. São receptivas, baixas e estáveis, estáticas e cheias de potencial, e situam-se no nível da alma. Ela nos traz baixa resistência física, baixo ego, baixa motivação e estímulo, foco no momento e uma consciência universal. Podemos experimentar um estado de sonho, uma desconexão do mundo cotidiano e uma incapacidade de pensar com facilidade com a mente intelectual. Podemos experimentar uma sensação interior de conhecimento — no coração, nos ossos e no útero — e a consciência de uma dimensão espiritual que nos permite observar a vida sem a necessidade de qualquer interpretação, interação ou resposta. Nas energias da Crone, podemos sentir uma profunda aceitação de tudo como é, bem como a capacidade de perdoar e de abandonar qualquer turbulência emocional que envolva a aceitação e a reconciliação.

A Crone nos ajuda a ver o quadro geral, e sua visão não se limita às necessidades e aos desejos individuais, mas em vez disso ela mantém uma visão para o futuro, para toda a vida e para o planeta. É compartilhando essa potente visão, de forma gentil e com amor, que isso começa a ser processado e se manifestar na escuridão de seu caldeirão.

Os dons do Arquétipo da Crone

Mente-alma dominante; percepção universal; baixas energias intelectuais, emocionais e físicas; falta de motivação, objetivos ou desejos; completude; a necessidade de recolhimento; espiritualidade profunda; conhecimento interior; intuição; estado mental meditativo; aceitação; perdão; entendimento; visão ampliada; paz; estado de sonho; sabedoria; amor transcendental.

A maneira como nos sentimos em relação ao Arquétipo da Crone e às suas energias depende da sociedade em que vivemos, das atitudes presentes nela e dos pontos de vista sobre a menstruação, o envelhecimento e as mulheres anciãs. As expectativas sociais imbuídas de desinformação quanto à expressão consistente das energias das mulheres ao longo do mês bem como a frustração e insegurança resultantes de não sermos capazes de satisfazer facilmente essas expectativas são sinais de que muitas de nós, em algum momento dos nossos anos cíclicos, tivemos uma visão negativa das energias do Arquétipo da Crone.

No decorrer dos anos da Mãe da Colheita, as energias do Arquétipo da Crone podem aparecer por semanas e meses, e quaisquer sentimentos de negatividade em relação a esse aspecto poderoso e transcendente de nós mesmas podem tornar esses tempos angustiantes. Com a baixa energia física e resistência, somos forçadas a hibernar e a retirar-nos das complexidades do mundo exterior para nos concentrarmos em tarefas e atividades simples do dia a dia.

Essa simplicidade pode parecer suficiente para nós, mas as exigências do mundo exterior não param. Dessa forma, podemos sentir a pressão das coisas que aguardam ação e a exigência — tanto externa como interna

— de atividade e realização. Para evitar essa pressão, precisamos mudar a abordagem em relação à interação com o mundo exterior a fim de que, sempre que incorporarmos o Arquétipo da Crone, possamos descobrir as dádivas positivas que ela traz.

Para nos ajudar a nos abrir aos dons da Crone, precisamos mudar as palavras que usamos para descrever a nós mesmas e nossas experiências, de interpretações negativas para positivas. Em vez de empregarmos uma palavra como "estagnada" para descrever uma condição, poderíamos usar alternativas como "em gestação" ou "com potencial" — termos que implicam um resultado positivo que surge da quietude. A palavra "estagnada" também implica ser incapaz de fazer qualquer coisa, no entanto, quando incorporamos o Arquétipo da Crone, *continuamos* a criar o mundo e o futuro através de pensamentos, amor e interações. Agora, nos anos da Mãe da Colheita, temos tempo para experimentar em um nível maior de consciência e para criar o mundo simplesmente *sendo receptivas*.

Para aceitar os dons do Arquétipo da Crone, é preciso abrir espaço em nossa vida para termos um tempo a sós a fim de que incorporemos a Crone e permitamos que ela trabalhe em nós e por meio de nós. Os dias, semanas ou meses de incorporação do Arquétipo da Crone só serão "vazios" se esquecermos que, na escuridão da Crone, reside o amor — um amor abrangente, transcendente, invisível, no patamar da alma, universal e duradouro. O amor percebido e o amor doado geram os mesmos sentimentos dentro de nós, por isso temos duas maneiras de experimentar o dom de amor da Crone — dar amor e receber amor — e então tudo ao redor se transforma, porque vemos o mundo com os olhos da alma.

Em geral, pode ser muito difícil inserir o recolhimento da Crone em nossa vida e tentar trabalhar durante as fases menstruais, esforçando-nos para manter o mesmo nível de produtividade e motivação presente na fase de Donzela. Mas só conseguimos administrar isso por um curto período. Além disso, sem o descanso profundo da menstruação para recarregar o corpo e ajudar a mente e as emoções a processar e integrar as experiências do mês, acabamos por nos encontrar com menos energia durante todo esse espaço de tempo.

Nos anos da Mãe da Colheita, o Arquétipo da Crone nos traz um dom extra: a capacidade de integrar e curar em todos os níveis não apenas as experiências de ciclo atual, mas *também as experiências dos anos da Mãe*. Se reservarmos um tempo para descansar e nos voltarmos para dentro, receberemos a cura interior de velhas lembranças, crenças, estresses, traumas, feridas e cicatrizes que criamos nos anos cíclicos de adulta. Para receber esse dom, basta nos deixarmos levar e nos abrirmos a ele.

Nesses tempos de energias prolongadas do Arquétipo da Crone, temos a quietude necessária para desembrulhar os presentes que ela nos traz — de perceber o momento, de expandir a consciência e de abraçar o amor incondicional e o perdão. Ela nos traz a dádiva de saber que somos suficientes como somos, e a força calma e a serenidade que advém dessa consciência nos protege do impacto do mundo moderno. Ela nos traz a capacidade de aceitar e observar, bem como de oferecer sabedoria — informação que é incondicional, sem julgamento e não influenciada pela emoção ou pelas necessidades do ego. O Arquétipo da Crone também nos dá a guiança de nossa alma, além de um momento para parar e contemplar o Universo, para ver a Divindade Feminina olhando-nos de volta com amor. Por meio desses dons, conhecemos o caminho de nossa alma e temos a força e a coragem para percorrê-lo.

Expressando o Arquétipo da Crone quando ela aparece

O Arquétipo da Crone nos pede que descansemos, nos recolhamos e direcionemos o foco para dentro e para o momento. Ela pede que haja tempo em nossa vida para a espiritualidade, para nos conectar com ela e também para imaginar e sonhar nosso futuro.

Porém, temos vidas ocupadas, e é importante encontrar uma maneira de deixar a Crone entrar com regularidade — ou ela forçará sua entrada. Precisamos criar pequenos momentos de quietude durante o dia para perdoar a nós mesmas e aos outros, construir uma conexão mais forte com o mundo espiritual e convidar a cura, a orientação e a sabedoria do Arquétipo da Crone.

Também é necessário maior concentração naquilo que amamos ao longo do dia, para nos lembrarmos de deixar de lado o que não é urgente e entregar o futuro à Crone. Reconhecer o que podemos afetar e o que não podemos mudar está alinhado com ela, e deixar as coisas ao sabor do Fluxo e ver aonde a corrente da vida nos levará é como incorporamos seus poderes.

O Arquétipo da Crone não nos diz em palavras o que deseja expressar, porque no nível da alma, ela fala conosco através de sentimentos, intuição, conhecimento interior e sincronicidade. Precisamos simplesmente ser receptivas enquanto caminhamos pelo mundo, sentir amor pelas coisas que apreciamos e desfrutamos bem como estar abertas à sua presença.

Por fim, podemos dar a nós mesmas permissão para trazer "serenidade" à vida. "Serenidade" é um termo que nos dá uma visão positiva do que estamos vivenciando, ao continuar a avançar pela vida, porém fazendo-o de uma forma advinda da permissão. Nossos tempos no Arquétipo da Crone não são negativos, mas sim momentos de paz, de interagir em um mundo desafiador e exigente, com a serenidade e o sorriso gentil de seres em contentamento.

Transição entre os Arquétipos

Os Arquétipos não ligam e desligam apenas — embora essa possa parecer a sensação quando todos os quatro fluem com rapidez por nós em um único dia. Eles fluem como uma onda — avolumam-se, atingem o pico e, então, declinam —, e a duração dessa onda pode ser tão curta quanto algumas horas ou tão longa quanto vários meses.

Experimentamos a "transição" quando as energias de um Arquétipo atingiram o pico e estão começando a nos deixar e a próxima onda do Arquétipo seguinte está começando a se construir. Por um tempo, mantemos duas energias de Arquétipo, e essas transições nos trazem uma compreensão muito sutil e mais profunda das energias de ambos os Arquétipos, além da oportunidade de experimentar e expressar o rico padrão desse entrelaçamento. No entanto, quando todos os quatro Arquétipos fluem através de nós num dia, pode ser difícil perceber essas sutilezas enquanto tentamos nos equilibrar no turbilhão de energias e experiências que nos acompanha!

Como abordar a expressão dos Arquétipos

Quando pensamos em como expressar nossos Arquétipos e atender às suas necessidades à medida que aparecem, precisamos lembrar que ações em harmonia com o Arquétipo trazem sentimentos de realização e felicidade. Essas ações podem ser pequenas e inseridas na vida cotidiana, ou grandes e impactantes — *o Arquétipo está simplesmente procurando atenção, reconhecimento e a expressão que temos dele no mundo exterior como parte de quem somos.*

A chave para saber se uma atividade está alinhada com o Arquétipo que deseja expressão é o sentimento de *felicidade*. Se fizer nos sentir bem, então a atividade está alinhada e é uma forma equilibrada de trazer expressão e harmonia a esse nosso aspecto. Porém, quando os Arquétipos da Donzela e da Feiticeira aparecem na vida, precisamos ter cuidado para não confundirmos a felicidade da alma cantando através do coração com a felicidade do ego, que atua para se sentir mais importante por meio de nossas atividades.

Também é essencial compreendermos que não precisamos fazer grandes mudanças para aceitar e expressar as energias do Arquétipo. Não precisamos deixar imediatamente o trabalho, viajar ou encontrar um amante mais jovem. Pequenas mudanças são tão poderosas quanto as grandes e podem ser menos perturbadoras para as pessoas ao redor. Quando fazemos uma mudança dramática, muitas vezes é porque estamos ouvindo *as necessidades de apenas um Arquétipo*, alguém que está desesperado para ser reconhecido, amado e expresso —, e podemos descobrir que a realização não virá porque existem outros Arquétipos igualmente querendo expressão.

Em lugar de mudar tudo de uma vez, tanto as coisas que nos restringem como as que nos emocionam, podemos fazer pequenas mudanças, pouco a pouco, que nos levarão ao nosso destino no momento certo. Ocasionalmente, a Feiticeira nos conduzirá num salto que nos levará mais longe e mais rápido, mas só ela sabe se estamos preparadas para essa transformação. Em vez disso, damos pequenos passos, observamos as energias do Arquétipo à medida que aparecem, experimentamos pequenas atividades e percebemos o que sentimos.

Esse é um caminho intuitivo, um caminho criativo e uma dança de forma livre. O intelecto não pode nos dizer como dançar ao som da música, simplesmente a sentimos dentro de nós e deixamos o ritmo e a melodia nos guiarem. E é assim que podemos enfrentar os desafios dos anos da Feiticeira como mulheres fortes e confiantes, centradas e equilibradas.

Autocuidado

Dentro do ciclo menstrual, existem cinco padrões cíclicos únicos — o *ciclo físico*, o *ciclo emocional*, o *ciclo da percepção*, o *ciclo dos dons* e o *ciclo das necessidades*. O "ciclo de necessidades" nos mostra que cada Arquétipo tem requisitos diferentes de nutrição e crescimento, reconhecimento e autoexpressão, propósito, conexão e amor.

Para estarmos em harmonia com os Arquétipos de nossas fases, precisamos do ambiente adequado para que eles prosperem — cada um necessita de solo, nutrientes e clima certos para crescer em todo seu potencial, florescer e dar frutos. Nos anos da Mãe da Colheita, torna-se cada vez mais importante para nós sermos jardineiras, nutrindo as necessidades dos Arquétipos e criando o melhor ambiente para que eles floresçam em nosso sentido de identidade e nossa vida. Mas precisamos ter muito cuidado — se considerarmos que temos necessidades que "devem" ser satisfeitas pelo mundo exterior, poderemos projetar uma atitude muito ditatorial, egocêntrica e sem empatia a fim de criar condições para nos sustentarmos.

À medida que damos os primeiros passos no caminho do Labirinto nos anos da Mãe da Colheita, o autocuidado torna-se muito importante em razão da imprevisibilidade dos nossos ciclos, porém precisamos estar conscientes do efeito da abordagem adotada sobre os nossos entes queridos. Isso porque o autocuidado pode ser interpretado como: "Minhas necessidades são mais importantes que as suas, então vou ignorar aquilo de que você precisa".

Também podemos empregar o "autocuidado" como uma arma de autoempoderamento em situações em que nos sentimos tão sobrecarregadas que a única saída que encontramos é abandonar as nossas responsabilidades. Essa abordagem egocêntrica de autocuidado pode muitas vezes explodir a partir da falta de amor-próprio e de autoaceitação, da ausência de uma conexão de alma na vida cotidiana e dos sentimentos de impotência que surgem da má compreensão da nossa natureza cíclica e do nosso caminho no Labirinto.

E se o Arquétipo da Feiticeira está tecendo histórias mágicas em torno de uma situação, então nossa resposta imediata a qualquer ameaça percebida ou demanda incontrolável pode ser emocionalmente muito intensa. As pessoas maravilhosas que nos amam desejam nos ajudar e nos apoiar nessa fase da vida, mas não saberão que tipo de ajuda é apropriada, nem se sentirão incluídas na nossa jornada, a menos que partilhemos com elas as necessidades de nossos Arquétipos a partir de uma posição de *amor*.

Se adotarmos uma abordagem de medo liderada pelo ego para o autocuidado, então este se tornará egoísta, exigente e alienante, onde nos fortalecemos ao *enfraquecer* os outros. O autocuidado não deve ser uma resposta rápida, mas sim uma arte que combina autoconsciência, intuição, empatia e amor.

Ao longo dos anos da Feiticeira, para cultivar um autocuidado solidário e harmonioso, precisamos criá-lo a partir da escuridão, do amor universal e da aceitação do Arquétipo da Crone. Quando amamos os outros, nunca é o "nosso" amor que partilhamos, mas o amor divino que flui por nós, reabastecendo-nos e aos que nos rodeiam. A questão de sobrecarga pessoal não significa ter muito a fazer — e, portanto, não ter tempo suficiente para satisfazer as necessidades —, mas sim não realizar as coisas com amor. O amor é o melhor restaurador de energia.

Sim, nos anos da Feiticeira, podemos nos sentir perdidas e sozinhas e procurar por reconhecimento, amor e segurança. Sim, podemos sentir que o trabalho já não nos preenche, que as relações já não nos satisfazem, que temos de mudar e fazer isso já! Mas, quando sentimos tudo isso e ainda permanecemos focadas no amor do Arquétipo da Crone no coração do Labirinto, não *exigimos* mais que o mundo se concentre em nós e atenda às nossas necessidades *imediatamente*, e o ego e a personalidade não mais refletem *uma Feiticeira desequilibrada* que perdeu o contato com a escuridão e com o amor universal da Crone.

Não ficamos sem apoio enquanto percorremos o caminho do Labirinto, e quando nossas velhas estruturas arrebentam, não ficamos largadas na praia, sem forças e lutando para respirar. Em vez disso, permanecemos nuas na praia, purificadas pelo mar e pelos ventos, secas e aquecidas pelo sol, com os pés seguros pela areia fofa, e estamos rodeadas e preenchidas de amor.

O derradeiro autocuidado nos anos da Feiticeira é fazer toda e qualquer coisa com o amor que habita na escuridão do Labirinto. Quando nos concentramos no amor, lembramos que os Arquétipos são a manifestação do amor da Divindade Feminina, que aparecem sob quatro formas e são trazidos ao mundo pela singularidade da expressão humana.

O que os Arquétipos trazem ao nosso parceiro masculino nos anos da Feiticeira?

Nunca estamos isoladas em nossas energias; elas impactam as pessoas ao nosso redor e especialmente o nosso parceiro. Para aquelas de nós que têm um homem como parceiro, a jornada pelos anos da Feiticeira não é apenas um caminho espiritual sagrado para seguirmos, é também um caminho para o parceiro, que o ajuda a descobrir a divindade Feminina e a explorar sua própria expressão dos quatro Arquétipos masculinos — *Guerreiro, Pai, Mago e Sábio* —, iluminados pela luz e escuridão do feminino. Assim como os anos da Feiticeira podem ser um choque para as mulheres, assim também podem ser para os homens em suas vidas — talvez ainda mais se eles não compreenderem os quatro arquétipos femininos e esperarem uma única forma de feminilidade e um único tipo de relacionamento com ela.

Os homens que amam as parceiras querem compreendê-las, ajudá-las e apoiá-las durante a jornada da menopausa, porém, para isso, precisam aprender sobre os Arquétipos e sobre como ser flexíveis e adaptáveis o suficiente para dançar com eles. Os anos da Feiticeira trazem uma mudança poderosa na forma feminina, e os homens que mantêm um relacionamento amoroso com uma mulher que está passando por essa transformação naturalmente também mudam. O caminho da menopausa feminina é também um caminho de despertar para os homens.

Nos anos da Mãe da Colheita, o desafio tanto para as mulheres quanto para os homens pode ser as poderosas ondas de energias do Arquétipo e os sentimentos intensos resultantes da quebra do ciclo. Nos anos cíclicos de Mãe, os ciclos menstruais nos deram a oportunidade de construir uma compreensão mútua das energias, expressões e necessidades dos Arquétipos bem como de compreender o estágio de vida que temos pela frente. Então, preparados com esse conhecimento, saberemos cuidar uns dos outros à medida que o ritmo do ciclo se desenrola, e entenderemos como acolher cada Arquétipo e abraçar juntos seus dons.

Contudo, se não tivemos a oportunidade de explorar os Arquétipos dos ciclos e de construir um entendimento mútuo com o nosso parceiro, ainda temos essa chance nos anos da Mãe da Colheita — pode apenas demandar um pouco mais de paciência e atenção. Nunca é tarde para compartilhar os Arquétipos com o parceiro e explorar juntos o incrível caminho do Labirinto. Cada Arquétipo, à medida que aparece, traz novos aspectos para a vida de um homem e novas maneiras para ele interagir com sua parceira — e também desperta novas maneiras para ele se definir e atender às necessidades de seu próprio Arquétipo.

A complexidade dessa fase da vida faz com que nos anos da Feiticeira a relação com o parceiro precise ser reconhecida como sendo diferente da relação dos anos cíclicos. Os anos da Mãe da Colheita são o início de um tempo sagrado de mudança, no qual estamos começando a criar um relacionamento novo e dinâmico e um entendimento aprofundado com o parceiro, que fluirá para os anos da Metamorfa e além deles.

Cada homem e cada relacionamento são únicos, mas as energias do Arquétipo e sua expressão dentro de um relacionamento podem ser semelhantes para muitos. A chave para a dança dos Arquétipos, tanto para homens como para mulheres, é não esperar que as energias sejam as mesmas o tempo todo e dançar com elas como e quando aparecem, bem como abraçar e aproveitar as oportunidades que trazem.

O que o Arquétipo da Donzela traz para o nosso relacionamento?

As energias do Arquétipo da Donzela iniciam novos começos na vida, portanto, quando incorporamos a Donzela, temos a oportunidade de começar algo fresco e novo com nosso parceiro. Podemos tomá-lo pelas mãos e conduzi-lo para uma direção de vida estimulante e um relacionamento novo e excitante conosco.

Talvez nosso parceiro tenha estagnado no trabalho e na rotina doméstica e também sinta necessidade de se libertar. As energias da Donzela brilham em nós e nos dão a oportunidade de incorporar esse aspecto da Divindade Feminina para o parceiro, sendo jovens em perspectiva, entusiasmadas pela descoberta do mundo, movidas pela alegria e pelo prazer, e motivadas para transformar um relacionamento em algo brilhante e vibrante.

As energias da Donzela podem aparecer a qualquer momento e acrescentam tempero à vida, criando novas ideias, devolvendo-nos a bela paixão do ego pela autoidentificação e oferecendo-nos a oportunidade de transformar o relacionamento com o parceiro enquanto esse novo "eu" evolui. Mas precisamos agir com cuidado e não deixar o ego assumir o controle com sua forte compulsão para realizar, ter sucesso e crescer.

Vale igualmente lembrar que a Donzela não é quem somos, mas apenas uma parte de quem somos. Ao trazer *gentilmente* o parceiro para a dança da Donzela, para partilhar sua alegria e paixão pela vida, ensinamos-lhe os passos para que ele possa dançar conosco. Não podemos esperar que ele os conheça repentinamente — porque ele não ouve a música —, porém, no papel de representantes da Sacralidade Feminina, podemos, com um pouco de prática, ensiná-lo a dançar com a Donzela. Além disso, enquanto ele dança com nosso Arquétipo da Donzela, pode incorporar seu próprio Arquétipo jovem e masculino do Guerreiro e satisfazer os próprios desejos de explorar e expressar suas energias no mundo.

Quando vemos casais de meia-idade, não pensamos nas energias da Donzela fluindo pelo relacionamento. Mas por que um casal maduro não deveria se apaixonar de novo e viver loucas aventuras juntos? Por que não deveriam "abandonar o ninho" e juntos se redefinirem no mundo? Por que não podem mudar, crescer e explorar seus novos eus em sua parceria, assim como fizeram no início do relacionamento?

Quem nos disse que não podemos fazer isso?

O que o Arquétipo da Mãe traz para o nosso relacionamento?

As energias do Arquétipo da Mãe não tratam apenas de quem somos como mães físicas, mas também de como expressamos suas energias mentais, emocionais, criativas, sexuais e espirituais para o mundo. À medida que começamos a mudar nos anos da Mãe da Colheita, as energias Mãe começam a ampliar o foco, expandindo-se para um mundo mais amplo, e projetos criativos e afetuosos podem tornar-se parte do relacionamento com o parceiro.

As energias do Arquétipo da Mãe também podem nos trazer uma forte necessidade de sentir e expressar o amor romântico em nossa vida — um reavivamento dos momentos de partilha sincera, de olhar nos olhos um do outro, de sentir a conexão de alma, o amor apaixonado e a atração que tivemos no início do relacionamento. Não importa que nosso corpo, e o do parceiro, esteja mudando com os anos: as energias sexuais apaixonadas e amorosas do Arquétipo da Mãe ainda surgem dentro de nós quando a incorporamos.

Outro aspecto que esse Arquétipo pode apresentar é a necessidade de nos envolvermos mais na vida do parceiro novamente e de ter mais "tempo de casal" para explorar a companhia um do outro. Ocorre de muitos parceiros sentirem que estão em segundo plano em relação aos filhos e ao trabalho da parceira, por isso pode levar algum tempo para que percebam os dons que o Arquétipo da Mãe está oferecendo — importância na vida da companheira, apreço, apoio e a oferta de uma dança emocional e acolhedora para o amor.

É possível que todas as energias do Arquétipo pareçam fortes e compulsivas nos anos da Feiticeira, e, sem entender como deixá-las fluírem através de nós de uma forma harmoniosa, responderemos ao Arquétipo da Mãe influenciadas pela Feiticeira rompendo o relacionamento existente para procurar um parceiro diferente — alguém que entrará de imediato em um relacionamento e na sexualidade movidos pela emoção, de forma apaixonada e romântica. Estamos mudando de maneira rápida e caótica, por isso queremos atender logo às necessidades pessoais, no entanto cabe-nos usar as energias da Mãe — de paciência, empatia e criatividade — para guiar o parceiro atual através de nossas mudanças, para que ele possa trilhar esse caminho mais emocional ao nosso lado.

Temos o poder de proporcionar ao nosso parceiro a bela experiência de ver sua alma refletida nos olhos de seu par e de se sentir aceito, amado e admirado. Oferecemos a ele a incrível oportunidade de se render à Divindade Feminina e de se aceitar como a Divindade Feminina o vê, de explorar seu próprio Arquétipo de Pai interior e de expressar essas energias masculinas amorosas, gentis e altruístas de maneiras novas e diversas. Somos capazes de propiciar ao nosso parceiro um relacionamento incrível e emocionante, criando o "tempo de casal" que o Arquétipo da Mãe poderia desejar.

O que o Arquétipo da Feiticeira traz para o nosso relacionamento?

O Arquétipo da Feiticeira e suas energias podem ser um choque e um desafio para muitos homens. Se um homem conheceu uma Feiticeira desequilibrada e restrita apenas durante as fases pré-menstruais da parceira, é provável que haja uma lacuna em sua experiência ao que se refere aos aspectos positivos de uma Feiticeira equilibrada. Se nós, mulheres, compreendermos o Arquétipo da Feiticeira e suas energias, bem como o propósito dos anos influenciados por ela, poderemos criar um relacionamento positivo e progressivo entre os aspectos pessoais de Feiticeira e nosso parceiro.

Esse Arquétipo oferece às mulheres e aos homens uma oportunidade maravilhosa de se libertarem das cadeias das expectativas sociais e dos relacionamentos passados. Conforme inibições e limites sociais se desfazem nos anos da Mãe da Colheita, é possível tornar-se mais aventureira, dominante, impulsiva, imprevisível e proativa, além de aberta para explorar diferentes tipos de relacionamento e sexualidade. Isso pode ser algo que o parceiro abrace com prazer ou algo que o faça se sentir ameaçado.

Para ajudar os homens a compreender esse Arquétipo, é necessário explicar-lhes que essa energia dinâmica e selvagem é apenas um aspecto da Feiticeira e que ela também pode aparecer em sua forma mais suave e retraída. As energias sensuais estão entrelaçadas com os sentimentos sobre nós mesmas e nosso corpo "envelhecido", mas a forma em mudança não nos impede de explorar diferentes maneiras de expressão sexual e compartilhar o prazer das energias da Feiticeira — é apenas uma atitude em relação a nós mesmas e uma expectativa limitada que nos impede. Precisamos lembrar que o Arquétipo da Feiticeira nos ensina a nos aceitar e a nos amar mais.

Quando consideramos a energia sexual como um aspecto sagrado da Divindade Feminina, interpretamos todas as formas de prazer amoroso como uma oração — e podemos tornar-nos, para o nosso parceiro, a sacerdotisa Feiticeira, erótica, mutável e sensual. Trazemos a ele o caos e o desafio de uma mulher em mudança, porém, nesse caos, oferecemos a oportunidade de uma expressão mágica mais profunda da energia sensual dinâmica e passiva. Pode haver apoio por parte dele nessa dança, existindo um espaço seguro para as energias do Arquétipo à medida que fluem através de nós e sendo uma âncora na maré vazante para que possamos permanecer conectadas à natureza pessoal mais profunda e à consciência espiritual.

Ao abraçarmos e expressarmos as energias da Feiticeira, bem como dissolvermos os medos do ego com amor-próprio, incluímos o parceiro na nossa jornada transformacional em direção ao Labirinto. Podemos ajudá-lo em sua trajetória para dentro de si, na qual explorará a relação com o Arquétipo da Feiticeira e a própria energia masculina do Arquétipo do Mago. A relação torna-se, então, "mágica", o que significa que é formada a partir de uma consciência tanto do mundo interior como do mundo exterior.

O que o Arquétipo da Crone traz para o nosso relacionamento?

Os Arquétipos da Donzela, da Mãe e da Feiticeira, focados externamente, são considerados bastante desafiadores à medida que aparecem dentro de nós, mas, como são expressos no mundo manifesto, podem ser mais fáceis de serem compreendidos pelo parceiro. Contudo, a Crone desafia qualquer definição. As energias desse Arquétipo movem-nos para dentro, em direção ao nível da alma — entretanto, do ponto de vista do mundo exterior, isso pode parecer um afastamento da vida cotidiana e do relacionamento.

Quando incorporamos a Crone, podemos deixar o parceiro sentindo-se isolado e abandonado — a Crone vem sem palavras, por isso é difícil para nós compartilhar o que vivenciamos na escuridão e incluí-lo na consciência mais profunda. Agora, na irregularidade dos ciclos, em que podemos encarnar a Crone durante semanas e meses, é necessário compreender quão assustador é para o parceiro nos ver entrar no Labirinto. Já não somos a mulher que ele conheceu — em vez disso, ele sente e vê que nos transformamos na sacerdotisa da escuridão, a velha que encarna a Crone, e, nesse sentido, pode sentir que nos perdeu para as sombras.

Precisamos ter certeza de que, quando a suave escuridão da Crone passar sobre nós e nos assentarmos lá no coração do Labirinto, não esqueceremos o fio vermelho nas mãos — o fio que seguimos escada abaixo e que marca a conexão que temos para retornar à luz. Quando incorporamos a Crone, nosso parceiro se torna o guardião do fio vermelho, a âncora para o mundo exterior e o lembrete de que estamos nos anos da Feiticeira e ainda precisamos fazer parte desse mundo externo. Ele permanece na entrada do Labirinto puxando suavemente o fio vermelho para nos chamar a atenção e nos convocar a seguir o fio de volta até os degraus que ficam meio na escuridão e meio na luz. Guiadas pelo fio e pelo amor com que ele chama o nosso nome, lembramos que podemos transitar entre os dois mundos e que não seremos Crone para sempre — ou pelo menos ainda não.

Ao juntar-se a nós no recolhimento para as energias da Crone, o nosso parceiro também tem a oportunidade de explorar sua própria escuridão interior, de viajar interiormente em direção à sua alma e de explorar e incorporar seu Arquétipo masculino do Sábio. Por meio da própria experiência de escuridão interior e Arquétipo, ele pode se sentir mais à vontade com as energias da Crone.

Cabe dizer que, quando incorporamos o Arquétipo da Crone, podemos trazer ao nosso parceiro amor incondicional, profunda aceitação e sabedoria interior para ajudar a guiá-lo no próprio caminho espiritual. Damos-lhe a oportunidade, que tantas mulheres consideram garantida todos os meses, de tocar a face da Divindade Feminina como a Mãe das Almas. E assim como ele nos ancora, reservamos espaço para que ele passe pela própria jornada de despertar da alma, independentemente da maneira que escolher caminhar por ela.

Oferecendo apoio a nossos parceiros

Para apoiar nossos parceiros de vida durante os anos da Feiticeira, é necessário dar-lhes espaço e tempo para se adaptarem à nova mulher com quem estão vivendo. As mulheres lutam para nadar contra as ondas e tempestades da confusão, e os parceiros também são levados pelo vento e pelas correntes.

Se conseguirmos compreender nossos Arquétipos, perceber como aparecem em nós e dar-lhes expressão em nós mesmas e na vida, então poderemos construir um barco e flutuar acima das ondas. Poderemos ajustar as velas e navegar com a tempestade, bem como virar e resgatar nosso parceiro das ondas de cristas brancas.

Muitos homens sentem-se desamparados à medida que as mulheres que amam começam a mudar; nesse sentido, querem ajudá-las e apoiá-las, mas não sabem como. Nós, mulheres, sentimos falta da tradição que nos guia durante os anos da Feiticeira, no entanto os homens também sentem falta da tradição que os guie a caminhar ao nosso lado.

Precisamos ouvir os Arquétipos para que possamos explicá-los aos nossos parceiros e compartilhar os dons e a alegria da exploração e descoberta que esse momento sagrado de mudança traz.

A transição de Mãe da Colheita para Metamorfa

A suave luz do fogo brilhava no rosto da Velha e no chão de terra a seus pés.

A Velha se abaixou e alisou devagar a terra com a mão. De uma bolsa debaixo da capa, ela retirou um punhado de pedrinhas brancas e as colocou no colo.

Com a ponta do cajado, desenhou um grande círculo na terra, pegou uma pedra do colo e colocou-a na borda do círculo mais próxima dela.

— Um mês sem sangue: os Frutos da Terra — declarou ela de maneira solene, e então colocou outra pedra, um pouco mais para dentro do círculo do que a primeira. Seus dedos artríticos detiveram-se por um momento, tocando a pedra.

— Dois meses sem sangue: os Frutos do Pertencimento — anunciou.

Ela pegou uma pedra após a outra do colo, criando uma fileira de pedras que atravessava o círculo. Cada vez que ela posicionava uma pedra, fazia uma pausa para atribuir-lhe um significado.

— Três meses sem sangue: os Frutos das Energias Sexuais e da Fertilidade.

— Quatro meses sem sangue: os Frutos da Criatividade.

— Cinco meses sem sangue: os Frutos da Alegria.

— Seis meses sem sangue: os Frutos da Abundância.

— Sete meses sem sangue: os Frutos da Generosidade.

— Oito meses sem sangue: os Frutos das Conexões.

— Nove meses sem sangue: os Frutos do Amor.

— Dez meses sem sangue: os Frutos dos Sentimentos.

— Onze meses sem sangue: os Frutos da Percepção.

— Doze meses sem sangue: os Frutos da Intuição.

Por fim, ela depositou uma pedra completamente negra no ponto mais distante que conseguiu alcançar, ainda alinhada com as outras pedras, mas além do círculo. Sussurrou:

— O décimo terceiro mês sem sangue: os Frutos do Espírito.

A Velha recostou-se satisfeita e olhou para as mulheres que a rodeavam. Juntou as pedras e as colocou de volta no colo.

— Quando seu sangramento vem com muitas Luas entre elas, é sinal de que o tempo de Mãe da Colheita está chegando ao fim. Esse é o momento de colher os frutos que cresceram e amadureceram, de valorizar o que vocês têm, o que vocês foram e o que fizeram. Esse é o momento de ver como vocês cresceram com suas experiências e de se concentrarem em sentimentos de realização, gratidão e de serem apoiadas.

— Então, depois de seu sangramento, vocês caminham no primeiro mês dos Frutos da Terra.

A Velha colocou uma única pedra branca no chão à sua frente.

— Observem a Terra, a abundância de vida ao seu redor, a beleza da terra, do céu e das águas. Apreciem o corpo com que a Terra as presenteou, os elementos que o sustentaram e como seu corpo cresceu, mudou e deu vida. Observem seus sentidos e a honra de estarem no mundo físico.

— Deem seu amor e gratidão nesta colheita de sua vida para que vocês possam plantar as sementes para o futuro.

A Velha colocou uma segunda pedra no chão.

— Mais um mês sem sangramento e vocês caminham um mês de Frutos do Pertencimento.

Ela acrescentou uma terceira pedra, depois outra e mais outra até que houvesse seis pedras alinhadas.

— Mas talvez então venha o sangue da Crone!

A Velha riu baixinho enquanto juntava as pedras e as colocava de volta no colo.

— E depois de seu sangramento, vocês começam de novo.

Mais uma vez, ela alinhou as pedras em uma fileira estendendo-se para fora e atribuiu a cada uma um significado. Por fim, colocou a décima terceira pedra negra posicionada fora do círculo. A Velha ergueu os olhos, sorrindo.

— Após a décima terceira Lua, vocês sabem que sua vida cíclica terminou. Vocês ofereceram sua gratidão e apreço à Mãe da Colheita. E agora vocês celebram o primeiro aniversário de trilhar seu novo caminho no mundo como Metamorfas.

O Ano das Treze Luas

À medida que o intervalo entre as menstruações se prolonga para dois, cinco, oito meses ou mais, sabemos que estamos perto do último sangue, a nossa Sabedoria. Mas pode ser difícil sabermos exatamente quando recebemos o Sangue de Sabedoria e entramos nos anos da Metamorfa. Somente olhando para trás é que podemos dizer: "Este foi meu último sangue e quando me tornei uma Metamorfa".

O caminho das Treze Luas é uma forma de seguirmos a transição de Mãe da Colheita para Metamorfa, de honrarmos as menstruações restantes e de abraçarmos as expressões finais da perimenopausa. Começamos o caminho das Treze Luas nas energias de Mãe da Colheita e podemos usufruir dos mesmos Frutos muitas vezes antes de completarmos o caminho com a nossa Décima Terceira Lua sem sangramento e a celebração do primeiro aniversário como Metamorfa. Esse ano lunar de Treze Luas desde o último sangue reflete a definição médica das mulheres como "pós-menopausa", após um ano solar de doze meses sem menstruação.

O Ano das Treze Luas é um ano sagrado de transformação e de gratidão à Donzela, à Mãe, à Feiticeira e à Crone pelos frutos da vida cíclica. Se celebrarmos a abundância, podemos cair com as sementes na terra e viajar até às raízes mais profundas. Cada mês sem ciclo é uma *colheita*, um momento para refletir, para homenagear e desfrutar da riqueza e abundância da vida. Olhamos com amor e agradecimento para tudo o que nos aconteceu porque foram essas situações que nos proporcionaram experiências únicas e criaram quem somos neste momento.

Dependendo de como o Ano das Treze Luas se manifesta, os ciclos podem parar abruptamente, ou podemos completar nossas Treze Luas apenas para experimentar uma menstruação um ano ou mais depois — e, então, repetimos o caminho de Frutos e gratidão. O caminho pelo Labirinto é sempre uma dança individual e com muitas mudanças de ritmo.

Lembrando o caminho do Labirinto

À medida que os meses entre as menstruações aumentam, pode haver uma sensação de alívio e de liberdade em relação aos desafios do ciclo menstrual. Com o aumento do número de meses livres do ciclo físico, ocorre de sentirmos a intensa potência de novos começos e direções e do despertar de energia dinâmica. Também é possível experimentar uma nova sensação de autofoco inerente à natureza mutável.

Muitas de nós pensamos de maneira errônea que ficar tanto tempo sem ciclo significa que os Arquétipos não têm mais qualquer relevância para nós. Podemos esperar que a influência sobre nossa vida termine e que nos tornemos lineares em relação às energias, à percepção, à abordagem e ao senso de identidade. Oh, meu bem — estamos tão equivocadas!

E uma revelação muito importante da qual talvez nos esqueçamos enquanto respiramos fundo de alívio, é que ainda estamos nos anos da Feiticeira e sob a influência dela, e que *tudo* o que aprendemos nas fases pré-menstruais é um guia para o caminho a seguir. Sem esse conhecimento, podemos interpretar os novos começos e vitalidade como pertencentes ao Arquétipo da Donzela, o qual envolve energia dinâmica, foco externo na criação de planos e objetivos, bem como o brilhante ego definindo-se através da sua interação e do impacto no mundo. Essa má interpretação é um erro impactante, porque, na verdade, não estamos experimentando a influência das energias resplandecentes da Donzela, mas sim a *presença da escuridão dinâmica* da Feiticeira.

Ao identificarmos de maneira equivocada a Feiticeira como a Donzela, ignoramos a escuridão e a necessidade de nos voltarmos para dentro e seguirmos os passos do Labirinto. Em troca, a Feiticeira Universal entra amorosamente em nossa vida para quebrar a autoilusão e permanecer em seu imenso poder de uma forma da qual não há como fugir. Podemos acreditar que, à medida que a energia dinâmica de Metamorfa flui para o corpo e o ego, estamos agora livres para fazer o que quisermos, quando quisermos — mas a Feiticeira Universal tem um plano *inegociável* de crescimento, que inclui a quebra dessa expectativa bem como da autodeterminação e empoderamento baseados no ego associados a ela. Não conseguimos parar o fuso enquanto ele gira o fio da vida!

O sangue de Sabedoria é o ponto de equilíbrio entre a luz e a escuridão nos degraus do Labirinto, uma base entre os mundos exterior e interior num momento em que as mudanças mais dinâmicas estão acontecendo conosco e dentro de nós.

Caminhando pelas Treze Luas

Para saber onde estamos na jornada, basta reservar uma tigela especial para representar o nosso útero, e cada mês colocar uma pedra nessa tigela para representar um mês sem menstruação. Isso não é um sistema nem uma abordagem estruturada às Treze Luas, mas sim uma forma de arte e um reflexo desta dança de mudança.

Ao depositarmos a pedra na tigela, poderemos sentir gratidão à Donzela, à Mãe, à Feiticeira e à Crone pelas energias e dons que nos trouxeram essa colheita e que criaram a riqueza em nossa vida que nos apoiará no caminho adiante. A colheita não é uma questão de perda, mas de reunir sustento e nutrição para a jornada que temos pela frente. Então, após o mês lunar dos Frutos do Espírito, celebraremos nosso último aniversário de sangue, sabendo que estamos nos anos da Metamorfa.

Mês lunar 1: Os Frutos da Terra

Essa é a oportunidade de refletir sobre a incrível variedade de vida na Terra e sobre a beleza deste planeta, bem como de sentir gratidão pelo corpo físico e pela experiência de vida por meio dos sentidos.

Mês lunar 2: Os Frutos do Pertencimento

Nós nos conectamos com a terra em que vivemos pelos centros uterinos e com as pessoas ao nosso redor por meio do nosso DNA e do coração. Agradecemos por pertencer ao lugar onde moramos, à nossa família e à comunidade de pessoas que nos cercam.

Mês lunar 3: Os Frutos das Energias Sexuais e da Fertilidade

Agradecemos pelas energias sexuais, pela dádiva de prazer e paixão que elas nos trazem, por sermos férteis, bem como por quaisquer desafios com a sexualidade e fertilidade.

Mês lunar 4: Os Frutos da Criatividade

Somos seres criativos. Criamos, através das diferentes energias dos Arquétipos, as nossas experiências de vida e o mundo que nos rodeia. Temos a oportunidade de refletir sobre o que criamos e de sentir gratidão pelo fortalecimento da criatividade.

Mês lunar 5: Os Frutos da Alegria

Já sentimos muitos momentos de alegria, e pode haver muitos outros mais em nossa vida atual. Podemos agradecer pela capacidade de sentir alegria e pelos acontecimentos e pessoas que criaram esses sentimentos dentro de nós.

Mês lunar 6: Os Frutos da Abundância

Comemoramos e sentimos gratidão pela nossa abundância e por tudo que conquistamos desde a primeira menstruação. Reconhecemos as ondas de alta e baixa abundância e as experiências que elas nos trouxeram.

Mês lunar 7: Os Frutos da Generosidade

Fomos capacitadas para apoiar os outros, por isso sorrimos com gratidão pelos dons que compartilhamos com o mundo. E oferecemos agradecimento pelas dádivas que fluíram para nós.

Mês lunar 8: Os Frutos das Conexões

A vida flui ao nosso redor e através de nós, tecendo conexões de coração e de alma. Oferecemos nossa gratidão pelas conexões em nossa vida que nos deram suporte e enriquecimento, bem como nos trouxeram até onde estamos agora.

Mês lunar 9: Os Frutos do Amor

O amor moldou a nós e à nossa vida. Sentimos gratidão pelo amor que recebemos e pelas oportunidades que tivemos de dar amor e de aprender sobre a capacidade de amar.

Mês lunar 10: Os Frutos dos Sentimentos

Os sentimentos fortalecem a vida, e o que sentíamos na juventude pode ser muito diferente do que sentimos agora. Somos gratas por esses sentimentos iniciais e pelo que eles nos permitiram fazer ou nos tornar, e somos gratas por nossos sentimentos atuais e por como eles estão nos conduzindo ao nosso próximo estágio de vida.

Mês lunar 11: Os Frutos da Percepção

Ter sido uma Mulher Cíclica e visto o mundo de diferentes maneiras foi uma dádiva maravilhosa. A cada mês, recebemos empatia, compaixão, percepção, ideias e conhecimento interior mais elevados. Damos graças por essa incrível dádiva de mudança de percepção e pela nova percepção crescendo dentro de nós.

Mês lunar 12: Os Frutos da Intuição

Sentimos gratidão pela forma como a intuição nos guiou em nossa vida e pelos eventos positivos, relacionamentos, percepções e compreensão que ela manifestou. Agradecemos por tê-la como companheira no caminho que temos pela frente

Mês lunar 13: Os Frutos do Espírito

Agradecemos por tocar a face da Divindade Feminina a cada mês, por refleti-la através dos ciclos e pela beleza de sua expressão nos ciclos que nos rodeiam. Também agradecemos por todos que nos guiaram na trajetória espiritual, e sentimos gratidão e esperança pelo caminho no Labirinto e por nossa transformação espiritual.

Depois da décima terceira Lua, podemos ler a meditação de "O Útero Vazio", descrita no início da próxima seção, para reconhecer que entramos nos anos da Metamorfa. Fica a critério de cada uma realizar essa meditação sozinha, com outras mulheres ou como uma cerimônia na qual as participantes desempenham os diferentes papéis.

O caminho à frente

Durante a jornada das Treze Luas, a encarnação do Arquétipo e as mudanças físicas não cessam, porém, ao contrário, tornam-se mais intensas. Em vez de nos guiar com graciosidade pelos degraus do Labirinto iluminados pelo sol que brilha na entrada, a Feiticeira Universal nos puxa para mais fundo na escuridão. Havendo pouca luz para nos mostrar onde estão os degraus de pedra, a ansiedade aumenta à medida que tememos cair. No entanto, a Feiticeira nos ampara e, perto de nosso ouvido, sussurra: "Confie em mim".

O propósito dos anos da Metamorfa e dos anos seguintes de Feiticeira Escura é reunir todas as "cores" dos Quatro Arquétipos Femininos para que se fundam na luz branca, e, a partir de então, possamos tecer uma expressão nova, mais profunda e mais espiritualmente consciente de nós mesmas.

O foco das mudanças físicas, mentais e emocionais reside agora na liberação dos aspectos mais profundos dos Arquétipos que não estavam despertos no senso de identidade. Para tanto, equilibram-se e fundem-se as energias dos Arquétipos umas com as outras fora da ordem cíclica, limpam-se padrões e bloqueios profundamente enraizados e limitantes gerados pelo ego e, por fim, integram-se as energias do Arquétipo na unidade no Retorno.

Os Arquétipos não realizam todas essas ações (despertar, limpar, equilibrar-se e integrar) de uma única vez, mas em um processo contínuo e em uma mistura maravilhosa de energias em mudança. Não lideramos nem controlamos tal processo — só precisamos responder a ele. Quando dançamos ao som da música, compensamos a mudança de ritmo pela flexibilidade e leveza dos passos, e ficamos equilibradas dentro do corpo porque o fluxo de nossos movimentos nos estabiliza. Essa é a abordagem indicada à medida que percorremos os anos da Metamorfa — precisamos expressar e liberar os aspectos mais profundos e ocultos do Arquétipo de uma forma que aumente a estabilidade dentro do senso de identidade, em vez de criar um domínio excessivo que destrói o equilíbrio. E é essa sensação de estabilidade que nos traz sentimentos de felicidade e até alegria enquanto dançamos o nosso caminho de mudança, porque, no fundo, sabemos que quem somos está simplesmente evoluindo.

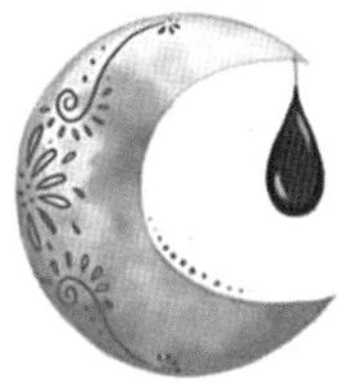

Minha Sabedoria

Uma, duas, três.

Três gotas vermelhas na neve branca do inverno.

Meu último sangue.

Silêncio e quietude da paisagem de inverno.

Lembro-me da primavera e do verão, do calor e da luz.
A alegria das longas noites, a energia para correr e o prazer dos
meus pés pisando as colinas cobertas de grama.

A luz ainda fará parte de mim e demorará muito até que eu esteja
aqui de novo na completa quietude do inverno.

Ainda vou correr, dançar e desfrutar da sensualidade do meu corpo,
ainda mais entre as folhas que caem porque a música que ouço
é cheia de magia e poder feminino.

Eu reverencio e ofereço de coração meu amor pela minha primavera e
pelo meu verão, e minha gratidão pelos dons que me deram.

Eu reverencio e dou as boas-vindas ao caminho profundo
do outono que agora percorro.

E faço minha reverência diante do inverno, com tristeza por não poder
mais ficar sentada em sua quietude todos os meses e sentir cura e restauração,
orientação e amor abrangente advindos dele.
Mas sei que o inverno viaja comigo agora,
que seus dons me acompanham e que quanto mais longe eu
viajar em meu caminho, mais retornarei a este lugar.

Agradeço ao inverno por ser meu santuário,
meu companheiro e meu destino.

Uma, duas, três.

Três gotas vermelhas na neve branca do inverno.

Meu último sangue.

CAPÍTULO 6: OS ANOS DA METAMORFA

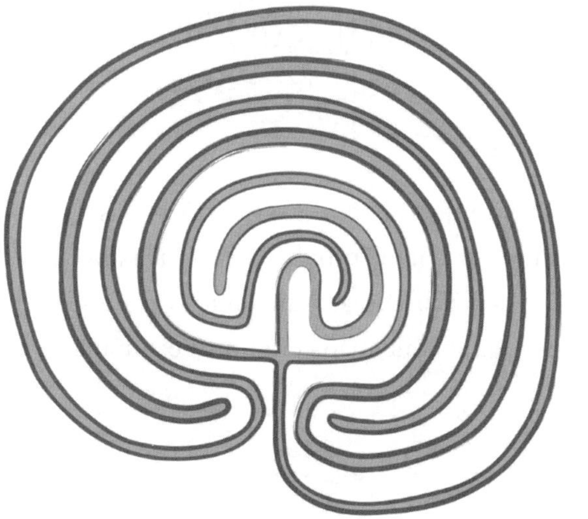

Somos iniciadas trilhando um caminho de evolução e transformação guiadas pela alma.

A Meditação da Metamorfa: O Útero Vazio

Ao final do Ano de Sabedoria — seu Ano das Treze Luas —, esta meditação constitui um belo "rito de passagem" para o aniversário do último sangue — a sua Sabedoria. A meditação pode ser lida a sós ou em companhia, ou ainda ser encenada em uma cerimônia de estágio da vida.

Faça uma respiração profunda e sinta, saiba ou veja que você está sob um céu noturno cheio de estrelas.

À sua frente se ergue uma árvore antiga. Ela possui um grande tronco que se divide em dois ramos principais e está repleta de belas folhas, pequenas flores brancas e frutos vermelhos como joias. A Lua cheia é embalada pelos galhos bem lá no alto, e o luar banha você e a paisagem com uma pálida luz prateada.

(Pausa)

Em frente à árvore, estão quatro figuras — a Donzela, a Mãe em gestação avançada, uma Feiticeira madura e uma velha Crone usando um manto vermelho e segurando um cajado. Cada mulher brilha suavemente com o luar, e você sente magia no ar.

(Pausa)

A Mãe acena para você avançar e você se move com graciosidade nas longas vestes que está usando. Envolta pela presença e o amor dela, você se ajoelha em reverência e inclina a cabeça.

Ela coloca as mãos devagar no topo de sua cabeça e com voz terna diz:

— Nas raízes, sob a Lua cheia, sob a Árvore do Útero, cheia de luz, eu, a Mãe Brilhante, reconheço a sua Sabedoria e a libertação das suas energias femininas dos ciclos do útero.

Lágrimas enchem seus olhos quando a Mãe retira as mãos, mas há amor em seu coração e um sentimento de verdade interior.

A Feiticeira se aproxima da Mãe e também coloca as mãos sobre a sua cabeça. Ela diz de maneira suave:

— Nas raízes, sob a Lua Escura, sob a Árvore do Útero, metade luz e metade escuridão, eu, a Feiticeira, reconheço você como uma mulher das Treze Luas e reconheço meu poder de Metamorfa que habita dentro de você.

(Pausa)

A Donzela, então, se aproxima e, sorrindo, abraça você. Com voz clara, ela anuncia:

— Sua Donzela está livre.

A Mãe também abraça você com ternura e declara com voz amorosa:

— Sua Mãe está livre.

A Feiticeira a segura firme em seus braços e diz:

— Sua Feiticeira está livre.

E, por fim, a Crone lhe dá um abraço leve e frágil, e sussurra em seu ouvido:

— Sua Crone está livre. E seu útero está quieto.

Você traz sua consciência para o útero e coloca as mãos sobre ele. Inclinando a cabeça em reconhecimento, você diz:

— Estou livre e meu útero está quieto.

A emoção flui através de você à medida que percebe o significado dessas palavras.

Respire fundo e sinta-se em paz.

(Longa pausa)

De sob sua capa a Crone tira uma pequena tigela escura cheia de suco vermelho.

— Beba — diz ela — e saiba que agora você sempre manterá o poder do seu sangue dentro de você.

Ao beber, você sente o coração e o útero responderem.

Sinta que você ultrapassou um limiar, deixando o passado para trás, para iniciar um caminho espiritual mais profundo.

A Crone carinhosamente pega a tigela de você e, sorrindo, diz:

— Seu útero agora está cheio da magia da escuridão e da luz das estrelas.

(Pausa)

A Feiticeira ajuda você a se levantar e, enquanto prende uma pena escura em seu cabelo, diz:

— Minha filha, você agora é uma Metamorfa e está repleta da minha magia de mudança e fortalecida com o meu propósito.

— Juntas, romperemos suas correntes e dançaremos cada vez mais fundo na escuridão do Labirinto.

(Pausa)

As quatro deusas se afastam de você e lentamente se dissolvem na luz da lua, deixando você sozinha nas raízes sob os galhos da antiga árvore.

Tudo está calmo e sereno, e as estrelas e galáxias brilham acima de você no céu noturno.

Você sabe que o caminho a seguir será desafiador, que o caos fluirá ao seu redor e através de você em uma dança liderada pela Feiticeira. E também sabe que aqui, sob os galhos da Árvore do Útero, você sempre terá um santuário de paz e restauração ao qual poderá retornar sempre que desejar.

(Pausa)

Quando você estiver pronta para retornar ao mundo, traga a consciência para seu corpo.

Leve as mãos ao coração e sinta gratidão pela presença e pelo amor da Divindade Feminina em sua expressão através de você.

(Pausa)

Sorria para a Divindade Feminina dentro de você.

Sorria para a Divindade Feminina no mundo ao seu redor.

Abra seus olhos.

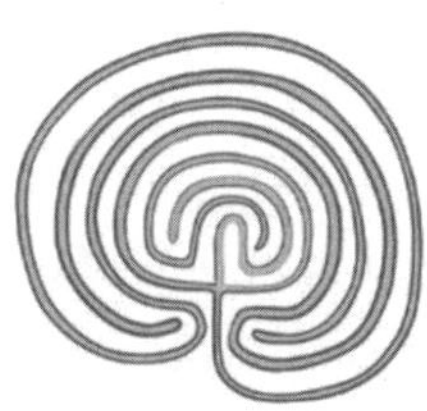

Após a meditação, você pode pegar o cabelo que foi cortado durante a meditação da Ruptura e enterrá-lo ou queimá-lo em uma tigela à prova de fogo sob o céu noturno. Talvez escolha uma noite em que a Lua esteja em sua fase minguante, meio clara e meio escura. Caso prefira, acrescente ervas ao cabelo para produzir um aroma doce e uma leve fumaça que sobe em direção às estrelas.

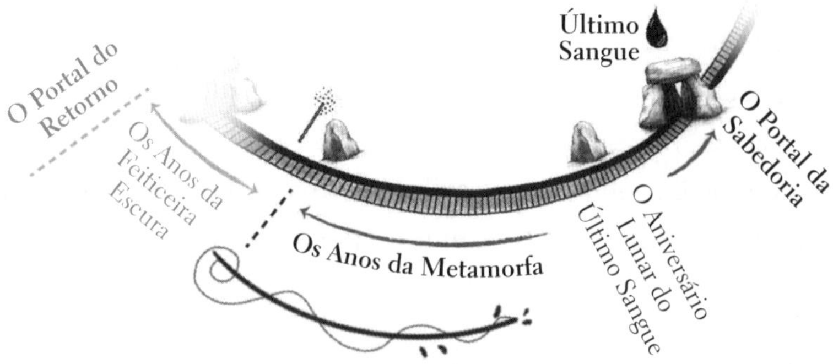

Figura 13: Os anos da Metamorfa

Além da nossa Sabedoria

E então
nós
mudamos.
De novo.

Entramos no estágio de vida pós-menopausa de escuridão dominante e empoderamento feminino, e as energias dinâmicas da criatividade são liberadas para transformar a nós mesmas e o mundo ao nosso redor. A Feiticeira rompeu nossa natureza cíclica e, agora, não mais limitadas ao propósito físico da fertilidade, temos a oportunidade de brilhar no mundo como seres autênticos que são radiantes em todos os aspectos da energia feminina.

A Feiticeira nos leva para fora da vida cotidiana, coloca o manto escuro de uma viajante sobre nossos ombros e nos conduz ainda mais para dentro do Labirinto a fim de que aprendamos mais sobre quem somos, os poderes que possuímos e o propósito e o caminho pessoal na vida. O mundo confiável e rotineiro acabou, porque agora estamos mudando de maneira dramática. Neste momento, somos Metamorfas sob o manto, e, quando removemos o capuz, mostramos ao mundo um rosto que muda —

às vezes Mãe, às vezes Donzela, às vezes Feiticeira ou Crone, e às vezes uma mistura de suas características. Tornamo-nos seres de mudança e magia e compreendemos através da intuição o mundo que está por baixo do que é visto. Sentamo-nos perto do fogo e sorrimos com a certeza de que o mundo físico é moldado pelo mundo interior e que estamos entre os dois como mulheres empoderadas e manifestadoras.

Fora dos limites da sociedade, podemos permanecer eretas e caminhar vibrantes com a beleza da Divindade Feminina — qualquer que seja nossa aparência física. Temos propósito, temos direção e temos poder.

No entanto, esse poder dinâmico vem com um limite de tempo. Assim como as energias pré-menstruais só estavam conosco antes da menstruação, as energias da Metamorfa pós-menopausa estão conosco apenas até atingirmos o estágio de vida influenciado pela Crone Universal. Estamos trilhando um novo caminho de mudança e, portanto, neste momento, agora mesmo, precisamos compreender os dons, as alegrias e os deleites, os *insights* e as revelações que estão disponíveis para nós — e compartilhá-los com o mundo antes que as mudanças nos movam da escuridão dinâmica para a escuridão receptiva.

Mas o poder precisa ser moderado, porque o propósito do caminho pessoal é alcançar o *equilíbrio* e a *integração*; nesse sentido, a expressão absoluta do ego pode destruir o que está alinhado com a alma junto com o que está velho e desgastado. Como Metamorfas, temos a responsabilidade pelas energias que emanamos e o dever de não prejudicar os outros. Nos picos de energia dinâmica, precisamos impedir a nós mesmas de dominar as emoções, a vontade e a individualidade dos outros, e, nos períodos de baixa, não devemos lhes roubar energia. O ego tem a capacidade de usar a agressão e a força para se sentir poderoso, para subjugar o outro e para dominar. Os sentimentos resultantes do empoderamento do ego não vêm do alívio de expressar nossa verdade ou nosso eu autêntico para outra pessoa, mas da energia que roubamos dos outros *ao projetar nosso senso de identidade sobre o deles*.

A Feiticeira Universal nos pede para reconhecermos como nos sentimos, *para descobrirmos o cerne de nossa falta*, para percebermos os gritos do ego e os medos, e as necessidades que não atendemos dentro de nós mesmas. E, então, ela nos pede para nos voltarmos para dentro, para o centro do Labirinto, para buscar o senso de autoempoderamento a partir da força equilibrada e da aceitação de nos *rendermos à escuridão da Crone Universal*.

A Feiticeira Universal rege os anos da Feiticeira na perimenopausa e no início da pós-menopausa, influenciando cada passo do caminho que trilhamos no Labirinto. Portanto, o que foi aprendido e experimentado nos anos da Mãe da Colheita na perimenopausa ainda tem relevância para nós nos primeiros anos pós-menopausa de Metamorfa e de Feiticeira Escura. Lembre-se de que a estrutura de um caminho sequencial através do Labirinto, refletido na estrutura dos capítulos deste livro, é simplesmente uma história mítica projetada para nos ajudar a compreender a sabedoria que reside em nossa jornada e a experimentar a magia e a maravilha das mudanças pelas quais passamos — e não a verdadeira imagem do caminho individual que percorremos.

As experiências da Mãe da Colheita, da Metamorfa e da Feiticeira Escura estão todas dentro do subconsciente como um único potencial, e, embora o subconsciente não tenha estrutura, ele tem a capacidade de fazer conexões incríveis e de criar *nossa percepção* do mundo exterior a partir do mundo interior. Os nomes das etapas do caminho do Labirinto são simplesmente sinais nas paredes de pedra para nos ajudar a saber até onde viajamos na escuridão. Percorreremos esse caminho, quer conheçamos ou não a história do Labirinto ou as histórias dos Arquétipos — entretanto, se conhecermos essas histórias, poderemos trilhar nosso caminho com maior confiança.

Mais fundo no Labirinto

Como vimos, a Sabedoria não é o fim do estágio de vida influenciado pela Feiticeira, mas o ponto médio. Ficamos sob a Meia Lua, parando por um momento, equilibradas entre claro e escuro. Mas as mudanças não cessaram — o caminho no Labirinto agora nos conduz ao redemoinho da maré vazante, e às tempestades turbulentas que chicoteiam as folhas das árvores de outono. Nós prosseguimos, sob uma Lua que agora se vê dominada pela escuridão.

Todos os níveis do nosso ser mudam.

Depois do sangue de Sabedoria, e livres de estarem ancorados no corpo e contidos em uma sequência específica, os quatro Arquétipos agora giram em nosso interior, trazendo combinações maravilhosas e caóticas de experiências. A Feiticeira Universal mergulha mais fundo dentro de nós e traz à tona os aspectos que ela encontra escondidos em nossas profundezas. Ela influencia todas as experiências dos Arquétipos que venhamos a ter à medida que os incorporamos, e os Arquétipos surgem em nós não apenas para serem aceitos e expressos, mas também para se tornarem equilibrados, para que possam integrar e criar um sentido interior de unidade e completude. Agora, sentimos de fato que percorremos o caminho de iniciação, e cada desafio é um passo em direção a uma experiência mais profunda, a uma tomada de consciência mais ampla e a um relacionamento espiritual íntimo com a Divindade Feminina.

À medida que avançamos mais profundamente no Labirinto, percebemos que não podemos continuar como antes — não podemos manter as antigas expectativas do senso de identidade e precisamos mudar a interação com o mundo para nos alinharmos com nossa nova forma. A influência da Feiticeira Universal nos traz a compulsão para mudar a vida, mas ela também traz a paixão, o impulso e a segurança intuitiva para deixarmos a zona de conforto e abraçar uma nova direção. Ela nos mostra como manifestar o que era apenas um potencial dentro de nós e como abraçar a satisfação que advém de uma jornada guiada pela alma.

Nos anos da Metamorfa, o subconsciente torna-se cada vez mais poderoso, e a percepção de tudo é enriquecida e dominada pela selvageria intuitiva, inspirada e criativa proveniente dele. Sua rica coleção de experiências e crenças percorre a superfície da mente como as ondas do recuo da maré. Com o subconsciente trazendo o mundo interior à tona, recebemos o poder de curar e libertar o que está restrito, não amado e escondido dentro de nós.

A Feiticeira tece suas poderosas ilusões, forçando-nos a dançar com ela a fim de nos tornarmos conscientes das emoções, dos padrões passados e dos contrastes dentro de nós, para nos ajudar a nos libertar. Ela nos puxa, quando estamos congeladas no passado ou com medo, para descermos os degraus e irmos mais fundo dentro do Labirinto.

Na Ruptura do Eu pós-menopausa, a Feiticeira nos liberta da percepção estreita da vida, e, por meio das rachaduras em nossos muros, a percepção universal flui. O que parece ser nosso mundo desmoronando é, em vez disso, a Feiticeira nos abrindo em direção ao retorno para a unidade. Aspectos dos Arquétipos aparecem dentro de nós, não apenas como energias únicas, mas também como tessituras complexas, contrastes e sinergias das energias dos Arquétipos. Podemos manter combinações de energias que antes da Ruptura do Ciclo estavam separadas pela estrutura das fases — por exemplo, as energias da Donzela podem ser mantidas ao mesmo tempo que as energias da Feiticeira, as energias da Mãe podem ser fundidas com as energias da Crone.

Nesses primeiros anos complexos da pós-menopausa, temos uma oportunidade maravilhosa de experimentar verdadeiramente o feminino através de contrastes poderosos e de nos expandirmos para a vastidão da Sacralidade Feminina. O propósito do estágio de vida da Metamorfa é que *as energias e oportunidades que perdemos anteriormente na vida sejam disponibilizadas para nós, e tudo o que interrompemos, desconectamos ou distorcemos seja curado e devolvido a nós em seu estado autêntico.*

A jornada a seguir é incrível! Porém, o caminho é uma dança, não um inventário, e não devemos analisar de maneira excessiva o propósito das energias complexas que se entrelaçam em nós. Ao nos rendermos e permitirmos que os Arquétipos fluam em nosso interior, a capacidade natural de oscilar com as energias e aceitá-las como aspectos transitórios de nós mesmas absorve o choque da paisagem interior em constante mudança.

Se pudermos reconhecer que somos Metamorfas, que quem somos é flexível em razão das flutuações de habilidades, resistência, necessidades e desejos, então poderemos começar a perceber os Arquétipos que estamos vivenciando, suas necessidades e como expressá-los na vida.

Podemos começar a amar a nova perspectiva Metamorfa e a nos deliciar com os dons dos Arquétipos à medida que aparecem. Também podemos ver que as estruturas que criamos ao redor durante a juventude não nos definem para a vida e que somos chamadas a ser muito mais como mulheres, parceiras, mães e anciãs.

Contudo, numa fase tão selvagem e caótica da vida pode ser fácil perder o equilíbrio e o sentido de centro, e os Arquétipos estão conosco para nos apoiar. A diferença mais óbvia entre os anos da Mãe da Colheita na perimenopausa e os primeiros anos pós-menopausa da Metamorfa é a perda de um ciclo físico, mas a verdadeira diferença que define quando entramos nos anos da Metamorfa é a *presença igualmente acessível de todos os quatro Arquétipos ao mesmo tempo*. Não ser cíclica não é suficiente para nos tornarmos "Metamorfas", porém é essa mudança de energia interior que está no cerne dessa fase da vida. Agora, quando incorporamos um Arquétipo, os demais não se curvam em respeito e se afastam de nossa consciência; em vez disso, *permanecem na consciência* para assumir um papel ativo e de apoio. Somos sustentadas e nutridas pelos outros três Arquétipos para criar equilíbrio à medida que expressamos o quarto. Assim, os Arquétipos criam juntos a unificação dentro de nós que leva ao Retorno.

Conforme mudamos de forma, impactaremos aqueles que nos rodeiam. A mudança de forma é algo que se concentra em nós, no ego e no crescimento pessoal, mas também está intrinsecamente entrelaçada no sustento e na nutrição da família. À medida que mudamos, a energia familiar e a interação mudam. À medida que mudamos, a interação que temos com o parceiro muda. À medida que mudamos, a interação que desenvolvemos com o mundo muda — e assim o mundo que nos rodeia também muda.

E essas mudanças são dádivas. O papel do parceiro e da família nos anos da Metamorfa é compartilhar os benefícios de nossa nova expressão. Para uma filha, somos o modelo do que está por vir; para um parceiro, somos a personificação da Sacralidade Feminina em todas as suas formas, trazendo um relacionamento mais profundo. Podemos ajudar nosso parceiro — seja ele homem ou mulher — a ver o reflexo da grande profundidade e variedade do divino dentro de si.

Infelizmente, na turbulência dos anos da Metamorfa e sem a orientação de uma tradição para nos ajudar, podemos perder o contato com o nosso sentido de propósito. Somos iniciadas trilhando um caminho de evolução e transformação guiadas pela alma, e sabendo que o Arquétipo da Crone está dentro de nós, que ela é nosso destino e alicerce na vida, as raízes da consciência crescem profundamente em sua escuridão, ancorando-nos. Assim como as árvores nas tempestades de outono, flexionamos os galhos com os ventos, seguras de que estamos ancoradas e não cairemos. Decidir o propósito na vida não depende mais do intelecto e do ego, mas do reconhecimento intuitivo do chamado da Crone. Além disso, apenas saber que se tem um propósito já é bom e abre o coração.

Haverá momentos em que as ondas da vida arrebentarão sobre nós e perderemos o chão e não poderemos mais sentir o propósito no coração ou o chamado da Crone Universal. Então, o Arquétipo da Feiticeira vem em auxílio — suas energias nos levam a lembrar, através de sentimentos, contrastes e padrões de frustração e estresse, que não estamos reconhecendo e vivendo o propósito destinado a nós. Quanto mais nos afastamos desse propósito, mais forte a Feiticeira tenta nos empurrar para trás, atrapalhando nossas vidas até que, por fim, paramos de lutar e olhamos para o coração do Labirinto. Assim como na fase pré-menstrual, quando o Arquétipo da Feiticeira nos leva à menstruação da Crone, a Feiticeira Universal é a guia que nos conduz ao caminho pós-menopausa até o reino da Crone Universal.

Uma vez que conhecemos o nosso propósito e para onde vamos, então as interações com o mundo tornam-se cheias de esperança. Deitamo-nos num casulo, quebrando-nos e reformulando, e sabemos que nos transformaremos numa borboleta e voaremos para longe.

Os efeitos de nossos Arquétipos nos anos da Metamorfa

Nos anos da Metamorfa, a essência central dos Arquétipos é a mesma, mas o foco de suas expressões muda em razão de a Feiticeira Universal romper os limites. Com os Arquétipos não mais mantidos no fluxo de seu serviço cíclico, eles ascendem em completa liberdade por minutos, dias, meses e anos, dando-nos a dádiva de suas energias e a oportunidade de usá-las para moldar não apenas a vida, mas também o mundo mais vasto numa explosão de paixão e energia criativa.

A sensibilidade às energias do Arquétipo também aumenta, e podemos ser influenciadas por energias externas — por exemplo, incorporar as energias da Crone para os meses de inverno, ou incorporar as energias da Mãe para os dias próximos à Lua cheia, ou até mesmo refletir as energias arquetípicas das mulheres que nos circundam.

Sem ordem ou estrutura, incorporamos os Arquétipos durante o tempo que for necessário *para expressá-los plenamente, equilibrá-los* entre si e *integrá-los* ao nosso ser. A integração não é algo que temos que fazer conscientemente — é o produto de viver os Arquétipos como Metamorfas — como mulheres em forma fluida. Também é algo que acontece de maneira natural sob o controle da Feiticeira Universal, e é o foco de sua companhia para nós, em nossa jornada pelo Labirinto.

Os primeiros anos da pós-menopausa também alteram a mitologia interna. A crescente influência do subconsciente — maior intuição, criatividade, experiência mística e senso de verdade — e a exposição à percepção consciente dos padrões mais profundos, lembranças e crenças de longa data impactam todos os Arquétipos à medida que surgem dentro de nós.

Nossa própria história arquetípica como Donzela, Mãe, Feiticeira e Crone não nos cabe mais, e precisamos reavaliar e renomear nossos Arquétipos à medida que aparecem. Precisamos criar uma nova mitologia e uma nova tradição, porque agora, sob a influência da escuridão dominante, os Arquétipos mudam de forma.

Então, quando incorporamos o Arquétipo da Donzela, independentemente do tempo que for, ela aparece como o *Arquétipo da Iniciada* — as energias da Donzela sob a influência das energias da Feiticeira Universal. Quando o Arquétipo da Mãe interior se manifesta, nós agora a incorporamos como o *Arquétipo da Matriarca* — as energias da Mãe sob a influência das energias da Feiticeira Universal. E quando a Feiticeira interior aparece, incorporamos o *Arquétipo da Sacerdotisa* — as energias da Feiticeira reforçadas e aprofundadas pela influência das energias da Feiticeira Universal. Livre da menstruação, o Arquétipo da Crone agora aparece dentro de nós como o *Arquétipo da Mulher Sábia* — as energias da Crone sob a influência das energias da Feiticeira Universal.

A compreensão anterior sobre o ciclo dos Arquétipos ainda é importante para nós nos anos da Metamorfa, porque todas as energias, percepções e expressões do Arquétipo experimentadas nos anos da Mãe da Colheita também fazem parte da encarnação do Arquétipo pós-menopausa. Mas como os Arquétipos estão agora livres de suas restrições de ciclo e infundidos com as energias da Feiticeira Universal, existem também alguns processos e experiências exclusivamente específicos da Metamorfa, conectados com cada Arquétipo individual.

Compreender como as energias da Feiticeira podem influenciar a experiência que temos com cada Arquétipo nos ajuda a abandonar qualquer resistência a ele e a realmente sentir e apreciar a presença da Feiticeira Universal nos guiando pelos degraus do Labirinto. A experiência com esses Arquétipos de Metamorfa é única para nós, mas há muitas outras que as mulheres frequentemente compartilham.

O Arquétipo da Donzela nos anos da Metamorfa

A Iniciada

Energias: *movimento; equilibrar luz e escuridão; exploração; curiosidade; descoberta; novas experiências; conquista; expansão em nosso senso de identidade tanto no mundo exterior como no mundo interior.*

Nos anos de mudança da Metamorfa, o aspecto dinâmico do Arquétipo da Donzela combina facilmente com o aspecto dinâmico da Feiticeira Universal para criar o vibrante Arquétipo da *Iniciada*, a Donzela infundida pela Feiticeira.

O Arquétipo da Donzela nos trouxe as energias da Lua crescente, porém, agora, quando a incorporamos nos anos da Metamorfa, não somos mais a jovem emergindo para o mundo exterior, e sim a exploradora espiritual madura. Como Arquétipo da Iniciada, começamos uma jornada que viaja entre os brilhantes picos das montanhas do intelecto e as cavernas profundas do subconsciente. A necessidade de descobrir quem somos no mundo volta-se para dentro, e então exploramos as cavernas mais profundas e trazemos à luz os tesouros que descobrimos. Desvendamos padrões passados e a verdade que está por trás deles. Como Iniciadas, abraçamos por instinto a luz e a escuridão, bem como nos expandimos para o mundo exterior ao mesmo tempo que nos concentramos no crescimento interior, em direção à nossa alma.

Tanto o Arquétipo da Donzela quanto o da Feiticeira são energias focadas no ego e expressas por ele. Portanto, quando incorporamos a Iniciada, o ego se aprimora e podemos nos tornar um turbilhão de desejos e necessidades. Mas o foco da incorporação da Iniciada é criarmos um *senso de identidade* que resida *tanto no mundo exterior quanto no interior.* A Iniciada descobre os padrões do ego e os traz à consciência para que sejam liberados, porque eles não são mais relevantes para nós. Embora o Arquétipo da Feiticeira possa ser direto e muito crítico em relação a nós mesmas, o Arquétipo da Iniciada mantém a curiosidade dos jovens e, dessa forma, lançando mão do simples desejo de conhecer e saber, suavizamos os julgamentos com a simples curiosidade.

O Arquétipo da Iniciada também ri do que a sociedade decidiu ser um modelo fixo, sólido e confiável de feminilidade, e então ela inventa seus próprios jogos e brinca com a realidade ao redor para ver o que acontece.

Nos anos pós-menopausa da Metamorfa, as energias da Iniciada às vezes podem aparecer como um salva-vidas e, como uma mulher que está se afogando, nós as agarramos desesperadamente e as seguramos com força. Por fim, sentimos que temos energia de novo, o intelecto parece estar de volta, podemos gerir o mundo de múltiplas coisas, e temos objetivos, assim como a capacidade de alcançá-los sem demora e de nos sentirmos bem com o nosso sucesso.

Se a Iniciada permanecer conosco por anos, levaremos nossas energias para o mundo e poderemos alcançar coisas incríveis — novos trabalhos, elaboração de projetos, metas de resistência e condicionamento físico, viagens, retorno ao aprendizado, ou ainda assumir vários trabalhos e projetos. Temos a oportunidade de expressar ao mundo todos os aspectos remanescentes da Donzela que podem ter ficado aprisionados nos anos cíclicos de Mãe. No entanto, com as energias do Arquétipo da Donzela e da Feiticeira fortalecendo o ego, corremos o risco de desviar a atenção daqueles que nos amam e nos concentrar puramente no prazer do impulso em direção ao objetivo pessoal no mundo exterior.

Quando incorporamos a Iniciada, pode ser fácil acreditar de maneira equivocada que voltamos a ter energias jovens de Donzela. Mas esses são os anos da Metamorfa, e a Feiticeira Universal nos lembra que não há como voltar a ser jovem, só há o avançar para os anos da Crone.

E se tentarmos ignorar a escuridão do Arquétipo da Iniciada ou enterrá-la na paixão de sermos outra vez o jovem Arquétipo da Donzela, a Feiticeira Universal agitará sua varinha de ilusão e poder para desfazer os equívocos. Aprendemos que a luz decrescente é mais fraca que a escuridão crescente e que a Feiticeira *sempre* vence. Portanto, para evitar perturbações causadas pela identificação excessiva com a luz, precisamos dançar com a Iniciada tanto na escuridão quanto na luz.

A Iniciada tem a agilidade de se esquivar dos espinhos protetores das decisões de vida do passado para despertar a princesa adormecida, de modo que possamos crescer no próximo estágio de vida. A roca de fiar coberta de teias de aranha num canto do palácio é um lembrete silencioso dessa verdade. Qualquer medo ou resistência que possamos ter em relação ao caminho a seguir é rapidamente processada na luz da mente consciente e na escuridão do subconsciente, porque agora a atração do objetivo que temos pela frente supera os medos do caminho em direção a ele.

A Feiticeira Universal nos chama a concentrar as energias do Arquétipo da Donzela na investigação da escuridão interior para encontrar valor próprio no verdadeiro eu e na beleza e poder interiores. Nós somos *Aquela que explora a Escuridão* — mudamos a direção de buscar reconhecimento e sucesso externamente para encontrar realização dentro de nós mesmas. A Feiticeira pede-nos que nos expressemos no mundo apoiadas e lideradas pela escuridão, pela intuição e por um profundo senso de exploração do caminho de nossa alma. A sensação de realização que isso traz pode suavizar nossos egos, para que nos tornemos mais conscientes dos outros ao nosso redor e para que nossos objetivos e ações se tornem mais inclusivos, altruístas e espirituais.

O Arquétipo da Mãe nos anos da Metamorfa

A Matriarca

Energias: *abertura; equilibrar luz e escuridão; amor em todas as suas formas; compaixão por si mesma; moderação do julgamento.*

Tendemos a esquecer que a Feiticeira Universal também é uma Mãe e todas as suas energias mantêm a vibração do amor, por mais desafiadora e perturbadora que sejam. Quando o Arquétipo da Mãe aparece dentro de nós nos anos da Metamorfa pós-menopausa, ela é a *Matriarca*, a Mãe infundida pela Feiticeira, sentada perto do fogo misturando o conteúdo de sua panela.

Todavia, ela não é mais o Arquétipo da Mãe cozinhando para nós um ensopado nutritivo cheio de luar e verão — em vez disso, ela é a Matriarca mexendo profundamente nos padrões ligados ao amor e aos relacionamentos, à família, aos filhos, à maternidade, às energias sexuais e à fertilidade, bem como às expectativas que a sociedade tem das mulheres. É um ensopado muito picante! E, a cada mexida, ela traz o conteúdo das profundezas para a superfície de nossa mente. Tantas definições sobre a vida fértil — como deveríamos ser, como deveríamos nos sentir e nos comportar, e o que deveríamos querer na vida — precisam ser delicadamente decompostas no cozinhar para que possam ser transformadas.

Por meio de sua influência de Feiticeira, a Matriarca também revela padrões e medos mais profundos em relação ao amor — o medo de não sermos boas o suficiente para o amor que recebemos ou para o papel amoroso que devemos assumir, o medo da devastação que sentiríamos se fizéssemos algo que prejudicasse os entes queridos e o medo do vazio em nossa vida quando um ente querido nos deixa ou infelizmente morre. Nessas transformações profundas, somos mantidas no amor infinito pelo caldeirão da Matriarca, e ela adiciona os ingredientes e o tempo de cozimento certos para que esses padrões se quebrem com facilidade e suavidade.

Depois da menopausa, podemos experimentar padrões emocionais profundos e intensos provenientes do passado — mágoas e tristezas emocionais e de relacionamento, barreiras que colocamos entre nós e os outros, além de juramentos que fizemos para evitar que nos magoássemos de novo. Com a influência do pensamento subconsciente cada vez mais dominante e de sua abordagem dualista de "bom" ou "mau", lutamos com pensamentos sobre o que poderíamos ter feito melhor, e o ego, rápido a julgar com cem por cento de precisão retrospectiva, torna-se o juiz e júri de todas as ações e pensamentos.

Julgamos o passado com base em quem somos agora — só porque não há outra identidade disponível para o ego —, e assim julgamos a nós mesmas com justiça própria. Mas temos sido cíclicas, *sabemos* que quem somos muda a cada fase, que o ciclo gira em espiral e estamos constantemente nos experimentando e expressando de maneiras diferentes. O Arquétipo da Matriarca nos lembra amorosamente que a pessoa que somos agora, com toda a experiência e compreensão de vida, não é a pessoa que éramos no passado e nos leva a sentir compaixão por nosso eu mais jovem. Ela também nos lembra que agimos com o nível de percepção, conhecimento, experiência de vida, habilidades, medos de sobrevivência e objetivos que tínhamos na época.

Assim, o Arquétipo da Matriarca nos ajuda a revisar os padrões e o passado com o amor e a compreensão que advêm da idade e nos mostra como as experiências vividas nos ajudaram a crescer e a aprender.

A Matriarca ainda nos traz a oportunidade de expressar ao mundo todos os aspectos remanescentes do Arquétipo da Mãe que foram deixados de lado nos anos cíclicos e nos traz a experiência dos sabores ricos dos muitos tipos diferentes de amor — talvez um amor mais profundo pelo parceiro e pela família; um amor que foi enterrado porque nos sentíamos com medo e vulneráveis; um amor que cria compaixão; um amor abrangente pela vida; e um amor que pode ser puramente intelectual, físico, emocional ou espiritual.

Em sua colher, a Matriarca captura o amor que nos permite ser fiéis a quem somos. Sem que os anos da Feiticeira tragam um subconsciente dominante e permitam que o Arquétipo da Matriarca mexa profundamente seu caldeirão, talvez nunca percebamos a profunda compaixão instintiva, criativa e espiritualmente inspirada bem como a capacidade de amar que existe dentro de nós.

Nos anos da Metamorfa, o Arquétipo da Matriarca traz aspectos e energias da escuridão para a luz do mundo, porque as energias da Mãe sempre irradiam para fora. E, quando encarnamos a Matriarca, os sentimentos e lembranças muitas vezes devastadores são temperados por uma interpretação compassiva. Assim, por algumas semanas, por alguns anos, ou pelo tempo que encarnarmos esse Arquétipo, podemos vivenciar seu amor e explorar a nossa escuridão sem medo, permitindo-nos integrar passado e momento presente com amor.

O Arquétipo da Feiticeira nos anos da Metamorfa

A Sacerdotisa

Energias: *contraste; equilibrar luz e escuridão; sensibilidade energética; intuição; mudança fortalecida; criação de novas histórias.*

Incorporar o Arquétipo da Feiticeira nos anos da Metamorfa pode ser a experiência mais dramática, intensa e profundamente desafiadora em nosso caminho pelo Labirinto. Muitas vezes, é um momento catalisador em que a Feiticeira Universal nos empurra com tanta força que caímos rapidamente nos degraus escuros em transformações rápidas, sucessivas e imparáveis. Agora, quando incorporamos o Arquétipo da Feiticeira infundido com a presença da Feiticeira Universal, não somos mais apenas mulheres selvagens, criativas e intuitivas, somos o Arquétipo da Sacerdotisa que mantém a magia indomada da luz e da escuridão e caminha entre os mundos.

Nos primeiros anos da pós-menopausa, temos uma oportunidade que pode durar anos, de expressar ao mundo todos os aspectos do Arquétipo da Feiticeira que foram ignorados ou deliberadamente escondidos nos anos da Mãe; também todas as energias, paixão, magia, dons e os desejos da Feiticeira são intensificados dentro de nós. Se aceitarmos nossa natureza, permanecermos no centro do nosso poder e compreendermos o propósito do nosso caminho, então, a libertação das nossas energias e padrões mais profundos torna-se fortalecedora.

Como Arquétipo da Sacerdotisa, nós nos tornamos Aquela Que Rompe as Correntes, liberando os grilhões intelectuais que nos mantiveram separadas do poder de nosso mundo interior e da percepção e interação com uma consciência espiritual mais ampla. Rompemos as pesadas cadeias que constituem a resistência à mudança, os medos de envelhecer e morrer, a supressão dos desejos sexuais e da energia criativa, o silenciamento do anseio espiritual e o sufocamento da intuição — e as correntes são liberadas rapidamente, inundando a consciência de tal forma que somos incapazes de reconstruir os velhos padrões após o dilúvio.

Entretanto, como Arquétipo da Sacerdotisa, não estamos à mercê da inundação, e sim somos as ondas e a força que cria a nossa mudança. Reconhecemos as experiências como histórias tecidas pela Feiticeira Universal e buscamos profundamente a mensagem central para que possamos aceitar, amar e curar os padrões e aspectos de nós mesmas que são revelados. *Podemos reviver as antigas formas de pensar e de agir* que, durante os anos cíclicos, nos mantiveram seguras e que satisfizeram as nossas necessidades de sobrevivência e de autoestima.

E como estamos aumentando a escuridão, não temos necessidade de analisar as nossas histórias — a magia transformacional reside na entrega e na aceitação de quem somos. Não somos apenas Metamorfas, somos também *viajantes do tempo* que vivem no passado e no momento atual, e a Feiticeira Universal simplesmente revela os padrões contrastantes de quem *éramos* e de quem *somos agora*. Quando incorporamos o Arquétipo da Sacerdotisa, vivemos a vida cotidiana e cada interação intensamente colorida por histórias baseadas nas experiências passadas. Essas experiências são sinais que nos mostram que estamos viajando *rapidamente* mais fundo no Labirinto.

Ao longo dos anos da Metamorfa, aumentamos a sensibilidade às energias que nos rodeiam e às emoções projetadas. Sem compreender o Arquétipo da Sacerdotisa e sem administrar suavemente a sensibilidade, podemos construir barricadas para nos proteger do impacto do mundo exterior. Talvez não tardemos a abandonar relacionamentos contenciosos sem qualquer comunicação ou nos afastar de situações que pareçam muito difíceis de lidar. Também é possível que apresentemos menos tolerância e empatia do que nos anos da Mãe, por isso temos pouca energia para gastar na vida de outras pessoas e em contemporizar, negociar e facilitar. Por instinto, forçamos emoções intensas nas outras pessoas para libertar sentimentos dolorosos, além disso, os fortes muros que subimos permitem-nos ser pouco empáticas com as pessoas cujos ferimentos são "danos colaterais" aceitáveis.

Podemos tentar construir sentido de poder próprio a partir da fragilidade dos que nos rodeiam, tornando o Arquétipo da Sacerdotisa nos anos pós-menopausa muito desafiador para nossa família e amigos. As palavras por nós proferidas, rápidas e cortantes, envoltas em projeções prejudiciais de emoção, são direcionadas pelo profundo *insight* intuitivo e aguçados poderes de detecção de fraquezas da Sacerdotisa, e podem magoar de verdade quem as recebe. No entanto, esse comportamento não tem a ver com aqueles que nos rodeiam — em vez disso, ele reflete o desconforto interior em relação à crescente sensibilidade e ao sentimento de impotência que nos assolam.

Mas é a sensibilidade energética que constitui o poder pessoal como Arquétipo da Sacerdotisa. Permite-nos sentir o fluxo de energia em nossa vida e na dos outros, bem como conhecer intuitivamente o caminho e as ações que estão em alinhamento com a alma e a transformação. Dá-nos a capacidade de tecer nosso poder criativo no mundo para o benefício de todos e de sermos um oráculo para os demais, dando voz à intuição que sentimos interiormente. Em vez de nos fazer sentir vulneráveis e impotentes, a sensibilidade elevada é, ao contrário, o núcleo do nosso poder criativo e espiritual, e a base de toda a nossa jornada no Labirinto.

Quando as energias da Feiticeira Universal fluem dentro de nós, frequentemente lutamos para encontrar o equilíbrio enquanto ela quebra as estruturas que o ego construiu com intuito de "nos manter seguras". O Arquétipo da Sacerdotisa, com suas energias infundidas pela Feiticeira, intensifica esse processo de destruição, agita sua varinha e rompe a estrutura do ego de *todas as maneiras que pode*. Em vez de fluir com o processo e dançar com ele, paramos a dança, reconstruímos os muros e buscamos superar os sentimentos desconfortáveis e ameaçadores abordando os problemas que percebemos no mundo ao redor. Tornamo-nos excessivamente críticas e julgadoras, porque, ao corrigir os problemas que identificamos fora de nós, construímos sentimentos de fortalecimento do ego.

O ego está tentando desesperadamente encontrar uma sensação de controle e poder numa situação sobre a qual não tem domínio. Porém, não há nada de "errado" dentro de nós ou no entorno, e, se nos abrirmos para a Sacerdotisa, ela nos ensina que não há como resolver um "problema" que não existe. Ela nos pede para confiar nela e nos render à sua dança, e aceitar as coisas conforme fluem, porque essa é *a qualidade da Crone para a qual ela está nos guiando* no centro do Labirinto.

Nos primeiros anos da menopausa, o Arquétipo da Sacerdotisa precisa de espaço e tempo para ser quem ela é — a Peregrina entre os Mundos. Precisamos de tempo para nutrirmos a nós mesmas, de tempo para ficarmos sozinhas, de tempo para sermos criativas e, o mais importante, precisamos de tempo para sermos espirituais. A chave para o Arquétipo da Sacerdotisa reside na questão: "O que eu preciso *neste momento que vai satisfazer tanto* a minha necessidade diária quanto a minha necessidade espiritual?".

É importante dar atenção ao Arquétipo da Sacerdotisa no momento, pois isso evita que histórias excessivas sejam tecidas em torno das necessidades pessoais —, mas também é um passo assertivo em direção ao destino. É na escuridão do momento que sentimos um amor gentil e curador envolvendo o ego, ajudando-o a se sentir seguro e a se entregar.

O Arquétipo da Crone nos anos da Metamorfa

A Mulher Sábia

Energias: *quietude; equilibrar luz e escuridão; cura profunda; restauração espiritual; conhecimento interior; perdão.*

Quando incorporamos as energias do Arquétipo da Crone nos anos pós-menopausa, nos tornamos o Arquétipo da Mulher Sábia, a Crone infundida pela Feiticeira, experimentando a influência da escuridão "dinâmica" da Feiticeira Universal na escuridão "receptiva" do Arquétipo da Crone.

A Feiticeira Universal tece sua magia e abre a porta no centro do Labirinto porque ela tem dons profundos para entregar. E naquelas horas, dias, meses ou anos em que incorporamos a Mulher Sábia, a Feiticeira Universal empurra a quietude suave e sedosa das energias da Crone para fora da porta com sua vassoura e elas rolam pelos degraus do Labirinto e sobre nós como uma onda da noite.

Temos a oportunidade de manter no mundo todos os aspectos do Arquétipo da Crone que foram anulados por nós nos anos cíclicos de Mãe. Mas as energias e os dons da Crone mostram-se difíceis de aceitar, e sentir falta de motivação, impulso e realização exterior pode nos assustar e confundir. Para o ego, o conjunto tranquilo de energias da Crone parece sufocar e restringir, em vez de ser um santuário bem-vindo de calma reflexão, cura profunda e expansão espiritual.

Se incorporarmos as energias retraídas da Mulher Sábia durante meses ou anos, os medos do ego podem tornar-se esmagadores à medida que ele luta para se definir através de realizações no mundo exterior. Mas, se visualizarmos a personificação da Mulher Sábia através do conhecimento interior, e não através da percepção do ego, veremos os dons que a Mulher Sábia nos traz e perceberemos que somos as perspectivas e as energias da Crone ativas no mundo.

Incorporar o Arquétipo da Mulher Sábia nos proporciona o espaço seguro e necessário para nos tornarmos receptivas, em vez de resistentes, no turbilhão das mudanças dos anos da Metamorfa. Suas energias nos ajudam a aceitar as mudanças de vida como uma expressão natural das energias da Divindade Feminina dentro de nós e ao redor. A Mulher Sábia nos faz parar para nos mostrar que existe outra forma de fazer as coisas, não guiadas pelo ego, mas pela alma. Todos os padrões que criamos sobre não nos aceitarmos e não aceitarmos o mundo se desfazem em sua quietude, e a venda cai dos olhos. Temos a oportunidade de encontrar nossa alma e de vermos que a Mulher Sábia não *"conquista nada"*, no entanto, em vez disso, consegue *tudo* fazendo ativamente "nada". Ela simplesmente mantém um espaço e permite que uma nova visão flua e se manifeste.

Nos primeiros anos da pós-menopausa, um "momento" de Mulher Sábia pode subitamente parar a nossa vida numa onda de escura quietude. Para resistir à sua presença, tentamos focar as nossas limitadas energias em restaurar a motivação e em alcançar o que sentimos que *deveríamos* alcançar, além de procurarmos aumentar os níveis de controle e nos pressionarmos por meio de força de vontade. Porém, essas abordagens não alcançam o aumento de energia que desejamos; ao contrário, deixam-nos esgotadas e exaustas, quietas e retraídas — que é exatamente o que a Mulher Sábia deseja para nós.

Às vezes, a única maneira de muitas mulheres pós-menopausa sentirem que têm permissão para se afastar das expectativas prejudiciais do seu ambiente, e criarem o espaço de silêncio necessário para incorporarem o Arquétipo da Mulher Sábia, é definirem-se como "esgotadas", "velhas" ou "indispostas". Sem termos descritivos positivos para o que estamos experienciando e sem estruturas de apoio implementadas para satisfazer a necessidade da Mulher Sábia em nós de se retirar e refletir, só poderemos afastar-nos do mundo de uma forma que a sociedade moderna permite e valida.

Contudo, podemos, em vez disso, reconhecer as energias de Mulher Sábia e definir-nos como "Respiradouros de Paz" — alguém que existe no momento, aceitando o fluxo de energias à sua volta e através de si. No lugar de nos sentirmos pequenas e estagnadas, vale sentir a vastidão da fonte de nosso ser e experimentar o deleite nos sentidos e no mundo físico; assim, cada ação simples torna-se uma expressão da beleza espiritual no exterior mundano. Podemos perceber a Mulher Sábia não como uma escuridão que nos sufoca e nos detém, mas como o amor que nos permite partilhar a profunda percepção espiritual e o amor com os outros.

Como Arquétipo da Mulher Sábia, experimentamos a presença da Feiticeira Universal e a desafiadora liberação de velhos padrões, mas o amor e o perdão da alma do Arquétipo da Crone temperam as mudanças com aceitação e sabedoria. Os medos do ego transformam-se na plenitude do amor-próprio, num sentimento de unidade e aceitação total e incondicional. A Mulher Sábia nos capacita a experimentar um perdão profundo e libertador por nós mesmas, pelos outros e pelas experiências que a vida nos proporcionou. Também, simplesmente estando presentes, conseguimos trazer os dons da Crone para as vidas atarefadas das pessoas e plantar a semente dessas energias entre elas.

Quando a onda de escuridão cobre a luz brilhante da Lua dentro de nós, recebemos-na sabendo que a unidade é o destino dos anos de vida da Feiticeira.

Nosso caminho sagrado

Uma das coisas importantes que precisamos lembrar nos anos da Metamorfa é não comparar as experiências por nós vividas com as de outras mulheres. Nossas próprias experiências de Metamorfa pós-menopausa baseiam-se na oportunidade de experimentar pessoalmente *o que não estava disponível para nós em nossa vida até agora*, de liberar o que foi limitado *dentro de nós* e de descobrir através do contraste quem realmente somos.

Uma mulher que experimenta muitos anos de encarnação da "Sábia" pode sentir inveja das mulheres que incorporam a "Iniciada", envolvida na energia dinâmica semelhante à da juventude. Mas a incorporação de um Arquétipo é sempre uma dádiva — a Mulher Sábia pode aparecer dentro de nós para trazer sabedoria mística e uma expansão de consciência, enquanto a Iniciada pode aparecer para libertar velhos padrões de falta de autoestima e inspirar novos padrões de autoconfiança.

Cabe lembrar que, nos anos da Metamorfa, as experiências de Arquétipo são de aspectos de nós mesmas que precisam ser liberados, aceitos e expressos para que possam se fundir em um único sentido de identidade. Cada experiência e cada caminho — quer se ajuste à imagem de uma mulher "velha" ou talvez uma mulher mais velha descrita de forma condescendente como fazendo algo "extraordinário" — é a jornada sagrada de uma iniciada num caminho *pessoal* de transformação e integração espiritual.

Dons da Metamorfa

Cada Arquétipo como Metamorfa nos traz dons, e sobrevivemos além dos anos férteis porque eles possuem um profundo valor espiritual para nós, nossa família e parceiro. Se tiverem espaço e liberdade para serem expressos, também proporcionam enormes benefícios para a sociedade em geral. Os presentes estão aí para os desembrulharmos, brincarmos e desfrutarmos deles e, em última análise, eles nos trazem plenitude no senso de identidade e nos levam ao próximo estágio do caminho feminino.

Em um mundo ideal, teríamos tempo e espaço ilimitados para explorar cada Arquétipo à medida que ele surge e para expressar seus belos dons, mas, frequentemente, em razão das circunstâncias da vida, não temos tempo para reconhecê-los ou desembrulhá-los. No entanto, se soubermos que dons positivos, úteis, fortalecedores e edificantes estão dentro de nós, então, estaremos mais motivadas a procurá-los e trazê-los à superfície de nossas mentes — quaisquer que sejam as circunstâncias.

Os Dons da Iniciada

Energias: *Donzela infundida pela Feiticeira*

A Iniciada, a Andarilha do Mundo, quer explorar o mundo ao seu redor e dentro dele. Isso pode significar explorá-lo fisicamente através da visita a diferentes lugares ou iniciando novos empreendimentos físicos; pode ser uma exploração mental por meio da aprendizagem; ou ainda uma exploração espiritual que abranja novas práticas espirituais e ensinamentos distintos.

À medida que a Iniciada explora o estado de ser e a percepção, ela traz benefícios para a sua família, removendo as energias estagnadas de hábitos e rotinas bem como ajudando todos a abraçar novas experiências a fim de que possam crescer e prosperar. Os dons da Iniciada incluem diversão e felicidade — e grandes mudanças não são necessárias (inclusive podem não ser possíveis em razão de problemas de saúde), pois a felicidade e a realização podem advir do desfrute de pequenas mudanças, de pequenos passos em direção à mudança e de pequenas descobertas.

A Iniciada flui para o mundo para redescobrir os prazeres de criança — a beleza simples do microuniverso e o espanto e maravilha do macrouniverso. Este é um momento para relembrar as maravilhas da infância e reinterpretar o mundo através delas.

A Iniciada ajuda a família a sentir alegria e também ajuda o parceiro a redescobrir o simples prazer do relacionamento. Um parceiro volta a sentir-se outra vez mais jovem e mais livre à medida que os antigos compromissos familiares, os comportamentos repetitivos e as expectativas mudam. Juntos, a Iniciada e o parceiro podem explorar a novidade do corpo dela em mudança, para aprender como ele responde e a que responde.

Para a Iniciada, as atividades infantis podem reacender os prazeres simples do corpo e dos sentidos, varrendo o cansaço da idade adulta e as expectativas sexuais a que a sociedade a limita. Ela passa a sorrir com alegria mais frequentemente, a dizer "eu te amo" mais vezes e a sentir a empolgação juvenil de novo.

E ela também pode se sentir mais ingênua e inocente à medida que aspectos negativos das experiências passadas fluem para algo mais simples, menos complexo, menos crítico e embarreirado, e mais puro e genuíno. Isso não é vulnerabilidade ou ser "infantil", mas sim a bela e poderosa experiência da consciência feminina e da essência da "pureza".

Os Dons da Matriarca

Energias: *Mãe-Infundida-pela-Feiticeira*

A Matriarca, a Andarilha do Coração, deseja trazer o amor ao mundo de maneira prática. Por meio da expressão do amor na vida cotidiana, a Matriarca constrói confiança em si mesma. Ao ajudar os outros, ela começa a se considerar alguém que pode amar e aceitar, independentemente de suas ações, experiências ou crenças passadas.

As energias da Matriarca brilham no mundo e, portanto, seu foco está no mundo ao redor. É mais importante para ela facilitar o crescimento, a nutrição e o florescimento dos outros e do mundo do que alcançar o sucesso pessoal. A necessidade de realização é deixada de lado, e o trabalho e a vida mudam de foco, talvez no sentido de cuidar dos desfavorecidos e dos que estão em dificuldades, ou na construção de uma sociedade e de um mundo melhores. A compaixão guia a Matriarca para novos rumos na vida, e o desejo de ajudar infunde-a desde pequenos atos diários de bondade até novas atividades e projetos e, ainda, talvez até mesmo um novo plano de carreira. A compaixão torna-se um estado de ser e, nesse estado, a Matriarca descobre a capacidade e a força infinitas que isso traz.

A Matriarca pode mudar a dinâmica de sua "família", expandindo-a para incluir uma gama mais ampla de pessoas e comunidades e criando um porto seguro para todos. Um exemplo prático é envolver a família em atividades que apoiem e cuidem dos outros bem como do planeta.

Para um casal, as energias resplandecentes da Matriarca ajudam o parceiro a se sentir completamente amado e aceito, além de elevado à melhor versão de si mesmo. Independentemente da forma como ele tenha envelhecido, do estado de saúde ou das cicatrizes que carrega de experiências passadas, ela ainda enxerga a alma dentro dele e o ser amoroso que ele realmente é. O que a Matriarca vê no mundo iluminado pelo amor, ela pode ver dentro de si à luz do amor, e uma mulher que se aceita e se ama é a Lua radiante do mundo.

Os Dons da Sacerdotisa

Energias: *Feiticeira-Infundida-pela-Feiticeira*

A Sacerdotisa, a Andarilha Mágica, deseja se expressar no mundo, tecendo na mente, bem como através das mãos e da paixão, um fluxo de energia criativa para manipular as emoções e os pensamentos. Situada entre os mundos interior e exterior, suas energias criativas são a ponte entre o espiritual e o físico.

Tal como a Iniciada, a Sacerdotisa descobre-se através do contraste — mas, para a Sacerdotisa, isso significa o contraste entre seu sentido em desenvolvimento do mundo espiritual e sua criatividade no mundo físico. Ela é um canal aberto para permitir que o *insight* e a energia espiritual passem do mundo interior para o mundo exterior a fim de levar orientação, cura e centelha de inspiração para os outros.

Ocorre de ela ser extremamente sensível às energias e muito empática. Quando remove as barricadas protetoras, pode mudar o mundo usando essa empatia para concentrar sua energia espiritual. Muitas vezes, resistimos à nossa empatia porque nos sentimos impotentes para mudar o sofrimento que nos rodeia ou porque nos sentimos incapazes de transformar os sentimentos de dor em sentimentos de compaixão. Porém, a Sacerdotisa tem a magia e a visão da trama do mundo, entendendo como ela pode afetá-lo.

A Sacerdotisa também leva impulsividade mágica e criativa à família, libertando-a das restrições do pensamento moderno. Por meio do oráculo, ela guia os passos e percebe o cerne de qualquer problema e, por meio do trabalho energético, traz cura e compartilha seu mundo de consciência espiritual. Um dia de selvageria impulsiva liberta a família para respirar — libertar-se das restrições e ter espaço para sentir a magia dentro de si e no mundo que os rodeia.

Em relação à parceria conjugal, a Sacerdotisa traz uma dimensão diferente ao relacionamento. Ela permanece radiante em seu empoderamento, disposta a compartilhar esse poder com o parceiro, a explorar junto com ele a magia em suas vidas cotidianas e em sua cama. Ela abre uma porta para o parceiro, tirando os filtros que a vida lhes impôs e, por um momento, envolve os dois em um espaço sagrado, experenciando as energias à medida que elas sobem e fluem por meio de sua interação. Fazer amor torna-se uma oração sensual espiritual e uma prática sagrada que eleva a consciência para além do mundano. Através do corpo, da consciência e da sensibilidade à energia, à emoção e à intuição, a Sacerdotisa traz o sagrado de volta ao relacionamento, reconhecendo a magia dentro de si e do parceiro.

Os Dons da Mulher Sábia

Energias: *Crone-Infundida-pela-Feiticeira*

Tal como a Matriarca, a Mulher Sábia — a Andarilha da Paz — tem o amor no centro da relação com o mundo. Em lugar de um foco prático para seu amor, a Mulher Sábia nos apresenta um foco espiritual — no qual tem uma visão de mundo de unidade e de amor espiritual voltado a todos, além de um direcionamento ao futuro e às gerações vindouras.

As energias da Mulher Sábia são meditativas e expansivas, e elas permitem e aceitam. Sua consciência da vida não se limita ao físico, mas é universal, trazendo uma profunda sensação de bem-estar e de que tudo está como deveria ser. Com o ego inquieto lavado pela calma interior, torna-se possível viver a vida cotidiana com foco no universal. Não há necessidade de *fazer* mudanças, a Mulher Sábia simplesmente chama a si as mudanças que vão beneficiar o mundo, e o Universo responde.

Em relação à família, as energias da Mulher Sábia são o olho no centro do furacão. Sua quietude centrada e indulgência são uma mudança bem-vinda no turbilhão de egos, personalidades, reações e respostas emocionais da família. Por meio da receptividade, ela ajuda os outros a deixarem-se levar e a aceitarem sua situação e, na calma que se segue, ela reserva espaço para discussão, tomada de consciência e formação de uma nova direção ou comportamento.

Essa poderosa capacidade de reservar espaço para os outros permite--lhes sentir-se seguros e capacitados o suficiente para aceitar situações, perdoar e seguir em frente. Ela ajuda a família a criar interações que despertam os sentimentos de serem valorizados, dignos e seguros. Ela compartilha tradições e histórias didáticas para ajudar a família a compreender o mundo ao redor e guiar os membros em seus caminhos.

Em relação aos casais, a Mulher Sábia reflete a paz da alma que reside no coração de seus parceiros. No que se refere a ambos, o amor pode transformar além do físico e emocional para se tornar uma expressão anímica de amor incondicional e unidade.

Equilibrando os Arquétipos da Metamorfa

Nos anos cíclicos de Mãe, sempre que entrávamos numa fase, era frequente que um dos quatro Arquétipos femininos se tornasse dominante por um curto período de tempo. Nós incorporávamos esse Arquétipo, e o pensamento e a interação com o mundo eram influenciados pelas energias individuais e pelo nível de percepção associado. Então, nos anos da Mãe da Colheita na perimenopausa, os Arquétipos ainda apareciam um de cada vez, em sequência, mas as fases se alongavam ou encurtavam na Ruptura do Ciclo. Agora, no entanto, nos primeiros anos da Metamorfa pós-menopausa, os Arquétipos da Iniciada, da Matriarca, da Sacerdotisa e da Mulher Sábia estão livres de qualquer ordem específica ou limite de tempo, e seus diferentes níveis de percepção estão igualmente disponíveis para nós *ao mesmo tempo* — embora um pareça ser mais proeminente do que os outros. Em razão disso, temos o potencial de abordar qualquer situação, experiência ou interação individual a partir de quatro percepções diferentes ao mesmo tempo.

Como Metamorfas, temos a incrível capacidade de equilibrar os Arquétipos, capacitando-os a se fundirem no Retorno. No início dos anos pós-menopausa podemos não estar muito conscientes dessa capacidade, porque as fronteiras entre os Arquétipos ainda estão em processo de mudança. Todavia, à medida que nos aproximamos dos anos da Feiticeira Escura, frequentemente cerca de dez anos após o último sangue, o efeito de todos os quatro Arquétipos trabalhando juntos dentro de nossa percepção torna-se mais perceptível. Quanto mais perto estamos do Retorno, mais o pensamento é uma fusão desses quatro níveis de consciência numa percepção combinada e flexível.

O poder dos anos da Metamorfa reside em todos os quatro Arquétipos estarem disponíveis ao mesmo tempo. Isso significa que, sempre que o Arquétipo incorporado parecer muito opressor ou perturbador, podemos trabalhar conscientemente com *os outros três Arquétipos* para equilibrar pensamentos, emoções e sentimentos atuais. Esse é o segredo para fundir os diferentes níveis de percepção e energia feminina.

Por exemplo, imagine que estamos incorporando as energias da Sacerdotisa durante um longo período. Como Sacerdotisa, mantemos as energias internas de Feiticeira infundidas pela Feiticeira Universal. Podemos facilmente identificar e sentir-nos magoadas pelas enormes injustiças no mundo, enxergar através das ilusões que as pessoas tecem para manipular os outros, bem como perceber e sentir as desigualdades e a depravação das quais as pessoas se escondem. Em resposta, ocorre de sentirmos um desejo avassalador e compulsivo de mudar o mundo para melhor, mas também de nos sentirmos impotentes, frustradas e zangadas por não sermos capazes de mudar nada. Contudo, se dermos atenção aos outros três Arquétipos, conseguimos trazer suas energias e perspectivas para misturar e equilibrar nossa atual incorporação da Sacerdotisa e criar sentimentos e ações positivas e produtivas.

A Iniciada pode trazer a clareza necessária para identificarmos o que temos capacidade de mudar, a Matriarca pode trazer a empatia para entendermos que os outros nem sempre veem as situações tão nitidamente quanto nós e que fazem as coisas por motivos específicos, e a Mulher Sábia pode nos trazer a compreensão de aceitar o que somos capazes ou incapazes de realizar, bem como a paciência para esperar a oportunidade certa para agir.

Ao usarmos os dons dos outros Arquétipos da Metamorfa como apoio, conseguimos acalmar e harmonizar a incorporação da Sacerdotisa e trazer foco para as energias criativas e o desejo de justiça. Os outros Arquétipos não nos impedem de incorporar a Sacerdotisa selvagem, eles não "consertam" nenhum problema, mas, a partir de suas diferentes perspectivas, eles nos ajudam e apoiam a viver no mundo em nossa expressão do Arquétipo da Sacerdotisa.

São esses momentos crescentes de entendimento e calma criados pela fusão dos quatro níveis de percepção em uma única consciência que se desenvolverão no Retorno. Cada Arquétipo da Metamorfa traz sua percepção para nos ajudar a equilibrar e integrar o Arquétipo que estamos expressando, a fim de que possamos passar pelo portal do Retorno para o papel de Alma Mãe.

Uma abordagem simples e poderosa para equilibrar os quatro Arquétipos das Metamorfas é garantir que passemos algum tempo todos os dias fazendo uma atividade que os honre e que esteja em harmonia com suas energias individuais — talvez lendo ou fazendo exercícios para homenagear a Iniciada; preparando a comida com amor e carinho para a Matriarca; realizando algo criativo ou mágico para a Sacerdotisa; e permitindo-nos uma pequena pausa para descansar ou estando atentas em nossas atividades, para homenagear a Mulher Sábia. Podemos pensar nelas como quatro "vitaminas" arquetípicas essenciais que precisamos tomar uma vez por dia para trazer bem-estar.

Todos os quatro Arquétipos da Metamorfa estão próximos de nós nos primeiros anos da pós-menopausa porque as barreiras entre o mundo interior e o mundo exterior enfraqueceram e eles estão apenas a um pensamento, a uma respiração ou a um toque suave de distância de nós.

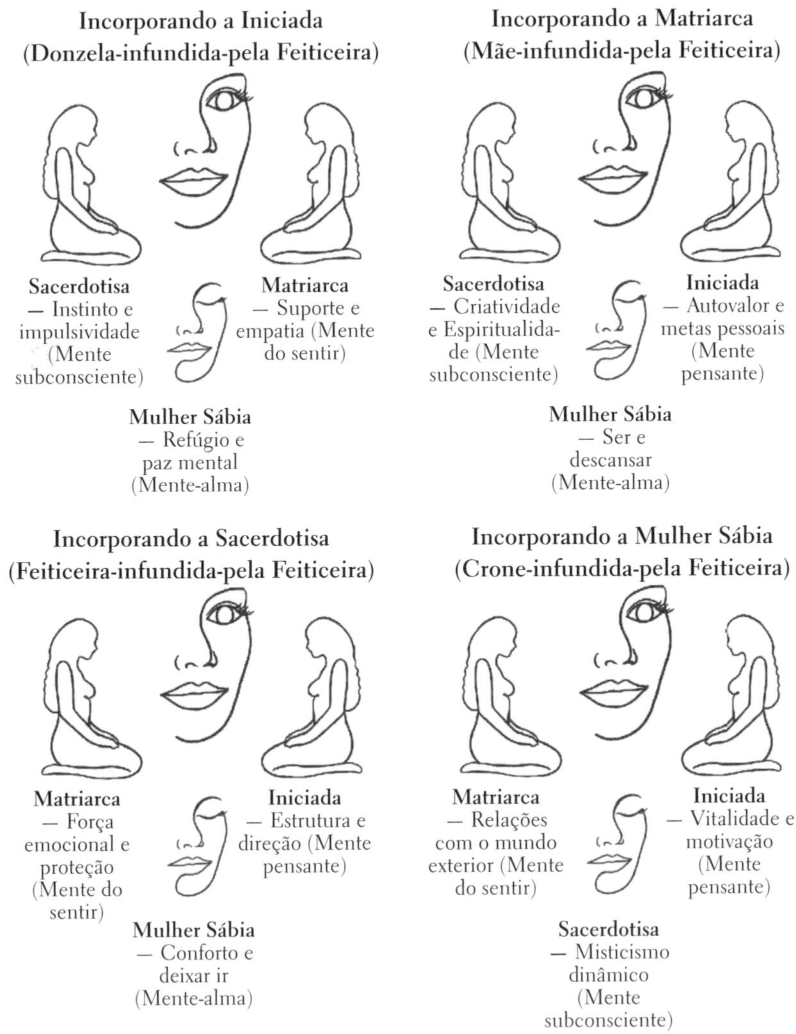

Figura 14: Equilibrando os Arquétipos da Metamorfa

O fluxo dos Arquétipos da Metamorfa nos anos pós-menopausa pode ser uma trama complexa e, embora o intelecto queira estrutura, definições, regras e tempos definidos, estamos sob a influência da Feiticeira Universal e ela varre todos esses desejos com sua vassoura.

Nos anos da Metamorfa, estamos caminhando mais profundamente na escuridão e sentimos o efeito da crescente mente subconsciente em todos os Arquétipos incorporados. Somos "Metamorfas" porque o ego e o senso de identidade fluem com a personificação imprevisível da Iniciada, da Matriarca, da Sacerdotisa e da Mulher Sábia. Para desfrutar de uma orquestra, não nos concentramos em instrumentos individuais — em vez disso, ouvimos e sentimos o fluxo dos sons que se fundem. Precisamos aproveitar os anos da Metamorfa do mesmo jeito.

Como mulheres que mudam de forma, influenciadas pela Feiticeira Universal, nossa dança na escuridão é instintiva, intuitiva, criativa e espiritual. Não precisamos ser outra coisa senão quem somos no momento — a combinação dos instrumentos dos Arquétipos. Mas a Crone nos exige que providenciemos o autodespertar da forma mais harmoniosa que pudermos, que não prejudique ninguém e que utilize os dons que possuímos para beneficiar os outros.

Adentrando mais profundamente os anos da Metamorfa

À medida que avançamos pelos degraus do Labirinto nos anos da Metamorfa, as correntes e o caos da maré vazante tornam-se mais fortes e os desafios e mudanças se aprofundam. A Feiticeira Universal sempre nos traz uma escolha — ouvir a voz da Crone Universal *e fazer nós mesmas as nossas próprias mudanças com amor*, ou, em vez disso, ignorar a Crone e dar nosso poder à Feiticeira para que *ela possa nos transformar*. Sempre temos a opção de trilhar um caminho onde os velhos padrões são dramaticamente cortados e rompidos, ou trilhar um caminho onde há um lento desenrolar das tramas da vida. Na subsequente dissipação das complexidades da nossa antiga vida, a Feiticeira Universal mostra-nos claramente a simplicidade que está no cerne da autenticidade e a importância de abraçar o Universo em que a sensualidade e a espiritualidade se encontram.

Agora, nos anos da Metamorfa, as mudanças na condição física podem se tornar o catalisador que nos mergulha mais fundo em nós mesmas para transformar a perspectiva e as crenças. As expectativas modernas levam-nos a acreditar que as mudanças param depois do último sangue — mas há mais por vir. Há uma lista muito longa de mudanças físicas, mentais e emocionais que podemos experimentar — por exemplo, alterações na distribuição de gordura, nos hormônios, na composição química, no funcionamento dos órgãos, no processamento de nutrição, na pele, no cabelo, na visão e condição ocular, na audição, nas gengivas e nos dentes, no paladar, na frequência e ritmo cardíaco, na temperatura corporal, no sistema nervoso, na respiração, no metabolismo, na circulação, na pressão arterial, nos ossos e músculos, na vagina e útero, nas articulações, nas mãos, nos pés, na postura, na resistência, no tempo de cura, nos níveis de inflamação e infecção, no sistema imunológico, na resistência, na memória e pensamento, no sistema digestivo...

Somado a isso, é possível que essas mudanças não aconteçam sequencialmente, mas *ao mesmo tempo*! Como uma lagarta em um casulo, o corpo está definitivamente se transformando em algo novo.

Observa-se a dificuldade em não interpretar essas mudanças corporais impactantes como "envelhecimento" e "doença", porém são oportunidades poderosas e únicas para experimentarmos o mundo e a nós mesmas de uma forma diferente. Em vez de "envelhecimento", vale considerá-las como experiências de "*aprendizagem acelerada*".

A doença tem um efeito imediato — direciona nossa atenção para dentro e faz-nos retrair as energias que projetamos rotineiramente para o mundo, centrando-as em nós mesmas. A Feiticeira Universal utiliza a poderosa ferramenta da doença para provocar a necessidade de focar a atenção na condição atual e para forçar uma reavaliação mental das expectativas e dos pensamentos sobre quem somos e o caminho de vida a seguir. Esse autofoco não é o egoísmo do ego, mas sim a alma nos chamando de volta a casa para lembrar quem somos.

A Feiticeira usa o nosso corpo e as nossas experiências físicas para nos moldar e, com o dom de aplicar "aprendizagem acelerada", ela atrasa-nos, reduz nossa expressão externa e empurra-nos *para o momento para perceber o momento*. Com maravilhosa habilidade, ela segura a mente consciente em suas mãos e volta sua atenção para o centro do Labirinto e *para o Arquétipo da Crone*.

O caminho é amar o corpo como um receptáculo da Divindade Feminina expresso por meio da condição humana de movimento através do tempo; porque, através do efeito do tempo no corpo, abrimo-nos para uma realidade além da compreensão dos anos da Mãe. Caminhamos em direção ao Retorno, e *cada passo, cada situação nessa fase da vida é sagrada e cheia de magia e poder para realizar* o Retorno.

Talvez, se víssemos outras mulheres de meia-idade com problemas de saúde como iniciadas sagradas trilhando um caminho da Divindade Feminina, então honraríamos nosso próprio corpo, qualquer que seja sua condição, como sagrado. E quanto mais vivermos, mais experimentaremos ver doenças nas pessoas que amamos e mais passaremos pela experiência do fim de vidas. Os anos da Feiticeira também marcaram profundamente o coração com as mudanças nas capacidades físicas e mentais dos pais idosos, bem como a mudança em nosso papel familiar de "criança cuidada" para "cuidadora dos pais".

Os padrões e papéis internos também se rompem quando os parceiros vivenciam doenças que mudam a vida, e o papel que desempenhamos pode mudar de parceira de vida para parceira de vida *e* "cuidadora". E a Feiticeira, que é a personificação da mudança, pode destruir a vida de alguém da maneira mais difícil possível por meio da morte de um dos pais, de um irmão, de um filho, de um amigo próximo ou de um parceiro.

Os anos da menopausa influenciados pela Feiticeira podem parecer impiedosos, fazendo-nos ficar no centro das atenções do próprio corpo em mudança e mortalidade, mas o propósito por trás das experiências é levar-nos à autenticidade e a uma maior compreensão de nosso reflexo da Divindade Feminina. Do ponto de vista dos anos cíclicos da Mãe, os anos da Feiticeira figuram assustadores — mas como Metamorfas agora temos experiência em descer os degraus do Labirinto. Entendemos que todas as situações nos dão a capacidade de expandir e crescer como mulheres espirituais.

Isso pode parecer totalmente superficial, irrealista e ausente de empatia pelo profundo sofrimento por que as mulheres são acometidas quando confrontadas com um diagnóstico assustador, a doença e a dor, a incapacidade e a morte de entes queridos. Todavia, quando, no futuro, olharmos para trás, para essas experiências, livres das emoções, pressões e medos crus e complexos associados, talvez consigamos nos lembrar de momentos de profundo amor, percepção e abertura. Nada jamais será o mesmo — *e esse é o ponto*! As experiências pelas quais passamos nos moldam e nos revelam uma profundidade e uma capacidade interna que nunca encontramos antes.

Quer sejamos forçadas a abrandar por necessidade física e mental, quer façamos uma escolha deliberada, a vida está destinada a tornar-se *mais simples*. Simplicidade não significa inação ou desfazer algo que criamos, mas sim revelar o cerne, livre de camadas de pensamentos e estruturas superficiais adicionais. É o caminho de *menor energia* porque a simplicidade flui em harmonia com o Universo, e é o Universo que fornece a energia para o impulso, e não a força de vontade e o ego.

Ao desacelerar as mudanças físicas, a Feiticeira Universal nos dá tempo para explorar as respostas caóticas à sua presença, para sentir a direção de nosso coração e para encontrar o Fluxo em cada situação, para que possamos reconhecer o caminho mais simples à frente. No centro dos anos da menopausa, está a autoconsciência e, para a colocarmos em prática, precisamos de um pouco mais de tempo para o processamento.

A revelação de uma simplicidade crescente é o reconhecimento de que não precisamos empregar força de vontade e energia para fazer as coisas acontecerem, mas em vez disso apenas abraçar a magia do Fluxo da vida e deixar que ele gentilmente nos sustente e nos leve aonde nós precisamos ir. Essa é a abordagem do Arquétipo da Crone para viver a vida, e é a percepção para a qual a Feiticeira Universal nos guia.

A maneira como abordamos as mudanças necessárias a fim de trazer simplicidade para dentro de nós e para a vida é uma escolha poderosa. Imagine que temos um nó no cabelo ou numa pilha de fios multicoloridos. Se quisermos preservar os fios, não podemos puxar o nó com força, porque os fios vão quebrar. Se cortarmos o nó, deixamos uma falha e também perderemos a integridade dos fios. Cortar e quebrar, eliminar restrições e bloqueios, é a abordagem da Feiticeira. Mas há também outra abordagem, que é sentar-se pacientemente e pentear suavemente os fios — criando espaço entre eles e ao redor, do lado de fora do nó — para permitir que os fios se separem delicadamente. Essa abordagem paciente está cheia de energia da Crone.

A Feiticeira Universal dança loucamente por nossa vida, cortando os nós e limpando o passado com o brilho de sua faca afiada. Ela vê as coisas na dualidade — "alinhadas" ou "fora de alinhamento" — e elimina aqueles padrões que não estão alinhados com o eu autêntico. Ela cria o espaço vazio em nossa vida que não estávamos dispostas a criar para nós mesmas e diz: "Agora você tem o espaço para ver as partes de você mesma e sua vida que estão alinhadas com sua alma".

Mas, quanto mais nos aprofundarmos nos anos da Metamorfa, mais poderemos satisfazer a necessidade de mudança por meio do amor gentil e da quietude da Crone Universal. Ela separa mágoas e sentimentos de carência; pensamentos, lembranças e crenças negativas; bloqueios e nós; e delicadamente os penteia em um fluxo alinhado e harmonioso.

O passado faz parte de quem somos, e a Crone pacientemente desembaraça os nós, mantendo a integridade desse passado e permitindo que os fios da vida fluam livremente, juntos na mesma direção, em unidade.

É como tirar os nós do cabelo para que caiam e fluam na mesma direção em uma harmonia sedosa. A Crone diz: "Agora você está livre para estar em alinhamento com sua alma, porque *tudo* dentro de você está em harmonia".

Para que a Anciã Universal nos ajude a eliminar as restrições e os bloqueios nos anos da Metamorfa, ela precisa de espaço para trabalhar. Ela só precisa que forneçamos vazio e tranquilidade — "Espaço da Crone" — para permitir que ela penteie suavemente os fios das energias para o novo lugar que criamos dentro de nós mesmas. Se nos mantivermos ocupadas fazendo as coisas, preencheremos os espaços que ela cria com novos fios que aumentam a densidade e a firmeza do nó.

A mudança liderada pela Crone é calma e gentil, mas, se não reservarmos a ela o espaço vazio de que precisa, então a Feiticeira criará o espaço e as mudanças para nós. Quanto mais perto estivermos do Retorno, mais tempo e espaço precisaremos para permitir o desembaraço da Crone e mais precisaremos sentar ou deitar na escuridão, receptivas à sua ajuda.

No entanto, é tão frequente que quando tentamos criar espaço no mundo exterior para satisfazer as necessidades dos anos da Metamorfa, descobrimos que o mundo exterior não nos permite parar e continua a exigir todo o tempo e atenção que temos. A frustração, o estresse e o ressentimento podem facilmente crescer dentro de nós em resposta e se espalhar pelas atividades e relacionamentos diários. Porém se, independentemente da situação exterior, voltarmos a atenção para a Crone no coração do Labirinto e encararmos a escuridão como seu amor, teremos o poder do Universo para transformar a frustração e a raiva cotidianas em aceitação amorosa. Essa é a mensagem de amor que a Feiticeira Universal tenta tão fortemente nos ensinar, repetidas vezes — *olhe para dentro, olhe para a escuridão, olhe para a Crone.*

Com a vida de Metamorfa desacelerando e perdendo *momentum*, podemos temer sermos deixadas para trás à medida que os outros avançam e ficarmos presas e estagnadas sem qualquer propósito na vida. No entanto, a Feiticeira Universal deseja a consciência do sentido de identidade para além do corpo físico, e ela nos mostra que, ao abrandarmos, o mundo nos abre para além dos sonhos e que temos o poder de viajar pela vida de uma forma muito diferente — uma forma que é mais rica e sem esforço para o movimento. O objetivo não é parar, mas sim mudar a forma como percorremos o caminho.

Então, à medida que entramos nos anos da Feiticeira Escura, a espiritualidade torna-se cada vez mais importante para o bem-estar. O chamado para sermos "portadoras da escuridão" e privilegiarmos o mundo interior torna-se mais forte. Devemos ver o mundo e viver as atividades através do filtro da espiritualidade, bem como encarar cada momento de frustração ou baixa emoção como uma mensagem que nos lembra de nos voltarmos para a consciência espiritual e de mudarmos a vibração e atenção para incluir a escuridão interior. Dessa forma, a frustração desaparece conforme nos expandimos para a plenitude e começamos a nos ver como seres de amor e de luz da alma.

CAPÍTULO 7: OS ANOS DA FEITICEIRA ESCURA

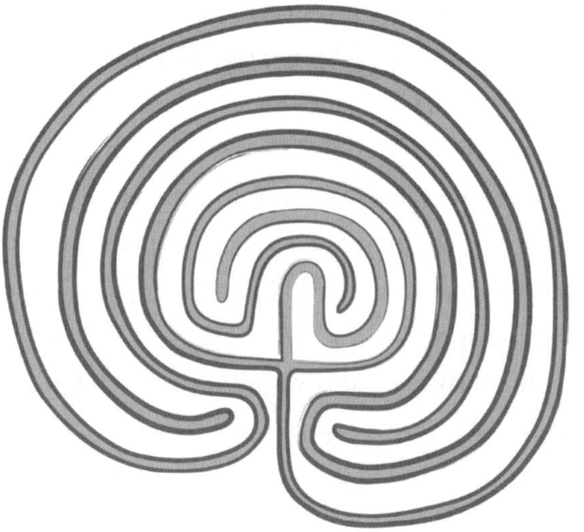

Um manto escuro nos envolve,
distanciando-nos dos desejos flutuantes do mundo exterior.

A escuridão antes do amanhecer

Não há uma escala de tempo definida na caminhada pelos degraus do Labirinto; só podemos decidir até onde percorreremos comparando as expressões dos mundos interior e exterior. Quando olhamos ao redor e sentimos que há mais passos atrás do que à frente, quando nos voltamos para dentro e sentimos profundamente que não somos mais a mesma pessoa que éramos no passado, então — e só então — poderemos dizer que os anos da Metamorfa estão chegando ao fim. Ainda não alcançamos o centro do Labirinto, mas entramos nos anos da Feiticeira Escura e parecemos diferentes, percebemos as coisas de maneira distinta, bem como nossos desejos e sonhos mudaram. Como Eva, passamos pela Pedra da Bruxa da Feiticeira Escura.

A dança com as energias dos Arquétipos da Metamorfa também se modifica nesse momento, e as transformações mais significativas surgem repentinamente entre períodos prolongados de estabilidade e completude. Nesses períodos de totalidade, temos um vislumbre de quem nos tornaremos no Retorno — sentimos a luz da alma dentro de nós, sentimo-nos ancoradas no corpo e na Terra e sentimos uma consciência expandida de aceitação e amor.

Mas ainda não estamos no Retorno, somos agora a Feiticeira Escura e, em seus intensos momentos de transformação, gargalhamos e dançamos em movimentos bruscos, sacudindo os ossos dos outros.

O ego em dissolução tenta se proteger no *status* percebido que sente ter conquistado legitimamente com a experiência de vida. Ele viu "tudo" e fez "tudo" e, em sua arrogância protetora, já não pode ser incomodado pelos sentimentos daqueles que o rodeiam.

Estamos mergulhadas fundo no mundo interior e existimos fora da comunidade. Ignoramos as regras e encontramos um empoderamento frágil ao dizer: "Já estou velha demais para ser incomodada pelo que os outros dizem e fazem — eu faço o que quero!". Não nos sentimos mais engajadas, tolerantes ou preocupadas com as complexidades fúteis dos outros ou com seus pontos de vista e expectativas. Vestimos o que queremos — porque é confortável e porque sabemos quão inconstantes são as conformidades sociais e quão rápido elas mudam — e já não fazemos esforços para satisfazer requisitos sociais "inegociáveis". Essa é, sem dúvida, nossa segunda adolescência!

Depois do Retorno, a percepção sobre a vida mudará de novo e, em vez disso, veremos a conformidade social como a criação de uma ponte amorosa e afetuosa de comunicação e relacionamento entre as gerações. À medida que as ondas da maré vazante se acalmarem, nós finalmente nos assentaremos no fundo do mar estável, e o que foi desconectado para criar proteção se tornará a sabedoria para nos envolvermos no mundo, mas não para sermos superadas por ele.

No entanto, isso ainda está no futuro e, como Feiticeiras Escuras, podemos sentir-nos desconectadas do mundo exterior "mais jovem".

Nos anos da Feiticeira Escura, período antes do Retorno, o ego faz um esforço final para se manter no senso de identidade. Somos como a bruxa do conto de fadas de João e Maria que vive na floresta, em sua casinha de biscoitos de gengibre, e que não gosta de companhia porque quer ter controle total (em uma situação que é incontrolável). Na história, ela aprisiona e come crianças — consumindo as energias dinâmicas da luz na escuridão de seu vazio, tentando manter a juventude e mudar o rosto que o espelho mágico lhe reflete de volta.

Nesses anos de sensibilidade elevada e transformação espiritual da Feiticeira Escura, nossa natureza exige que nos centremos no lado interior para que *possamos caminhar através do ego* até o reino da alma da Crone. Podemos lutar contra as energias dessa Feiticeira por muitos anos, com medo de avançar para o Retorno e atrasar a transformação, porque não entendemos que somente o amor vai aliviar o ego e que esse amor vai nos reivindicar e transformar o ego em alma-luz da Crone Universal.

Tal como a Metamorfa, mantemos a mistura de energia dinâmica limitada, bem como intensa empatia e sensibilidade energética, porém, progressivamente, podemos encontrar as energias e emoções de outras pessoas e as exigências das situações cada vez mais desgastantes. Ao contrário dos anos da Mãe da Colheita na perimenopausa e dos primeiros anos da Metamorfa na pós-menopausa, já não temos a capacidade de reconstruir as barreiras internas — podemos apenas criar proteção retirando e isolando-nos. E as únicas maneiras que a sociedade nos oferece para nos sentirmos empoderadas são nos defendermos de maneira agressiva, ou sermos subversivas, ou ainda produzirmos uma ilusão egoica de controle e autoempoderamento por meio da raiva e frustração.

Infelizmente, em muitas sociedades, a imagem da Feiticeira Escura é baseada num ego desesperado que se afoga nas ondas de um corpo, mente, vida, competência e capacidade em mudança. Mas, se a sociedade desse às mulheres pós-menopausa o tempo e o espaço necessários para que processassem suas mudanças por meio da entrega e do amor, então, veria mulheres maduras num estado harmonioso de transformação, e nós descobriríamos a forma positiva de empoderamento feminino que a acompanha. Enxergaríamos a Feiticeira Escura como ela de fato é — o portal do eu que precisamos cruzar para despertar o amor incondicional. Entenderíamos que a paz nesse momento de mudança não vem do controle de situações externas e de uma segurança rígida, mas sim do relaxamento, da compreensão de que, para percorrer o caminho, precisamos fluir e da compreensão de que o amor é o poder sagrado que permite que o ego seja ofuscado pela alma. A bruxa "má" da casinha de gengibre só precisa deixar ir e se amar mais!

Agora, já penetramos muito fundo o interior do Labirinto e, nas etapas finais, começamos a explorar os *insights* e a clareza que adquirimos na vida por meio de lembranças e mágoas, bem como começamos a descobrir um novo tipo de sabedoria que reside na escuridão. Quando olhamos no espelho reconhecemos agora o manto escuro que nos envolve.

Sabedoria e a Feiticeira Escura

À medida que nos aproximamos do Retorno, a sabedoria da Feiticeira Escura ainda não é a sabedoria Universal do estágio de vida da Crone, mas provém de nossas experiências e interpretações, erros e sucessos. Assim como essa Feiticeira Escura, temos um rosto cheio de cicatrizes e um corpo que carrega os ferimentos de batalhas, situações de fuga e pacificação. São as medalhas de uma vida vivida até então, e são essas cicatrizes da experiência que nos separam das jovens. Também como a Feiticeira Escura, possuímos uma sabedoria que foi conquistada com muito esforço, diferente da apresentada pela Crone, que é gratuita e nos é dada sem que precisemos conquistá-la.

Entre os momentos de equilíbrio nos anos da Feiticeira Escura, a interação com os outros pode ser difícil. Caso observemos algo errado, podemos ser diretas no falar, muitas vezes despojando o receptor da "sabedoria", desnudando-o de suas defesas, sem levar em conta seus sentimentos. Mas, por mais apoiada no ego que seja essa abordagem, ainda existe uma necessidade subjacente de ajudar a melhorar as situações ou a vida dos outros.

Ademais, com a "sabedoria" de Feiticeira Escura envolvida nas experiências negativas do passado, torna-se complexo e menos provável sentir compaixão. Isso porque a "clareza" que possuímos como Feiticeira Escura reside no julgamento subjetivo de "certo" e "errado" e em nossa desconexão a respeito das nuances emocionais de outras pessoas. Quando finalmente passarmos dos anos da Feiticeira para os anos da Crone, a sabedoria será transformada; assim, a clareza baseada na experiência de vida e no julgamento provenientes da dualidade mudará para a compaixão e inclusão universais.

Para nos ajudar a descer os degraus finais do Labirinto com gentileza, tanto para conosco quanto para com aqueles que nos rodeiam, mais do que nunca precisamos abrir espaço na vida para nos tornarmos a bruxa na floresta (mas não é necessário devorar crianças!). Precisamos de tempo e espaço separados dos outros para sentir o caminho a percorrer bem como encontrar o aterramento e o centramento que o mundo natural nos oferece. Necessitamos de um período sabático — distância e liberdade das tensões e das pessoas da vida cotidiana, a fim de nos voltarmos para dentro para ouvir o chamado da Crone, para conhecer nosso propósito pessoal e sentir o seu conforto amoroso. Ainda não somos Crones, então, ainda precisamos fazer parte do drama do mundo, porque cada drama ao nosso redor *nos lembra* que não fazemos mais parte deste mundo e que há outra pessoa que devemos nos tornar — alguém que não esteja tão cheia de cicatrizes e cansada da batalha.

A Feiticeira Escura é um portal pelo qual devemos passar para alcançar o estado de alma plena.

O corpo que escurece

Na mitologia e nos contos de fadas, muitas vezes ouvimos falar da velha Crone envolta em seu manto escuro que, de repente, se transforma em uma bela jovem, resplandecendo em sua beleza. Quando tínhamos um ciclo menstrual, isso era uma mitologia sobre a mudança da fase menstrual da Crone para a fase da Donzela pré-ovulação — no entanto, como vimos, a sabedoria que reside nos nossos ciclos é também sabedoria para o ciclo da vida.

A Crone Universal é o "Véu", então não vemos quem ela de fato é, vemos apenas o "véu" que é a máscara da aparência física de uma mulher anciã. Atrás dessa máscara, sob o véu, está o ser brilhante que é seu verdadeiro eu universal.

O corpo em mudança de cada mulher é seu véu, o próprio manto de escuridão que o mundo exterior mais jovem vê, porém, dentro dele, são mulheres-alma lindas e resplandecentes. À medida que as fronteiras entre a consciência, o subconsciente e a alma se rompem no escurecimento, tornamo-nos cada vez mais conscientes da luz dentro de nós. É essa luz —

a luz da alma, a luz dos Arquétipos unificados, a luz da Fonte — que é nossa verdadeira forma.

Se nos voltarmos para dentro e levantarmos o véu da Fonte, seremos banhadas em serenidade, beleza e graça, e em amor e empoderamento gentil. Percebemos que não somos "velhas", estamos apenas "encobertas", e o manto não impede a irradiação da luz que brilha em nós, simplesmente impede que ela *cegue* aqueles que nos rodeiam.

Os anos da Feiticeira nos obrigam a nos voltarmos para dentro, em direção à alma, com o propósito de reunir as energias dos Arquétipos, os níveis de percepção e o senso de identidade em uma única expressão. Começamos a lembrar que somos radiantes em energia e sabedoria e que temos algo importante e essencial para compartilhar com o mundo. Sem a jornada pelo caminho do Labirinto, não despertaríamos para todos os poderes espirituais nem nos juntaríamos à Feminilidade Universal em unidade, como suas representantes.

O corpo "que escurece" é um caminho poderoso e impactante de treinamento espiritual. Somos tocadas pela deusa, e, se reconhecermos o caminho como um "treinamento sagrado" que nos leva em direção à alma, então, cada mudança pode ser vista com curiosidade e adaptação criativa, aceitação, admiração e deleite. Podemos permitir-nos o tempo e o espaço de que precisamos para estudar e pesquisar — tal como faríamos se estivéssemos aprendendo qualquer outra habilidade ou conhecimento para a vida.

Mas não somos alunas inexperientes — já fizemos treinamento em todas as fases pré-menstruais, e as energias da Feiticeira têm sido nossas mentoras, guiando-nos para fluir e nos adaptar, bem como nos mostrando o caminho para o amor incondicional da Crone. Nos anos da Feiticeira Escura, o treinamento sagrado não é diferente.

À medida que a Feiticeira Universal nos conduz a um momento de verdadeira entrega à Crone Universal, o caminho escuro do Labirinto, aos poucos, começa a se mostrar, iluminado pela crescente luz interior e também pela alegria e apreciação de estarmos vivas. Dentro do corpo murcho da Crone Universal, reside a Fonte, e sua luz pulsa do centro do Labirinto, removendo o passado e nos trazendo pureza e sentimentos de admiração e amor.

Mais do que nunca, nos anos da Feiticeira Escura, precisamos nos voltar para as energias da Crone a fim de começar a ver o mundo como a Crone Universal o vê. É sua simplicidade e luz que nos mantém equilibradas, criativas, positivas e acolhedoras enquanto descemos os degraus finais do Labirinto.

Voltando-se para a Crone Universal

Às vezes, a intensidade dos padrões liberados nos últimos degraus do Labirinto pode parecer excessiva para ser administrada e densa demais para ser percorrida, e nós congelamos. Mas há ajuda — podemos convocar a Crone Universal, e nossa voz ecoa pelos degraus finais até o centro em que ela nos escuta. Ela combina seu chamado a nós para o Retorno com nosso grito de dor no coração, criando uma melodia suave e reconfortante que ela canta de volta para subir os degraus e nos encontrar.

Se fizermos uma pausa e ouvirmos, sentiremos a vibração da escuridão ao redor suavizando-se com sua canção. O peso da escuridão se dissolve e, mais uma vez, notamos a mão solidária da Feiticeira Universal na nossa, bem como sentimos tanto seu amor quanto o amor da Crone Universal ao nosso redor. Para cada aspecto do Arquétipo que incorporamos, para cada padrão antigo que libertamos, a Crone Universal nos ajuda a criar equilíbrio, aceitação e alegre expressão; no entanto, para escutar sua voz suave em meio à vida ocupada, é necessário criar um santuário de descanso, um lugar de quietude onde a encontremos.

Agora, podemos avançar mais uma vez. Agora, sabemos como nos erguer para fora da escuridão desafiadora que nos confronta. Agora, sabemos que a chave para toda transformação é o amor da Crone Universal. E agora lembramos para onde o caminho nos leva e que estamos perto de nosso destino.

A Crone Universal é o sinal de volta para quem de fato somos, mas ela não nos apresenta hierarquias e estruturas complexas para compreender, e não nos dá regras ou sistemas — ela simplesmente existe, e tudo existe como parte dela.

Para recorrer à Crone em busca de apoio, só precisamos "ser", e, então, quando nos sentamos ou deitamos na escuridão, ouvimos sua voz suave — a voz do Universo — apoiando-nos e guiando o nosso Arquétipo atual de volta ao alinhamento com ela.

A Guiança da Crone Universal para o Arquétipo da Iniciada

No silêncio, a Crone Universal sussurra ao Arquétipo da Iniciada:

— Eu trago sabedoria.
— Eu suavizo o impulso do ego.
— Eu trago perspectiva e direção.
— Eu lhe digo quando você alcançou o suficiente.

A Crone Universal traz alinhamento ao Arquétipo da Iniciada, suavizando suas energias e brindando-a com a sabedoria da escuridão para equilibrar seu intelecto e ego.

Quando incorporamos a Iniciada e vivenciamos momentos de energias dinâmicas e disruptivas, alcançar a Crone nos ajuda a equilibrar e integrar essas energias de maneira gentil e suave. A Crone nos lembra que, mesmo enquanto navegamos nas ondas provocadas pela tempestade na superfície do oceano, o fundo do mar permanece abaixo de nós. Ela também nos ajuda a lembrar, por meio do ruído das "necessidades" modernas, que a vida é uma viagem para experimentar e desfrutar e nos lembra que devemos ser mais seletivas sobre as atividades que realizamos e mais realistas a respeito de projetos e pessoas.

As energias da Crone trazem um ritmo medido às nossas vidas, evitando o esforço excessivo e o esgotamento, e ela ajuda a nos libertar suavemente da identificação excessiva com o sucesso e os objetivos pessoais.

A Crone nos contempla com sabedoria para seguirmos o caminho e nos pede que, primeiro, levemos a ela as novas paixões, ideias e decisões, para que assim possa verificar se estão alinhadas com nossa alma. Se estiverem, então as energias da Crone fluirão com o projeto, e nossos objetivos e sonhos serão realizados sem esforço ou desafio.

A Crone nos lembra que existe alma em nossa vida e não devemos nos identificar demais com o que alcançamos.

A Guiança da Crone Universal para o Arquétipo da Matriarca

No silêncio, a Crone Universal diz ao Arquétipo da Matriarca:

— Eu trago amor.
— Eu trago segurança para que você possa se abrir.
— Eu trago a força que você precisa para ser capaz de dar.
— Eu lhe digo quando você tiver feito e dado o suficiente.

A Crone Universal traz alinhamento ao Arquétipo da Matriarca, mantendo suas energias para que ela possa ser radiante no relacionamento com o mundo ao seu redor.

Quando incorporamos as energias da Matriarca e nos sentimos oprimidas, voltar-nos para a Crone nos abre para a força da escuridão interior e para a sensação de sermos abraçadas pelo amor. Ao conter a luz da Matriarca em sua escuridão, a Crone nos dá uma sensação de totalidade que permite que os medos do ego desapareçam de modo natural e que a percepção se expanda de um foco do eu individual para um eu em relação com os outros. Somos renovadas na força e no sentimento de sermos amadas, o que, por sua vez, nos capacita a amar as pessoas. Quando descansamos e permitimos que o profundo amor da Crone se manifeste no mundo através de nós, ela gera uma sensação de proteção para que nos libertemos do Arquétipo da Matriarca interior e a abracemos em sua totalidade.

A sabedoria da Anciã também nos chama da escuridão do Labirinto para criar fronteiras e definir limites. Se perguntarmos, ela nos dirá quando fizemos e demos o suficiente, a fim de que, como na Lua cheia, tenhamos energia radiante o bastante para todos. E o mais importante, a Crone diz, com profundo amor e segurança: "Já chega. Você não precisa tentar ser digna do meu amor, você já o possui".

A Crone nos ajuda a saber quando fizemos ou demos o suficiente, e ela nos ajuda a definir nossos limites.

A Guiança da Crone Universal para o Arquétipo da Mulher Sábia

No silêncio, a Crone Universal entoa para o Arquétipo da Mulher Sábia:

— Eu trago paz e quietude.
— Eu ofereço a você o amor de sua alma.
— Eu lhe trago perdão.
— Eu lhe mostro que você É o suficiente.

A Crone Universal traz alinhamento ao Arquétipo da Mulher Sábia, envolvendo-a em paz e quietude e na sensação de estar em "casa".

Se incorporarmos as energias da Mulher Sábia por longos períodos, podemos sentir que o tempo parou, que o mundo nos deixou para trás e que não há mais nada pelo que ansiarmos. Mas, ao descansar e nos voltar para a Crone Universal, vivenciamos uma sensação positiva de paz que vem de estarmos "em casa" em nossa própria pele, de sabermos que pertencemos ao mundo e de uma consciência de que somos guiadas no caminho de vida. Sentimos que tudo está bem do jeito que está agora. Com essa aceitação, abrimo-nos, e o amor da alma preenche a escuridão interior. Sentimos a alma individual como uma nota na canção amorosa da Crone Universal, e é esse amor da alma que nos alinha com seu mistério — que quem quer que sejamos, o que quer que tenhamos feito ou não, somos suficientes. *Não há separação entre nós e a Crone Universal e, portanto, sem contraste, nunca poderá haver julgamento.*

A Crone também nos oferece o poder do perdão. A Feiticeira Escura libera padrões para que a Crone possa reuni-los todos em seu manto, e, por meio de sua aceitação incondicional, eles se dissolvem em sua escuridão e podemos sentir o perdão. Sem o intelecto ativo e focado no exterior para dar uma forma às emoções e aos padrões, nós naturalmente os liberamos e, ao nos libertarmos, perdoamos. No descanso, ouvimos a Crone nos perguntando se desejamos trazer essas emoções e sentimentos de volta para nossa vida ou deixá-los com ela.

A Crone nos oferece estabilidade, ancoramento, centramento e paz.

A Guiança da Crone Universal para o Arquétipo da Sacerdotisa

E no silêncio, a Crone Universal chama o Arquétipo da Sacerdotisa:

— Eu trago centramento.
— Eu suavizo seu poder com amor.
— Eu lhe dou permissão para relaxar e fluir.
— Eu ajudo você a se sentir amada o suficiente.

A Crone Universal traz alinhamento ao Arquétipo da Sacerdotisa, ajudando-a a saber que é amada.

Esse Arquétipo só é desafiador quando tentamos lutar contra as correntes e esquecemos que a Crone é a nossa estabilidade, o nosso eu constante e a rocha que está no centro do rio da vida.

Quando incorporamos o Arquétipo da Sacerdotisa, talvez esqueçamos tudo o que aprendemos sobre nós mesmas na jornada pelos degraus do Labirinto, e, com avidez, procuremos externamente um remédio para aliviar o desconforto. Dessa forma, a Crone nos convida a nos voltarmos para ela a fim de ouvir sua suave sabedoria dizendo: "Você é suficiente como é, minha filha, apenas sinta o meu amor".

Quando o Arquétipo da Sacerdotisa nos traz momentos de baixa resistência física, podemos lutar muito para administrar o mundo cotidiano, então a Crone nos sussurra, dizendo-nos que temos permissão para nos libertar, parar de lutar e relaxar. Se ouvirmos, ela nos lembra que, na dádiva do cansaço, está a capacidade de viver o momento e de sentir a presença da nossa alma. Ela nos recorda que somos mais escuridão do que luz e que há criação através da rendição, à medida que damos mais espaço ao relacionamento espiritual com ela.

Também, quando o Arquétipo da Sacerdotisa nos traz picos desafiadores de energia altamente reacionária, impulsiva e compulsiva, a Crone nos ajuda a nos sentirmos centradas e seguras o suficiente para abraçar nossos poderes selvagens e direcioná-los para o mundo em harmonia e benefício. A Crone sussurra para nós que podemos abandonar a escuridão dinâmica e ainda assim permanecer equilibradas.

A Crone nos ajuda a sentir que estamos seguras e amadas o suficiente para abraçar os poderes da escuridão dinâmica e receptiva.

A Crone Universal está na escuridão no centro do Labirinto, porém ela também é os degraus de pedra que sustentam cada passo à medida que descemos. Conforme percorremos cada vez mais fundo a escuridão, as circunstâncias guiam a consciência até nossos pés em relação a cada degrau de pedra, e nessa consciência começamos a perceber a presença da Anciã, não como um conceito abstrato, mas sim uma presença apoiadora iminente. A Crone é o objetivo, a jornada e o caminho.

A Mente que escurece

O subconsciente é um reino incrível que contém os dons da intuição, do conhecimento interior e da criatividade que advêm de sua capacidade de fazer conexões rápidas entre experiências, lembranças, crenças, conhecimento e consciência mais profunda. Ele é o poder por trás do intelecto, é a biblioteca de conhecimento à qual o intelecto acrescenta e da qual pega emprestado.

No entanto, o subconsciente não é apenas um recurso passivo, é uma forma independente de pensar. Nesse sentido, como temos experimentado nos anos da Metamorfa, esse pensamento torna-se cada vez mais influente à medida que descemos mais fundo no Labirinto.

No mundo moderno, essa mudança no pensamento pode causar dificuldades porque se espera que sempre pensemos de uma forma intelectual. Por outro lado, existem dons muito importantes e facilitadores na percepção subconsciente dominante — ideias inspiradas, reconhecimento de padrões, conexão de informações que parecem não ter relação, visão da verdade central, consciência espiritual, sensibilidade, flexibilidade, adaptabilidade, resolução criativa de problemas e identificação de ameaças. Podemos trazer todos esses dons para a vida cotidiana, a família, o trabalho e a comunidade.

Usar a criatividade da escuridão para realizar mudanças no mundo pode nos proporcionar imensa alegria, mas também podemos experimentar ondas de frustração se não formos capazes de articular o que sabemos dentro de nós. Em vez de tentar ser o que o mundo exterior espera, suportando a respectiva dor, o desempoderamento e a exaustão que isso causa, precisamos lembrar que somos pensadoras subconscientes, bem como aprender a processar a vida com essa percepção dominante e aplicá-la às atividades cotidianas.

A Feiticeira Escura está muito consciente do mundo sensorial, e isso nos oferece a dádiva de maior acesso aos métodos não intelectuais de lembrança. À medida que a luz da gestão intelectual diminui na consciência, aumenta a escuridão de outras formas de processamento de informação e criação e ainda de evocação de lembrança. Pode ser um grande desafio dar a nós mesmas permissão para criar essas lembranças de um novo estilo e para nos adaptarmos a novos métodos de processamento, porque, nos dias de hoje, vivemos a vida cotidiana utilizando um "piloto automático" intelectual obsoleto e mantendo a expectativa irrealista do mundo moderno de que apenas a "mente pensante" atenderá às necessidades.

Mas a Feiticeira oferece a solução — estar presente no momento, alcançar a natureza sensorial e dar àquilo que experienciamos toda a atenção durante alguns segundos. Precisamos *perceber de maneira consciente* a experiência em todos os níveis — visual, auditivo, cinestésico, emocional, mental e espiritual para fixar o pensamento ou experiência dentro do subconsciente.

Não só precisamos mudar a forma como criamos lembranças, mas também devemos lembrar que, nos anos da Feiticeira, tal como nas fases pré-menstruais, os pensamentos negativos são mais críveis como realidade do que os positivos. Como Feiticeiras Escuras, podemos perceber este "dom" intensificado, em especial à medida que mais emoções perturbadoras tomam conta da mente superficial e o sistema de alerta de ameaças se torna mais consciente e ativo em resposta.

Nas fases pré-menstruais anteriores, talvez tenhamos notado que as afirmações *positivas* que proferimos muitas vezes viraram pó, mas não tenhamos percebido o poder de uma afirmação *negativa*. A mente de Feiticeira Escura se abre e aceita, espontânea e alegremente, como realidade uma afirmação negativa do tipo "Eu não sou forte". Nessa abertura, no entanto, iniciamos o processamento mais profundo da Crone e, bem lá no fundo de nós mesmas, em resposta a tal afirmação, podemos *perceber* uma sensação silenciosa de força interior. O negativo é ignorado porque as energias da Crone não detêm contraste.

Essa abordagem às afirmações parece perturbar tudo o que nos foi dito sobre elas — mas quantas pessoas perguntaram às mulheres pós-menopausa se as afirmações negativas de fato funcionavam de forma positiva para elas? Nos anos da Feiticeira Escura, ao pensar de maneira voluntária em declarações negativas com base em circunstâncias imediatas e então *nos voltarmos para dentro para perceber de modo consciente o sentimento interno positivo gerado em resposta*, temos o poder de elevar as interpretações negativas rasas e generalistas da mente superficial a algo positivo e fortalecedor.

Incluído nos pensamentos negativos está o poderoso sistema de alerta de ameaças, porém, agora, visto apenas como uma ferramenta, e não uma expressão de como nos sentimos. Interpretamos as ansiedades simplesmente como luzes vermelhas e sirenes do sistema de alerta. Se olharmos de maneira consciente ao redor para ver se a ameaça precisa de ação *imediata*, o alarme muitas vezes desliga a sua sirene. Assim que reconhecermos a ameaça e respondermos a ela, o sistema também desligará a luz vermelha piscante. A reação ao alerta pode ser simples, mas precisa refletir o medo central subjacente ao aviso, e pode levar algum tempo de processamento para sentirmos o caminho em direção a essa mensagem.

À medida que percorremos os anos da Feiticeira Escura próximos ao Retorno, as energias mentais são muitas vezes desafiadas e esgotadas pela sociedade moderna. Quando observamos como o pensamento está se modificando, percebemos que o cansaço mental e a desaceleração nada têm a ver com o "envelhecimento", mas são apenas um sinal de um tipo diferente de consciência de informação e conectividade.

A mente pode ter *uma maior sensibilidade aos estímulos que nos rodeiam* — a informação visual, o sentido do tato e da audição — e tudo pode partilhar uma consciência igual sem filtragem, criando a potencial sobrecarga do processamento consciente. Podemos ser *supersensíveis às emoções das pessoas* e mais conscientes do efeito que a energia de um local ou situação exerce sobre nós. Para nos adequarmos às expectativas da sociedade, é necessário também observar a nós mesmas mais de perto para mascarar nossas diferenças e sensibilidades, criando para a mente um nível extra de interpretação do mundo. Além disso, talvez *precisemos de concentração mental e análise adicionais* para interpretar as necessidades dos outros, porque nossos valores fundamentais mudaram em relação aos da sociedade mais jovem, o que significa que podemos já não compreender de maneira automática as motivações das pessoas.

Os *problemas físicos* também chamam a atenção, talvez desviando nosso foco para a forma como caminhamos em decorrência de dores nas articulações ou de outras condições de saúde contínuas. Somado a isso, a crescente consciência espiritual exige reconhecimento e interação, bem como os velhos padrões que estão despertando para serem abraçados, aceitos e integrados como parte do nosso senso de identidade.

Interpretar *todos esses dados ao mesmo tempo* consome enormes quantidades de energia mental, emocional e física, por isso é óbvio que precisamos de mais tempo para processar e interpretar as interações e eventos do dia a dia. Cabe a nós mudar a expectativa de multitarefa no mundo cotidiano para monotarefa, não porque sejamos incapazes, mas porque *já somos superprocessadoras multitarefa* no mundo interior!

Nos anos cíclicos da Mãe, a consciência mental envolvia apenas sete blocos de informações. Agora, nos anos da Feiticeira Escura, estamos processando de maneira contínua o vasto banco de dados de nossos sentidos, do mundo exterior, da biblioteca subconsciente de lembranças e crenças, além do conhecimento interno e da conexão universal de alma.

É um equívoco pensar que as capacidades mentais diminuíram com a idade, quando na verdade *ocorre o oposto*. Isso porque, agora, pensamos com as conexões de banda larga super-rápidas do subconsciente e só precisamos de mais tempo para pensar porque o subconsciente está processando e buscando muitos níveis diferentes de informação, conexão e percepção *simultaneamente*! Não somos mais pensadoras limitadas — tornamo-nos pensadoras universais. Então, por que entramos em uma sala e nos perguntamos por que entramos? Estamos processando a realidade dentro do Universo, e procurar pelo celular é uma pequena gota de informação em um oceano tão vasto!

Quando, no dia a dia, damos espaço para acessar a "busca e recuperação" do banco de dados Universal, recebemos os resultados mais surpreendentes. Novamente, essa situação não é nova para nós — nas fases pré-menstruais, tivemos acesso a esse nível de consciência, criatividade e oráculo, mas em geral somente por alguns dias. Agora, ela nos é oferecida para a vida toda, e a única exigência é aguardarmos o resultado da solicitação *sem inserir mais dados*.

A fim de nos apoiarmos nos anos da Feiticeira Escura, são muito importantes os momentos de silêncio para sentir a conexão espiritual e permanecer centrada interiormente, porque, como mulheres de sabedoria e perspicácia, temos um trabalho importante a fazer por aqueles que nos rodeiam.

Também precisamos de um tempo a sós na natureza para que as energias suaves da Terra possam nos trazer de volta ao alinhamento depois de termos estado imersas no mundo cotidiano. Necessitamos de tempo de sono para permitir que a mente exausta recarregue as baterias e de tempo desperto na escuridão para estarmos abertas às grandes profundezas do subconsciente e à sua interface com nossa alma e o Universo. Precisamos nos deitar em um quarto escuro, ou nos sentar com os olhos tapados, e sentir o conforto da escuridão e a ausência de influência externa. Vale imaginar que nos afastamos de questões e pessoas cotidianas em todas as direções, como a onda de choque de uma explosão, para criar um santuário energeticamente tranquilo no qual possamos nos revigorar. Nesse espaço escuro, podemos pedir discernimento à Crone Universal e flutuar em sua escuridão aguardando a resposta nos sentimentos e nas imagens que emergirem.

Este é o verdadeiro poder da Feiticeira Escura, *flutuar entre os mundos para trazer à vida cotidiana a inspiração espiritual e o conhecimento que está além do eu e da experiência pessoal*. Nesse "momento onírico" entre os mundos, podemos pedir as energias e mudanças que criarão uma consciência expandida, que permaneça conosco no mundo exterior, que nos proteja do impacto da vida moderna e nos permita trazer beleza, luz, amor e sabedoria às atividades e relacionamentos cotidianos. Essa é a oração interior e o objetivo que carregamos enquanto caminhamos do reino da Feiticeira Escura pelo Retorno para o reino da Crone.

A imagem da história infantil de uma velha que vive sozinha na floresta oferece-nos a descrição de uma mulher mágica que gere o impacto das energias da vida diária. Mas o desejo de estar sozinha e independente precisa ser equilibrado com uma perspectiva positiva e espiritual de receber apoio de outras pessoas. Se as mulheres anciãs fossem respeitadas como iniciadas espirituais, como peregrinas em jornada, então, a ajuda dada seria vista como uma oferenda sagrada à Feiticeira Escura e à Crone, e a ajuda seria aceita por suas representantes como *uma oferta de respeito*, em vez de caridade baseada na piedade degradante. Com compreensão espiritual, qualquer oferta de ajuda tem o importante potencial de apagar a culpa que muitas mulheres anciãs podem sentir por se considerarem um "fardo" para os jovens.

A extraordinária e ridícula farsa sobre essa fase da vida é que a sociedade nos convenceu de que o intelecto é a única forma de pensamento qualificada para compreender a experiência humana do Universo. Agora, sabemos, por meio das experiências no Labirinto, que o intelecto é demasiado limitado e *absolutamente desqualificado* para esse papel!

Rumo ao Retorno

Finalmente, à medida que percorremos mais os anos da Feiticeira Escura, aproximando-nos do Retorno, a frequência e a intensidade das energias do Arquétipo que penetram nosso ser diminuem, porque cada vez mais aspectos das energias femininas se tornaram parte integrante de quem somos. Os momentos de sentir-nos completas aumentam e percebemos que o caminho de mudança interna e externa está se concretizando. O domínio e a influência da Feiticeira Universal estão diminuindo, sendo substituídos pela autoconfiança serena, centrada e segura da Crone Universal. Começamos a sentir períodos mais longos de influência da Crone, não como uma força de revogação, mas como uma plenitude, uma estabilidade e uma presença amorosa. É a extensão desses períodos de unidade somada à crescente consciência espiritual que nos mostra que estamos próximas ao Retorno.

Ao chegarmos ao fim dos anos da Feiticeira, podemos olhar para trás, para nossa vida desde o último sangue, e sentir no íntimo que a vida é agora um mundo diferente. Os projetos e atividades de que participamos, que libertaram e expressaram aspectos ocultos em nós, agora seguiram seu curso e alcançaram a integração de que precisávamos. Estamos nos afastando do estágio de vida da Feiticeira, porém, esse movimento não é triste, mas trata-se de outra colheita, o fim da segunda adolescência e o culminar das energias femininas à medida que crescem e mudam.

Grande parte do impulso nos últimos anos veio da necessidade de sermos quem somos e de trazer ao mundo os aspectos de nós mesmas que estavam ocultos, restritos ou adormecidos. Agora, eles estão no mundo como parte de nós, e não há razão para criarmos cenários nos quais precisamos especificamente expressá-los. O que conquistamos, o que passamos e o que precisamos deixar para trás não precisa ser encerrado, porque já o deixamos. A constatação de que O Retorno está próximo é sentida de maneira profunda, mas pode demorar algum tempo até que o reconheçamos e ajamos em conformidade — em razão simplesmente das responsabilidades para com as outras pessoas e do cuidado que temos por elas.

Essa atitude de nos preocuparmos com o impacto da mudança pela qual passamos nos outros, em vez de apenas nos afastar, enfatiza ainda mais que estamos em transição para os anos da Crone. Tal como a Feiticeira Escura, removeremos tarefas e pessoas que drenam energia de nossa vida, mas agora tomamos essa ação a partir de um sentimento de profundo amor por aqueles envolvidos e de uma vontade de nutri-los durante o processo. Começamos a brilhar em quem somos, e essa luz não é afetada pelas palavras, ações e energias ao redor. Estamos, por fim, livres. Livres das restrições, livres para ser quem somos e livres para seguir nossa luz e alegria.

Alcançando o coração do Labirinto

À medida que caminhamos em direção ao estágio de vida da Crone, podemos tentar definir esse Arquétipo usando comparações — por exemplo, comparando a energia, expressão e necessidades da Feiticeira com as da Crone. Mas conforme nos aproximamos do centro do Labirinto, as comparações não fazem mais sentido, porque, para comparar duas coisas quaisquer, elas precisam estar separadas em sua própria integridade.

Portanto, quanto mais próximas estivermos dos anos da Crone, menos capazes seremos de comparar a Crone com a Feiticeira — porque não há separação entre elas dentro de nossa identidade. A Feiticeira se funde com a Crone, e o efeito é inesperado, sentido por todo o corpo e observado apenas em retrospectiva. Somente olhando para trás, um ou dois anos depois, poderemos ver o que já fomos como Feiticeira e perceber que não há mais qualquer divisão entre o mundo interior e o mundo exterior dentro de nós.

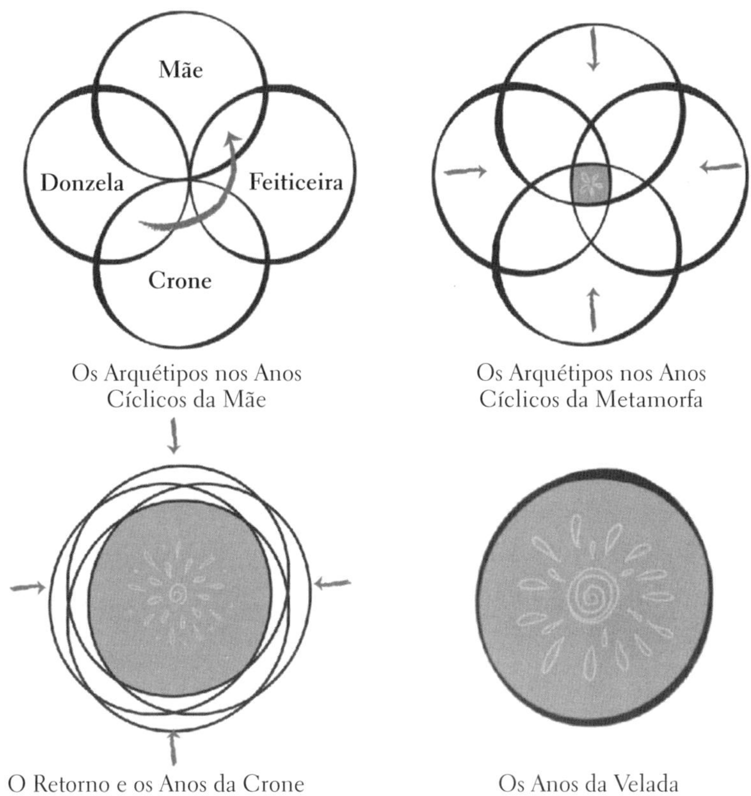

Figura 15: Os Arquétipos e o Retorno

CAPÍTULO 8: ENTRANDO EM NOSSOS ANOS DA CRONE

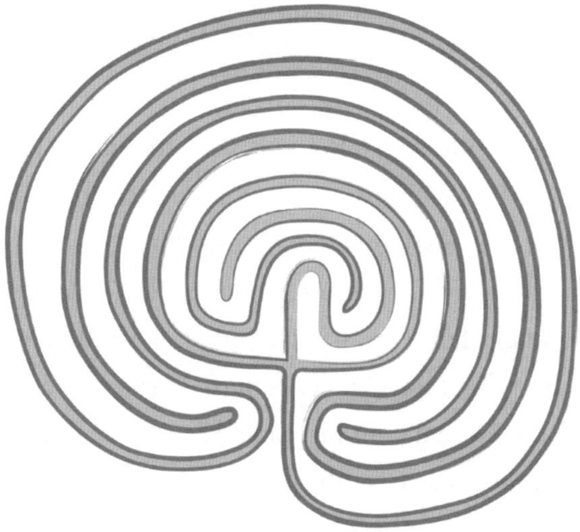

Estamos envoltas no
véu diáfano do
espaço sagrado.

Meditação da Alma Mãe: uma consagração

Quando sente dentro de si o Retorno, você adentrou o papel de sua vida como uma Alma Mãe. Agora você e seu caminho são influenciados pela presença da Crone Universal. Sua jornada está à frente e a Crone vai guiá-la.

Durante a meditação, você pode não receber palavras da Crone — lembre-se de que ela fala conosco por meio do conhecimento interior, sentimentos profundos e revelações lentas. Mas a semente foi plantada em sua escuridão e crescerá em direção à luz para se mostrar a você.

Esta meditação pode ser realizada uma única vez ou repetida, como um reconhecimento do caminho de sua Alma Mãe no mundo.

Feche os olhos e respire fundo.

Sinta, saiba ou veja que você está em uma paisagem de inverno na base de uma pequena colina. As árvores ao longe estão nuas e a geada cobre a grama com cristais de gelo cintilantes.

(Pausa)

Devagar, você caminha por uma pequena trilha que leva até um monte solitário no topo da colina.

(Pausa)

No topo, você para e respira fundo. O céu acima está coberto por nuvens cinza-claro e os vales profundos ao redor da colina estão tomados de neblina.

Sob o monte, há uma entrada escura formada por duas pedras verticais esculpidas e um lintel.

Você sente a paz profunda da Terra sob seus pés. Sabe em seu íntimo que é a hora certa e você está pronta.

(Pausa)

Dê uma última olhada no mundo e entre no monte.

Por dentro, o corredor é silencioso e escuro e, à medida que você avança, o amor cresce em seu coração.

(Pausa)

No fim da passagem, você afasta uma cortina de tear e entra em um espaço iluminado por uma pequena fogueira central. Sob a luz bruxuleante do fogo está uma figura escura inteiramente coberta por um pesado véu preto, e você sabe que à sua frente está sentada a Mãe das Almas.

Em reverência, você se ajoelha, e um sussurro suave ecoa pelas pedras:

— Bem-vinda, minha filha.

Neste momento, você reconhece seu nascimento para uma nova vida. Reserve um tempo para reconhecer esse sentimento.

(Pausa)

Então, em tom gentil, diga em voz alta:

— Mãe Crone, peço que eu possa ser seu coração, suas mãos e sua sabedoria no mundo.

(Breve pausa)

Na quietude, você ouve a voz da Crone responder:

— Eu lhe dou meu manto como proteção contra a dureza do mundo.

— Eu lhe dou meu cajado para apoiá-la e sustentá-la.

— Eu lhe dou minha tigela para que você possa carregar meu amor e compartilhá-lo com outras pessoas.

— Eu lhe dou minha varinha para que você possa tecer o tecido do mundo.

— Eu lhe dou meu caldeirão de estrelas para que você possa receber minhas visões e compartilhar minha sabedoria.

— Eu lhe dou meus cabelos brancos e meu rosto enrugado para que todos saibam que você é minha representante.

— E eu lhe dou seu caminho.

O amor flui sobre você e dentro de você e o conhecimento profundo se revela dentro de você.

Você vê que seu caminho é de amor ao mundo e aos seus habitantes, uma jornada que caminha com o espírito e a natureza, com o passado e o futuro.

Abra-se para a Mãe Escura e permita que ela lhe mostre seu caminho.

Esta jornada é sua, leve o tempo que desejar.

(Longa pausa)

Respire fundo.

Mais uma vez, você está na colina do lado de fora da entrada do monte. Ao seu redor, o mundo parece cheio de potencial e de novos começos.

Uma jovem estende a você os presentes da Crone. Você os pega e se envolve no manto escuro.

(Pausa)

Segurando seu cajado e a mão da jovem, você contempla a bela paisagem de inverno.

No fundo, você sente ou sabe que o caminho da sua Alma Mãe lhe foi dado. Você só precisa dar o primeiro passo para vê-lo se revelar.

Dê o seu passo na direção do caminho.

(Pausa)

Traga a consciência de volta ao corpo, ao peso de seus braços e suas pernas.

Sinta o contentamento em seu corpo e em seu coração.

Sorria.

Sinta gratidão.

Abra seus olhos.

Seja bem-vinda, Alma Mãe.

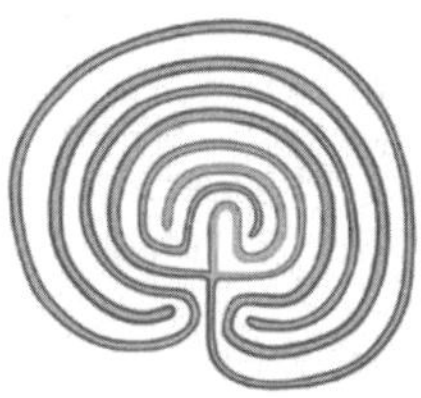

O Último Degrau do Labirinto

A escuridão da Crone Universal não é vazia, pesada ou isolante. Experimentar esses sentimentos em resposta à escuridão nos mostra que ainda estamos descendo o caminho do Labirinto e ainda não alcançamos o centro. Quando a escuridão parece nos separar, ou nos imobilizar com baixas emoções ou medo, sabemos que ainda estamos sob a influência da Feiticeira Escura. Se experimentarmos uma calma em meio ao tumulto emocional e, em resposta, cairmos, perdidas na quietude e na confusão sobre como reagir, saberemos que ainda somos influenciadas pela Feiticeira Escura, definindo o senso de identidade por intermédio de nossa resistência às mudanças da vida.

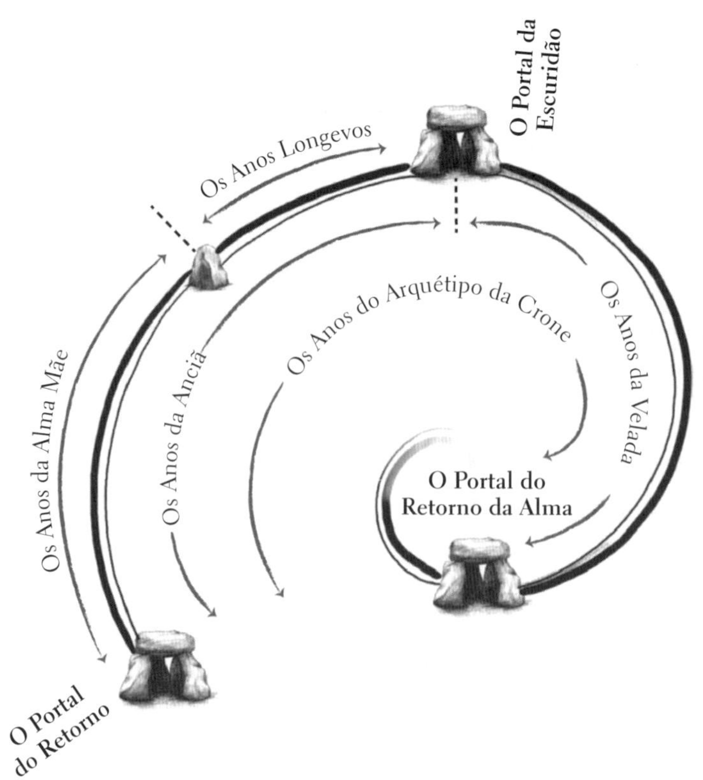

Figura 16: Os anos da Crone

Mas se, em vez de nos acharmos perdidas, sentirmos a calma que nos eleva, a escuridão circundante como "lar" e uma força suave e centramento, então saberemos, sem dúvida, que estamos no fim da escada, na entrada para o santuário interno do Labirinto. Quando sentirmos na escuridão o amor gentil, porém poderoso, e a calma da Mãe Escura fluindo por todas as células do corpo, e pelo coração e alma, então saberemos que estamos entrando nos anos da Alma Mãe do estágio de vida de Crone.

Não há uma mudança física única e radical quando ultrapassamos o limiar, mas, em vez disso, uma consciência gradual flui para dentro de nós, de saber que a ligação com quem uma vez fomos foi finalmente dissolvida. Essa consciência é produzida pelo Véu da Crone que nos separa do passado — podemos ver através do véu o passado, mas já não nos identificamos com o que vemos. Não há saudade ou lágrimas por algo perdido, e sim uma aceitação envolvente, uma profunda sensação de estarmos centradas no eu sagrado e também um sentimento de "pureza" — de sermos autênticas com quem somos. Não julgamos mais os outros ou a nós mesmas e aceitamos que as ações praticadas no passado refletiam os padrões de pensamentos, influências, crenças e comportamentos que tínhamos na época.

Estamos agora em uma nova consciência, somos uma nova pessoa com tudo perdoado e toda culpa e bagagem emocional varrida pela bela luz do Retorno. As roupas escuras de nosso retraimento desapareceram e, em vez disso, estamos agora vestidas de branco. O fino Véu da Crone que identifica Aquela que Retornou cai sobre nossa cabeça, ombros e corpo e se torna parte de quem somos. Cria um espaço sagrado constante ao redor para que possamos caminhar focadas na consciência espiritual. O amor invisível que brilha em nós abençoa a todos, nos mantém ancoradas e centradas no campo espiritual da natureza e das estrelas, bem como nos capacita a ser o coração e as mãos da Divindade Feminina no mundo.

Já não estamos nos degraus do Labirinto na escuridão; agora, atravessamos o limiar para a luz no centro.

Poder Concedido

O santuário interno no centro do Labirinto é preenchido com a luz revelada da Velada, a luz invisível da alma do Universo. Respiramos fundo. A descida dinâmica encerrou-se e, agora, temos tempo para um reconhecimento calmo e para a autoconsciência. Tênue na suave luz branca, distinguimos o contorno de uma bela mulher, que nos faz um gesto para entrarmos — não há palavras que descrevam este momento de regresso ao lar, para ela. Ajoelhamo-nos em sincero amor e entrega. Tudo o que passamos nos trouxe até aqui.

Depois de um tempo de tranquilidade, o intelecto aparece como uma jovem donzela e, diante de nós, coloca um véu longo, escuro e translúcido sobre nossa cabeça curvada. O véu transparente flui ao redor e sabemos que nos tornamos uma Alma Mãe. Somos coroadas com uma delicada tiara dourada decorada com estrelas, que brilha intensamente com a luz do poder concedido pela deusa e da conexão com os reinos espirituais.

Cada Crone é uma Rainha ungida da Terra em que vive. Cada Crone detém a autoridade da Divindade Feminina e tem o poder de se conectar com a Mãe, apoiando as necessidades de seu povo, para ser uma voz aos espíritos, às criaturas e às plantas da Terra e para criar o mundo novo com sabedoria.

Com o Retorno, vem a espiritualidade, a visão, a paz interior e o amor que capacita as mulheres anciãs a trilhar o caminho de uma Alma Mãe para sua família, sua comunidade, a Terra e as gerações futuras. Elas são as Empoderadas, as Sagradas, as Longevas e as Sacerdotisas da Crone, com a magia as envolvendo e a alegria as preenchendo.

Guiadas por nossa serva, somos conduzidas para fora do santuário interno e emergimos na base da colina que abriga o Labirinto. Diante de nós, muitos caminhos se estendem pela paisagem. Com nossa túnica branca, manto preto, véu e cajado, e segurando a mão do nosso intelecto, retornamos ao mundo.

Nossa serva é a fina meia-Lua minguante e a luz restante de nosso intelecto e foco externo. Como mulheres da escuridão caminhando no mundo exterior, precisamos das energias e perspectivas de luz restantes para nos ajudar a interagir com as necessidades e expectativas desse mundo. O intelecto torna-se o suporte, a voz, a interface, o intérprete — conferindo forma às experiências interiores para que possam ser transmitidas aos outros e interpretando as nuances do mundo cotidiano para que ainda possamos fazer parte dele.

Nos anos da Feiticeira, éramos a "Peregrina entre os mundos", agora somos o "mundo interior peregrinando no mundo exterior". O intelecto remanescente acende dentro de nós o impulso para trilharmos uma nova jornada de luz espiritual e expressarmos a unidade e a soberania em serviço. A consciência voltada para o lado exterior nos ajuda a sentir alegria pelo renascimento do ventre do Labirinto, entusiasmo por essa próxima etapa de vida e o desejo de explorar o mundo manifesto com amor e compreensão. Nós incorporamos a Crone com sua serva e iniciamos os primeiros anos desse Arquétipo.

Nos anos da Alma Mãe, o véu é leve e o rosto ainda pode ser visto por baixo dele. Ainda não estamos prontas para o pesado véu escuro que esconde por completo o rosto do mundo ou para a retirada de volta à tumba-útero do Labirinto — isso está no futuro, nos anos da Crone Completa, talvez quando estivermos na casa dos oitenta ou noventa. Mas agora, após a longa e apaixonada jornada de mudança e do despertar da autotransformação, após o caos e a ruptura, e, após os altos e baixos, estamos mais uma vez na luz, livres em nosso poder, completas por dentro, centradas e confiantes em nós mesmas e no caminho do serviço de alma que nos foi concedido pela Divindade Feminina.

Nossos anos da Alma Mãe

Como Eva, cruzamos o rio e entramos no reino sagrado da Crone. E agora o título de "Crone" parece confortável para nós e a nós pertence. Sentimos a mudança dentro de nosso ser, mas não podemos analisá-la porque é uma transformação espiritual e somos seres do mundo interior, e não mais pensadoras do mundo exterior.

A jornada nos conduziu de volta ao início deste livro. As ondas recuaram e estamos no leito marinho que se estende até ao horizonte. O que estava escondido agora nos é revelado, e o senso de identidade já não está limitado pela orla da costa. Sob nossos pés, reside a estabilidade e a serenidade, e os redemoinhos turbulentos da maré vazante transformaram-se numa sensação de centramento.

As energias da maré que se retiram não significam que estamos no fim da vida, mas é um sinal de que emergimos das ondas. Tal como o céu noturno da Lua Escura, o Universo nos é revelado e experimentamos a presença como parte de sua consciência. Tal como a experiência das fases menstruais, existe dentro de nós uma força serena, um grande potencial, uma aceitação da vida com todos os seus desafios e bênçãos, e um amor e perdão incondicionais. Ancorados em nosso ser invernal, sentimos a tênue fronteira que existe entre o visível e o invisível, e sabemos no íntimo que tudo faz parte de uma única e bela Mãe Universal que se expressa por meio de seu corpo — o Universo físico. Trilhamos o caminho da iniciação, exploramos as profundezas dentro de nós mesmas, fomos quebradas e desnudadas até que toda a antiga consciência e padrões se dissolvessem na nova forma como Alma Mãe.

Não há rito de passagem para a sacerdotisa, não há necessidade de algo fornecido pela sociedade como reconhecimento, porque sentimos a presença do Universo dentro de nós, e nosso distintivo é o cabelo beijado pela lua, o rosto enrugado, a simplicidade, o pensamento da alma e o uso regulado de energia.

Trilhamos um longo caminho — desde sermos a Mãe da Colheita com os primeiros ciclos irregulares, passando pela Sabedoria e o ano das Treze Luas para nos tornarmos a Metamorfa, em seguida a Feiticeira Escura e, por fim, alcançarmos a unidade do Retorno e entrarmos nos anos da Alma Mãe. O fluxo da identidade externa composta de escuridão e luz transformou-se na luz da alma que brilha de nós para o mundo, e é essa luz que nos torna "Almas Mães". E a escuridão e os corpos maduros são nossos mantos — protegendo o mundo do brilho crescente da luz de nossa alma à medida que caminhamos em nosso serviço à Crone Universal no mundo.

A Crone abençoa suas Almas Mães com uma experiência iminente de existência. Em cada momento, mantemos a realidade de todos os níveis de vibração e percepção igualmente no mesmo instante de atenção, sem separação ou mudança de incorporação. *Essa* é a unidade do Retorno. A canção do corpo, da Terra e da Mãe do Universo são todas belas harmonias formando uma única canção contínua dentro de nós. As energias e a percepção dos Quatro Arquétipos Femininos não são mais aspectos separados da expressão feminina, mas, em vez disso, as ferramentas do senso de identidade centrado na alma — elas se tornam o cajado, a tigela, a varinha e o caldeirão.

Depois da jornada pela escuridão, levará algum tempo para nos ajustarmos à vastidão da luz no centro do Labirinto, de modo que é, nos anos seguintes como Crones, que continuaremos a gentilmente aprender, crescer e evoluir.

A transição dos anos da Feiticeira Escura para os anos da Alma Mãe também é uma transformação na vibração. A estrutura energética e os centros de energia de uma Alma Mãe não são os mesmos das mulheres em seus anos da Mãe e da Feiticeira. Quando a consciência muda, o corpo físico muda, e quando o corpo físico muda, a consciência muda.

Como Almas Mães, nossos centros de energia para a consciência espiritual, o amor e a conexão, bem como o empoderamento feminino, transformaram-se. Além disso, tanto nossa ligação entre o útero e a Terra como a ligação entre o útero e a Lua mudaram. Agora, os centros de energia mais elevados abrem-se e os centros de energia mais profundos despertam para nos ancorar, para que possamos incorporar uma consciência mais elevada no mundo físico. Caminhamos com raízes na Terra, a Lua na testa e estrelas nos cabelos brancos.

A mudança para Alma Mãe também traz uma mudança na mitologia interna, e precisamos de uma nova história para compartilhar com outras mulheres que emergem renascidas do Labirinto. No céu noturno, a Lua agora se torna a Crone mostrando-nos seu rosto envolto em cabelos brancos e manto escuro. Ela nos lembra que, como Alma Mãe, nós também vivemos em dois mundos e que também podemos banhar o mundo com a luz ou mantê-lo na escuridão estrelada. Somos agora "Aquela que avança" e "Aquela que se retira"; "Aquela que ilumina o mundo" e "Aquela que sustenta o mundo". A Velha nos mostra que, para viver no mundo exterior, precisamos administrar as energias e acompanhá-la em seu caminho mensal de brilho e retraimento.

Trazendo a Crone ao mundo

Da retirada nos anos da Feiticeira Escura, voltamos ao mundo, arregaçamos as mangas e nos concentramos no papel a desempenhar. Não mais nos ajoelhamos em oração no templo, agora varremos o chão — porque, para nós, não há diferença. Começamos uma nova jornada e, desta vez, o caminho a seguir é mais suave e o crescimento mais brando, porque não precisamos mais despertar e crescer por meio da criação de contrastes. Não necessitamos mais da magia da Feiticeira para tecer suas histórias e quebrar as prisões dentro de nós. A jornada pelo caminho do Labirinto nos separou do mundo mais jovem e agora é hora de começarmos o trabalho mais importante de nossa vida.

Como Almas Mães, trilhamos de maneira natural o caminho espiritual — que pode ou não ser aceitável para a sociedade. Somos sacerdotisas caminhando pelas calçadas de concreto e cobertas de poeira dos vilarejos e cidades, veladas pela sacralidade. A Crone Universal nos chama ao seu serviço, talvez como uma guardiã da sabedoria, uma mentora e guia, uma nutridora e educadora de mentes, uma detentora de tradições, uma oradora de ancestrais, uma classificadora de ossos, uma parteira para a alma, uma desvendadora, uma intérprete de espíritos, uma voz da Terra, uma curadora, uma vidente da verdade, um oráculo, uma lavadora do passado, uma guardiã da paz, uma mediadora, uma tecelã de energia, uma criativa, uma harmonizadora...

Existem muitos caminhos diante de nós e muitos títulos que podemos chamar de serviço que oferecemos antes de finalmente nos tornarmos uma Velada. A jornada se concentra em cuidar do futuro, em ajudar as centelhas brilhantes dos jovens egos a se lembrarem da escuridão, em ajudar a alma em evolução, em compartilhar o que foi aprendido em uma vida única e em fornecer um guia para uma melhor compreensão da Deusa Cíclica e nossa expressão dela em forma humana. Mesmo que a sociedade ainda não respeite a autoridade e o poder que os rostos enrugados e cabelos brancos nos conferem, precisamos respeitar nossa magia e propósito no mundo.

Infelizmente, para inúmeras Crones, a vida se apresenta traumática e a sociedade pode não lhes dar apoio ou reconhecimento, ou ainda o papel que sua alma as convoca a expressar. Quando a alma chama, é compulsiva e, quando não conseguimos fluir com ela, o bem-estar físico, mental e emocional é prejudicado. Não é de se admirar que as anciãs se retirem para comunidades fechadas, para suas casas ou seus quartos. O mundo exterior pode ser muito duro para os seres espirituais, muito frenético e muito indiferente ao que elas têm a oferecer. É necessária uma mudança e, com o envelhecimento crescente das populações em muitos países, as sociedades têm o dever de rever sua estrutura e expectativas. Incentivar e capacitar as mulheres anciãs a cumprir o caminho da alma traz o poder da Divindade Feminina de volta ao mundo.

Almas Mães caminham entre nós nas lojas, nas ruas e nos lares. Assim já é hora de homenagearmos essas mulheres, suas experiências de vida, o caminho de iniciação que percorreram e sua posição como representantes da Crone Universal.

Aquelas que caminharam antes de nós

Não estamos sem orientação nos anos da Crone — somos guiadas pelo inverno, pela Lua Escura e pela maré baixa, bem como pelas experiências de menstruação. Mas também somos ensinadas sobre o caminho a seguir por aquelas que o trilharam antes de nós.

À medida que percorremos os anos da Mãe da Colheita e os anos da Metamorfa, a interação com nossas próprias mães e parentes femininas mais velhas pode mudar, justamente porque elas caminham à nossa frente no reino da Crone.

As Crones, assim como as Donzelas mais novas, são seres de nível de alma. Mas, enquanto a abertura da infância consiste em aprender a tornar-se definida e individual; para os anos da Crone, a abertura é uma expressão de individuação indefinida e expandida. A jovem Donzela fica focada, a Crone fica fora de foco. A simplicidade na infância vem da consciência da criança querer criar, relacionar-se e formar. A simplicidade na velhice vem do retorno da consciência da Crone a um estado expandido. Uma criança impaciente e uma velha impaciente podem comportar-se de maneira semelhante, mas *não* são as mesmas.

Como geração mais jovem, precisamos nos tornar servas das Crones, servindo-as com respeito e honra — quer isso signifique ajudá-las a ir ao banheiro ou cortar a comida. A velha de rosto encovado, deitada nos lençóis brancos de uma cama, com pouca vida e pouca capacidade de cuidar do próprio corpo, está radiante de luz da alma.

Qualquer que seja a condição ou o comportamento dessas mulheres, precisamos respeitar a luz da alma que brilha em cada Crone. Precisamos entender que seus padrões de comportamento são os de um ser espiritual mágico e livre tentando administrar as limitações de um corpo físico na pequenez de uma vida humana. Quando uma Crone se concentra e interage com as lembranças, ela nos mostra a ruptura das fronteiras do tempo e do espaço e, quando fala com as visões, mostra-nos a ruptura das barreiras entre o mundo físico e o mundo espiritual. A velha é a Sagrada, a Lua Escura se revelando para nós ao caminhar na Terra. Quando a Lua esconde sua face do céu, onde a encontramos? Aqui. Nos lares e nas comunidades.

As parentes longevas são nossas mestras em relação à Crone que nos tornaremos. Independentemente do relacionamento passado com elas, essas mulheres trilham o caminho que nós também trilharemos — ainda que a abordagem que escolhermos seja extremamente diferente. Quando uma mulher da família chega ao Retorno e se torna uma Crone, os relacionamentos não podem permanecer os mesmos. É natural haver sentimentos de perda, mas também existe alegria e entusiasmo pela liberdade da mulher, por seu despertar e transformação, por sua consciência mais profunda de quem ela é e pelo nível mais profundo de amor que é capaz de partilhar. Por meio do dom de um relacionamento com uma mulher anciã, recebemos uma experiência de vida sagrada e temos a oportunidade de honrar a Mãe Escura.

O topo da colina

Se tivermos uma vida longeva e tivermos percorrido os anos da Alma Mãe, a vida nos levará ao topo da colina onde a Velada vive dentro de seu monte. Quando entramos no monte, abandonamos o papel de serviço ativo e, na presença da Grande Mãe Crone, observamos o mundo pela janela do corpo físico, vivenciando o tempo, enquanto a luz infinita do Universo flui através de nós. Não servimos mais a Divindade Feminina no mundo, e sim servimos a ela em seu templo.

Há uma riqueza na Crone — a riqueza da experiência de vida, de refletir o Universo e do vazio preenchido com o amor da alma. Se pudermos devolver a imagem da "mulher velha" à sacralidade, então começaremos a curar a relação que temos com a Crone Universal e suas representantes à nossa volta, além de nos dar conta da nossa própria sacralidade.

A Mãe Natureza nos brindou com essa fase da vida, não para que nos sentíssemos inúteis, estagnadas e a caminho da morte, mas como uma transformação de nós mesmas que traria benefícios para toda a humanidade. Recebemos dons poderosos que precisamos reconhecer e permitir dentro de nós mesmas, e que a sociedade precisa valorizar para crescer em direção a um futuro positivo.

As mulheres que enfrentam a escuridão na entrada do Labirinto precisam de nós para ajudá-las a compreender que virar as costas à luz não é um caminho negativo, mas sim uma jornada de revelação, do estágio final de seu desenvolvimento espiritual e de dons positivos para si e para os outros. Precisamos recebê-las e mostrar-lhes como percorrer o caminho do Labirinto com curiosidade e entusiasmo, criatividade e admiração, bem como respeito e gratidão.

Por fim, haverá um momento no futuro muito, muito distante, em que, entre uma respiração e outra, passaremos para os braços da Crone Universal e seremos embaladas pelo seu amor e luz das estrelas.

Uma História de Sabedoria

Por que as mulheres velhas são sábias?

Relaxe, respire fundo e imagine...

A mulher anciã está sentada à sombra de um toldo na feirinha de sábado. Em frente a ela, há uma cadeira com almofada vermelha. Sua placa escrita à mão diz: "Conte-me seus problemas e eu ouvirei".

A princípio, as pessoas passam, às vezes lendo a placa, às vezes franzindo um pouco a testa, mas sem parar. Então, uma jovem, incomodada com o barulho e as pessoas, vislumbra o santuário calmo da barraca e pergunta meio sem jeito se tem que pagar. A Anciã meneia a cabeça e indica que a jovem deveria sentar-se. Em voz baixa, a Crone pergunta:

— O que a incomoda?

A jovem senta-se pesadamente na cadeira, deixa cair as sacolas de compras e, no começo hesitante, compartilha o que está pensando. A Anciã assente, faz perguntas simples e escuta. A jovem começa a sorrir e depois ri. Então, no fim, levanta-se e abraça a Anciã com gratidão. Assim que ela parte, outra pessoa entra na tenda e se senta na cadeira vaga.

Durante o dia, a notícia da Anciã na tenda se espalha pela feirinha, e logo há uma fila de pessoas aguardando a vez — e a Anciã tem que limitar seu tempo a quinze minutos por pessoa.

Finalmente, a Anciã sorri e se levanta, declarando que precisa ir para casa.

— Você estará aqui na próxima semana? — muitas das pessoas que aguardam questionam.

— Sim — ela diz.

— Podemos marcar uma consulta? — perguntam, ansiosas.

— Não — ela responde.

Toda semana, é montado um estande em que encontramos uma Anciã e onde há uma placa e uma cadeira. Às vezes, é a primeira Anciã que está lá, outras, é uma mulher diferente. Elas não cobram taxa e não oferecem uma solução. Apenas ouvem e fazem perguntas ponderadas.

Depois que a Anciã guarda o toldo na bolsa, uma mulher toca de maneira respeitosa seu braço para ganhar sua atenção.

— Como você consegue ser tão prestativa e sábia? — ela pergunta com gentil curiosidade. Ela espera uma longa história de vida com muito trauma e coragem, no entanto, a Anciã se vira para ela e sorri.

— Nós, *Menotelos*, vemos as coisas como elas são porque não precisamos que sejam de outra forma. Aceitamos o que é e ajudamos vocês a ver através das histórias que contam a si mesmas.

— *Menotelos*? — indagou a mulher, confusa.

— A palavra "meno" significa Lua e "telos" significa propósito ou meta — explicou a Anciã.

— O nosso último sangue foi há dez, vinte, trinta anos; por isso não nos identificamos com a fertilidade como o único propósito na vida — e, sem dúvida, não nos identificamos com o "envelhecer"!

E, então, a Anciã pegou a sacola e sua placa e foi embora.

ESCREVENDO ESTE LIVRO

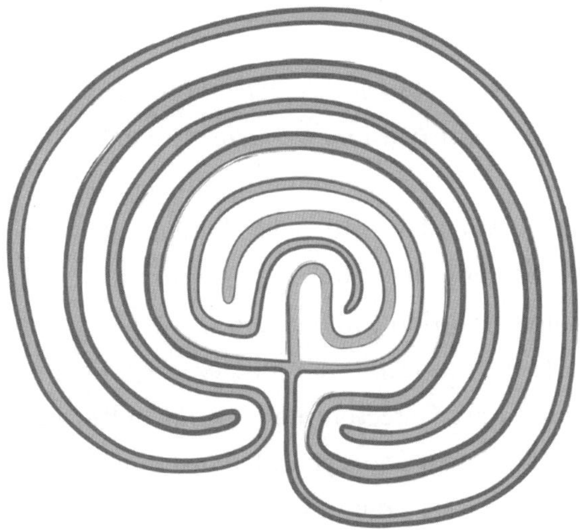

Na escuridão, eu ouço a Crone sussurrar:
Você está bem,
Você está segura,
Você é aceita.
E na escuridão, eu sussurro de volta para ela:
Eu estou bem,
Eu estou segura,
Eu sou aceita.

Como escrever um livro com uma mente desestruturada?

Como escrever um guia quando você está no meio da jornada?

Como explicar o que você é no processo de compreensão?

Como individualizar etapas de um processo em meio a um movimento único de fluxo?

Este livro foi tão desafiador de ser escrito quanto minha primeira obra sobre o ciclo menstrual, *Lua Vermelha*, a qual redigi quando tinha vinte e poucos anos. Foi escrito durante a jornada, editado ao longo dela, enquanto a paisagem mudava, e depois editado repetidas vezes à medida que as experiências da jornada trouxeram nova visão e compreensão ao caminho — tanto percorrido como futuro.

A criação deste livro levou mais de dez anos, incluindo cinco anos escrevendo, reescrevendo e reescrevendo de novo! Ele teve muitos começos e várias vezes foi descartado e considerado como "impossível de escrever". Tem sido frustrante, complexo e um redemoinho de emoções e alquimia pessoais, bem como tem proporcionado momentos de amor, alegria, clareza luminosa, maravilhamento e de entusiasmo e aceitação.

Tal como *Lua Vermelha*, este livro foi escrito com a "voz" dos Arquétipos — mas escrever com a voz da Crone não é possível. Ela se encontra sob as palavras e, em vez de usá-las, sua sabedoria vem à tona na forma de sentimentos, conhecimento interior, imagens e histórias na terra da imaginação e dos sonhos. Suas histórias e sabedoria fluíram com facilidade pela minha mente, porém encontrar uma estrutura para algo que é amorfo e mutável tem sido quase impossível.

Muitas vezes, tentei criar uma estrutura para a mente moderna, em que os capítulos e pensamentos fluíssem de forma linear e lógica. Vezes sem conta, desisti, sentindo um "bloqueio", e descansei a fim de abrir "espaço" para a estrutura vir. Ao final, no entanto, fui obrigada a aceitar que a Crone tece do jeito que deseja e, se eu quisesse reunir toda a sabedoria que ela me ofereceu, então teria que deixá-la fluir do jeito *dela*.

Precisei aguardar até o outono e o inverno para escrever e parar de lutar nas estações de luz. Fui compelida a escrever com "a voz dela", vivenciando suas histórias de sabedoria, para depois desvendar os detalhes de cada história para colocar em palavras os sentimentos criados e compreender a sabedoria e a orientação que continham.

Para escrever, foi necessário me retirar, muitas vezes andando atordoada pelo mundo exterior, incapaz de emergir por completo da caverna escura da Crone. Também tive que tranquilizar aqueles ao meu redor de que tudo estava bem e que eu estava apenas na "zona criativa".

Com o passar dos anos, à medida que escrevia, fui mudando; então, o que escrevi mudou em energia e estilo. Às vezes, havia raiva e frustração enquanto eu lutava contra a minha própria libertação e o Rompimento do Eu; noutras, havia exasperação e exaustão; e, em outros momentos, um profundo sentimento de tristeza e perda. Cada experiência me conduziu à Crone para orientação. E as mulheres ao meu redor igualmente me deram *insights* e experiências além das minhas, e essas eu também levei à Crone para sua guiança.

Agora, enquanto estou à beira do Retorno, ainda estou em estado de movimento porque, para criar equilíbrio, é preciso mover-se. Porém, olhando o que escrevi, vejo as revelações e converso com a Donzela pedindo sua ajuda, pois, sem ela, o manuscrito só existiria no chão do meu quarto em pilhas de anotações à mão, em cadernos e em impressões de pensamentos e possíveis conteúdos de capítulos.

Sempre existe uma relação especial entre a alma da Crone e a mente da Donzela. A Donzela tem um papel forte neste livro, porque é ela quem é a intérprete da Crone. No entanto, está sempre a serviço da Crone, e não o contrário.

A mulher que sou agora é muito diferente da mulher cujos ciclos começaram a ficar irregulares. Minha transformação não terminou e continuo a crescer e a mudar, com altos e baixos, e estou aprendendo a alegria e o poder do meu novo ser e realidade.

Minha esperança é que esta obra ajude as mulheres a descobrirem seu novo eu conforme evoluem para o próximo estágio da vida. Enfrentamos uma jornada "difícil e desafiadora" simplesmente porque não sabemos o que esperar ou por qual razão as coisas estão acontecendo, bem como porque vivemos num mundo ignorante que não compreende toda a força que as mulheres representam.

A esperança para o futuro reside em nós — mulheres em seus anos da Feiticeira e da Crone — e em mostrar às Mulheres Cíclicas o caminho pelo Labirinto. À medida que mais mulheres percorrem o caminho e deixam mensagens de encorajamento, locais para descansar e fontes de nutrição e informação, a jornada vai se tornando mais fácil, porque mais mulheres a terão percorrido com compreensão, com propósito e com empoderamento. Então, teremos uma tradição que muda a sociedade e a cultura de nossas filhas e netas.

Obrigada por ler este livro e por dar este primeiro passo de mudança.

Por fim, gostaria de compartilhar minha gratidão. Gostaria de agradecer a todas as mulheres do passado que tiveram a coragem de explorar a espiritualidade feminina e cujas ações, palavras e escritos desencadearam e inspiraram minha exploração pessoal. O caldeirão de criação da Crone está repleto de ingredientes nutritivos e picantes de momentos de realização, de palavras escritas e belas imagens, de sentimentos e experiências compartilhadas, de encontros casuais e de palavras ditas em sincronicidade — e a mistura que se faz desses elementos produz uma nova forma, muito mais rica do que as partes individuais. Mas, sem os ingredientes, não pode haver receita.

Meus agradecimentos a Bettina, por seu apoio nos últimos anos de reescrita e por sua visão nas versões finais.

Gostaria também de partilhar minha profunda gratidão ao meu marido Richard, que percorreu comigo a jornada da Lua Vermelha à Lua Escura, e como as palavras não podem fazer justiça ao que sinto, gostaria simplesmente de repetir o que escrevi muitos anos atrás em *Lua Vermelha*: "Gostaria de agradecer ao meu marido, Richard, pois, sem seu amor, sua ajuda, seu apoio e seu trabalho de edição, meus livros nunca teriam se tornado realidade. Sou mesmo uma mulher de sorte por ter um companheiro tão maravilhoso".

E gostaria de compartilhar meu profundo amor e gratidão à minha mãe, que trilhou antes de mim o caminho da Velada, me mostrando o que isso significava para ela, para mim e para nosso relacionamento. *Margaret Stancliffe (1927-2024.)*

Espero que você tenha gostado deste livro e que ele ajude a trazer compreensão, apoio e orientação para o caminho à sua frente. Espero que ele mostre que você está trilhando um caminho de profunda transformação espiritual, o qual pode abraçar com alegria e maravilhamento.

De uma Mãe da Colheita totalmente confusa, agora sou uma Feiticeira Escura totalmente confusa, mas posso ver o Retorno à minha frente. Para além do Retorno, terei um novo caminho para trilhar e novos ingredientes para misturar.

Apoio para o caminho do Labirinto

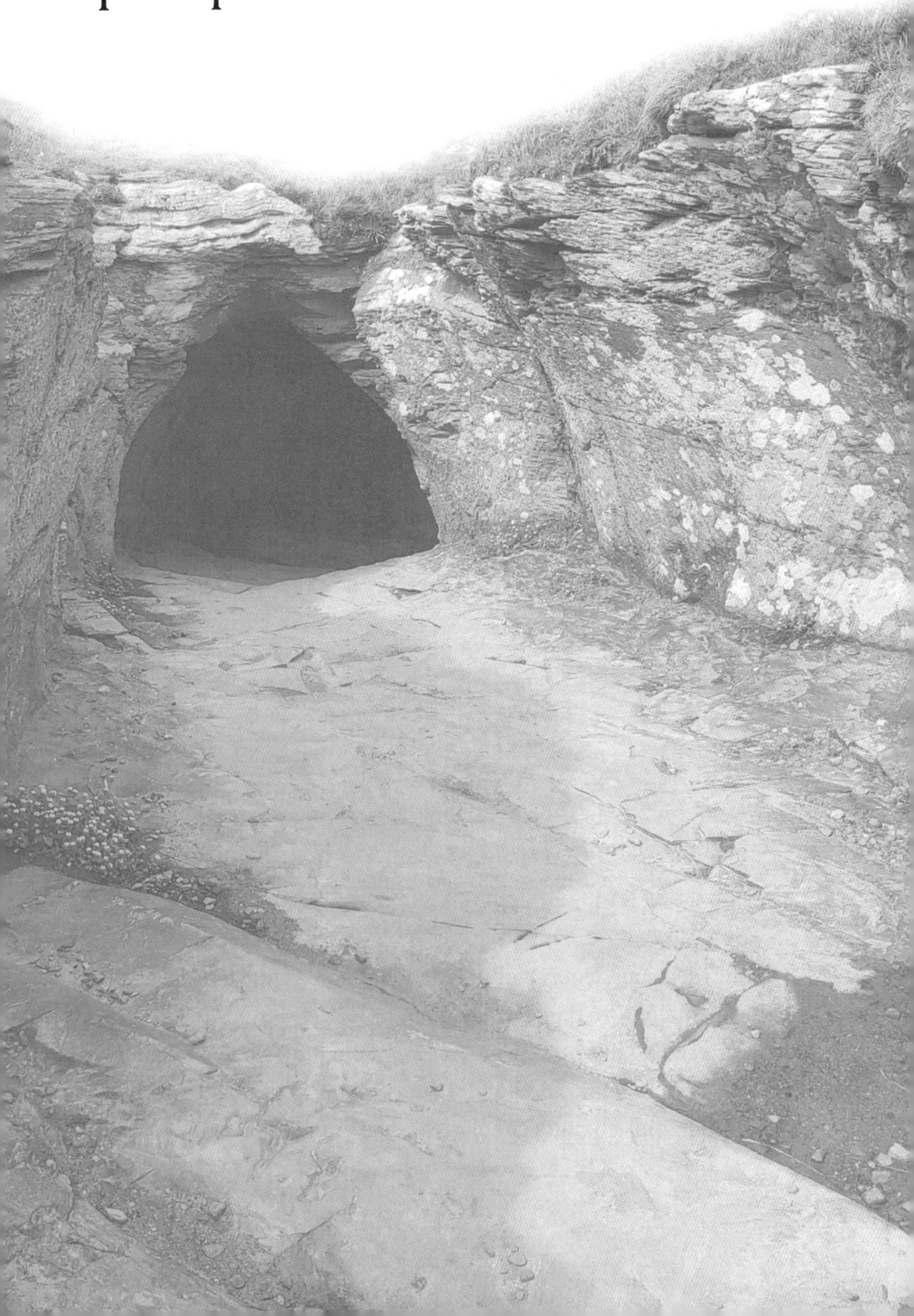

Meditação: O Templo dos Arquétipos

Se você é nova nos Quatro Arquétipos Femininos, a meditação a seguir é uma introdução a essas quatro belas deusas interiores. Também pode ser usada para trazer cura para cada um desses quatro aspectos dentro de você e como um reconhecimento e celebração de quem você é.

Se você já conhece os Arquétipos de sua vida cíclica, então eles são guias familiares e companheiros para acolher, abraçar e amar.

Na jornada pelo Labirinto, você pode visitar este santuário de energias femininas a qualquer momento para elevar seus sentimentos e trazer mais bem-estar, cura, equilíbrio, renovação, revelação, autoaceitação e amor-próprio à sua vida.

Esta meditação é para todas — Mães cíclicas, Mães da Colheita na perimenopausa, Metamorfas no início da pós-menopausa, Feiticeiras Escuras e menotelos Almas Mães.

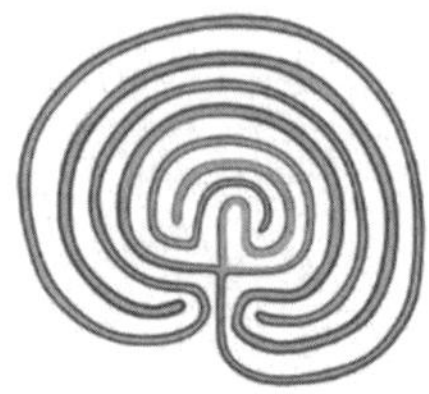

Feche os olhos e faça uma respiração profunda.

Traga sua consciência para a parte inferior do ventre e relaxe. Esteja ciente de seu útero ou da região do útero.

Agora sinta, saiba ou veja que você está em um belo templo circular feito de mármore branco. Colunas brancas circundam uma cúpula central contendo uma abertura circular. Sob a abertura, uma bela estátua da deusa feita de alabastro branco. Ela segura uma tigela da qual a água escorre suavemente no chão de mármore.

Tudo parece calmo e envolto em paz.

Sinta a sacralidade deste espaço.

(Pausa)

Você vira à direita e vê uma pequena porta. Você a cruza, entrando no santuário da Donzela.

No interior, as paredes circulares são decoradas com mosaicos coloridos, enriquecidos com pedras preciosas e ouro. Imagens de meninas e animais dançando, de árvores e flores e luas crescentes pairam ao seu redor. Um lindo vitral preenche o espaço com uma luz amarela pálida.

(Pausa)

No centro do santuário, brilhando com intensidade, está a Deusa Donzela. Seus cabelos são longos, presos por um diadema simples, e ela usa uma túnica curta de tecido branco esvoaçante. As pernas e pés estão nus e os braços, decorados com braçadeiras douradas.

(Pausa)

Faça uma respiração profunda.

Banhada na luz e presença dela, você sente a alegria envolver e preencher você, abrindo seu coração ao deleite, à curiosidade e ao entusiasmo.

Todos os seus medos e restrições de adulta fluem para longe de você na presença dela.

(Pausa)

Todas as suas autocríticas e julgamentos suavizam no sorriso e na felicidade dela.

(Pausa)

Todas as coisas que você sente que precisa fazer se dissolvem no brincar dela.

(Pausa)

Sinta sua mente aberta para ver o mundo como um lugar de milagres. Sinta admiração pelos seus sentidos, pela sua vida e pelo mundo ao seu redor.

(Pausa)

Com admiração e felicidade, você se ajoelha em reverência a esse aspecto da Deusa Cíclica.

A Donzela vem em sua direção e gentilmente coloca a mão em sua cabeça em reverência. Você sente o amor, a cura e a presença dela a preenchendo, e o centro do útero responde.

Deixe a Donzela despertar as energias dela dentro de você, deixe-a revelar-lhe os dons, deixe-a sussurrar guiança e deixe fluírem em sua vida a ajuda e o apoio conferidos por ela.

Reserve um tempo para estar com a Donzela e receber a energia que ela traz.

(Pausa)

Faça uma respiração profunda.

Você se levanta devagar e se vê sozinha no santuário.

Leve as mãos ao coração e agradeça à Donzela por sua presença.

(Pausa)

Você sai do santuário pela porta.

Lá fora, você vira à direita e entra em uma segunda porta.

Ao entrar no santuário circular, você será cercada pelo belo perfume de rosas. O santuário é decorado com muitas rosas cor-de-rosa e brancas, e as paredes exibem um mosaico colorido e detalhado de um jardim repleto delas. Na imagem, você vê mães preparando comida e tecendo, e crianças brincando com conchas e animais. O santuário é banhado por uma luz rosa pálida proveniente de um belo vitral.

(Pausa)

No centro do santuário, está a Deusa Mãe, resplandecendo com um suave brilho branco. Seu vestido é longo e bordado com flores complexas e seus cabelos estão trançados e presos com alfinetes dourados em forma de abelhas, conchas em espiral e flores.

(Pausa)

Faça uma respiração profunda.

Banhado na luz e presença dela, todo o seu ser é invadido por amor e aceitação.

Todos os seus medos e barreiras desaparecem na presença dela.

(Pausa)

Todas as suas mágoas e cicatrizes emocionais se dissolvem no amor gentil exalado por ela, pois esse amor fortalece e protege você.

(Pausa)

Todos os seus autojulgamentos desaparecem à medida que você sente a aceitação total dela de tudo o que você é e de tudo o que você foi e fez.

(Pausa)

Sinta seu coração aberto para carregar compaixão, abundância e generosidade. Sinta-se empoderada para ajudar a cuidar e nutrir o mundo ao seu redor.

(Pausa)

Com admiração e amor, você se ajoelha em reverência por esse aspecto da Deusa Cíclica.

A Mãe vem em sua direção e delicadamente coloca a mão em sua cabeça em reverência. Você sente o amor, a cura e a presença dela a preenchendo, e o centro do útero responde.

Deixe a Mãe despertar as energias dela dentro de você, deixe-a revelar-lhe os seus dons, deixe-a sussurrar sua guiança e deixe fluírem em sua vida a ajuda e o apoio oferecidos por ela.

Reserve um tempo para estar com a Mãe e receber a energia que ela traz.

(Longa pausa)

Faça uma respiração profunda.

Você se levanta lentamente e se vê sozinha no santuário.

Leve as mãos ao coração e agradeça à Mãe pela presença dela.

(Pausa)

Você sai do santuário pela porta.

Lá fora, você vira à direita e entra em uma terceira porta.

Dentro do santuário circular, as paredes são decoradas com mosaicos roxos, azuis-escuros, prateados e dourados. Você vê imagens de folhas de outono e tempestades girando em torno de mulheres nuas que dançam sob as estrelas e a Lua minguante. A Deusa Feiticeira está postada no centro do santuário, banhada pela luz roxa e azul-escura de um vitral acima dela.

A Feiticeira usa um longo manto azul da meia-noite e, por baixo, está nua. Usa pulseiras prateadas em forma de cobra, e correntes de prata adornam os tornozelos. Os cabelos fluem ao seu redor em ondas escuras, e ela está envolta em uma luz de um roxo profundo.

(Pausa)

Faça uma respiração profunda e abra-se para a energia dela.

Banhada na luz e energia dela, a magia começa a preencher e a fluir por você.

Toda a sua tensão e estresse se dissipam na presença poderosa dela.

(Pausa)

Toda a sua autocrítica e insegurança se dissolvem com o empoderamento dela.

(Pausa)

Todas as trancas, correntes e inibições que você criou ao seu redor desaparecem.

(Pausa)

Sinta seu senso de identidade se desdobrar e abrir asas. Sinta a beleza de quem você é e a energia espiritual, inspiração e intuição que você sustenta. Sinta o centro do seu útero responder e saiba que a magia e o espírito fazem parte do seu mundo.

(Pausa)

Com admiração e honra, você se ajoelha em reverência a esse aspecto da Deusa Cíclica.

A Feiticeira vem em sua direção e gentilmente coloca a mão em sua cabeça em reverência. Você sente o amor, a cura e a presença dela a preenchendo, e o centro do útero responde.

Deixe a Feiticeira despertar as energias dela dentro de você, deixe-a revelar-lhe os seus dons, deixe-a sussurrar sua guiança e deixe fluírem em sua vida a ajuda e o apoio oferecidos por ela.

Reserve um tempo para estar com a Feiticeira e receber a energia que ela traz.

(Longa pausa)

Faça uma respiração profunda.

Você se levanta devagar e se vê sozinha no santuário.

Leve as mãos ao coração e agradeça à Feiticeira pela presença dela.

(Pausa)

Você sai do santuário pela porta.

Lá fora, você vira à direita e entra em uma última porta.

No interior, as paredes circulares do santuário são decoradas com mosaicos do azul da meia-noite mostrando espirais de estrelas brancas e douradas espalhadas. Há imagens de corujas entre as estrelas, e galhos escuros se elevam do chão para o paraíso. O santuário é iluminado apenas pela luz de velas e, na iluminação bruxuleante, as corujas parecem voar.

(Pausa)

No centro do santuário, sobre um mosaico vermelho representando uma maçã, está a Deusa Crone. Inclinada sobre o cajado, ela usa um manto negro e seu rosto está escondido pelo capuz. Uma energia dourada brilha ao seu redor. Finos cabelos brancos escapam do capuz, e suas mãos nodosas são decoradas com tatuagens espirais desbotadas.

(Pausa)

Faça uma respiração profunda e abra-se para a energia dela.

Banhada em sua luz e energia, uma paz profunda começa a preencher e a fluir por você.

Todas as preocupações do mundo desaparecem na presença dela.

(Pausa)

Todos os seus desejos e necessidades somem na alegria e no amor dela por você.

(Pausa)

Todos os seus sentimentos de solidão e isolamento se dissolvem na presença universal dela.

(Pausa)

Você se abre para reconhecer a luz da alma que irradia de você e para sentir o profundo amor incondicional e unidade do Universo.

(Pausa)

Com admiração e em paz, você se ajoelha em reverência a esse aspecto da Deusa Cíclica.

A Crone se move devagar em sua direção e suavemente coloca a mão em sua cabeça em reverência. Você sente o amor, a cura e a presença dela a preenchendo, e o centro do útero responde.

Deixe a Crone despertar as energias dela dentro de você, deixe-a revelar-lhe os dons, deixe-a sussurrar sua guiança e deixe fluírem em sua vida a ajuda e o apoio conferidos por ela.

Reserve um tempo para estar com a Crone e receber a energia que ela traz.

(Longa pausa)

Faça uma respiração profunda.

Você se levanta aos poucos e se vê sozinha no santuário.

Deposite um pequeno presente para a Crone no centro do mosaico de maçã.

(Pausa)

Leve as mãos ao coração e agradeça à Crone pela presença dela.

(Pausa)

Você sai do santuário pela porta, percebendo que completou um circuito pelo templo.

No centro do templo, você nota os detalhes da estátua da deusa em alabastro — o vestido bordado com rosas, um diadema simples na testa, a maçã esculpida na tigela que ela segura e as pulseiras de cobra nos pulsos.

Leve as mãos ao coração e sinta gratidão e amor por essa Deusa que existe dentro de você e no mundo, e que segura as estrelas.

Traga sua consciência para o centro do útero.

Faça uma respiração profunda.

Sorria para a incrível Deusa dentro de você e abra os olhos.

Identificando os Arquétipos

Nos tempos muitas vezes turbulentos dos anos de perimenopausa e pós-menopausa influenciados pela Feiticeira, pode ser um desafio identificar o Arquétipo e as energias que mantemos bem como reconhecer o que nos apoia e nos equilibra. No entanto, se observarmos as experiências de alteração de percepções e sentimentos, com a interação resultante com o mundo, compreenderemos qual Arquétipo estamos incorporando e expressando. Com essas informações, percorremos o caminho do Labirinto nos sentindo mais confiantes, fortalecidas e positivas, pois podemos:

- saber por que estamos pensando, sentindo e nos comportando de uma determinada maneira
- reconhecer e abraçar o aspecto do Arquétipo e atender às suas necessidades
- encontrar maneiras de expressar os dons do Arquétipo para o mundo e integrá-los ao nosso senso de identidade
- lembrar-nos de que, quando um aspecto aparece com uma força avassaladora, isso não é quem somos, mas apenas parte do nosso caminho de iniciação pelo Labirinto
- reconhecer os velhos padrões do ego que estão sendo liberados pela Feiticeira
- saber que a Feiticeira conta histórias e, em vez de acreditar nelas como realidade, compreender que precisamos descobrir a mensagem subjacente.

Ao perceber e reconhecer nossos Arquétipos à medida que viajamos pelas tempestades e correntes da maré vazante, é possível que nos tornemos curiosas "observadoras" da maré e fluamos com as correntes sem sermos esmagadas pelas ondas contra as rochas.

As experiências pessoais com os Arquétipos são exclusivas para nós e nosso caminho no Labirinto, por isso, é importante observarmos os sentimentos, habilidades e necessidades — porém podemos compartilhar muitas coisas em comum com outras mulheres. Se nossas expressões físicas, mentais e emocionais são diferentes das de outras, precisamos lembrar que nossas experiências e as experiências das outras não são "equivocadas" e que não há nada de "errado" conosco, mas que, nos anos da Feiticeira, acontece uma intensa manifestação do contraste. Ao ver quem não somos e o que não estamos vivenciando, conseguimos identificar com mais facilidade quem realmente somos e o que estamos vivenciando.

Vale lembrar também que, quer estejamos nos anos da Mãe da Colheita ou dançando durante os anos da Metamorfa, quando cada Arquétipo surge, incorporamos seus aspectos a fim de que possamos despertar para uma percepção mais ampla de quem somos. Quanto mais resistimos aos Arquétipos ou tentamos ignorá-los, mais fortes e compulsivos esses aspectos do eu demonstram se tornar. Portanto, para manter algum equilíbrio na vida em mudança, podemos desejar:

- ✓ observar todo dia nossas energias e experiências
- ✓ identificar o Arquétipo associado a partir das informações dos capítulos sobre os anos da Mãe da Colheita e os anos da Metamorfa
- ✓ explorar o aspecto ou energia específica dentro de nós que precisa ser expresso
- ✓ criar atividades cotidianas a fim de direcionar a esses aspectos e energias o reconhecimento e fluxo necessários para trazer equilíbrio e integração ao nosso ser.

A Mandala Lunar

Observando nossas experiências de Mãe da Colheita

Podemos registrar as experiências fazendo anotações todo dia em nossos diários e depois revisando-as uma vez por semana. Mas, para nos alinharmos com o pensamento em mudança influenciado pela Feiticeira, precisamos "ver" o significado dessa informação por meio de uma abordagem mais visual, e há diferentes maneiras de realizarmos isso, dependendo de onde estamos nos nossos anos da Feiticeira.

A Mandala Lunar é um dispositivo simples que se concentra no ciclo menstrual e nas experiências com os quatro Arquétipos. O conceito de Mandala Lunar, introduzido no livro *Lua Vermelha*, foi adaptado de uma ideia originalmente proposta por Penelope Shuttle e Peter Redgrove.

Nos anos cíclicos de Mãe, podemos usar a "Mandala Lunar" circular para nos ajudar a identificar padrões em nossas energias e nas necessidades que temos a cada mês, bem como para prever fases de energias específicas e habilidades e conjuntos de habilidades aprimorados ou "otimizados". A abordagem da Mandala Lunar nos permite reconhecer nossa natureza cíclica, comparar facilmente um mês com o seguinte e identificar em que dias de cada mês tendemos a experimentar as mesmas energias e dons.

No início dos anos da colheita da perimenopausa, uma fase do ciclo menstrual pode tornar-se um pouco mais longa ou um pouco mais curta, de modo que a duração total do ciclo muda. Ainda podemos usar a Mandala Lunar como ferramenta de autoexploração, mas ela não nos fornece mais informações que ajudem a prever como estaremos — em vez disso, funciona mais como um localizador GPS, informando-nos onde estamos. A Mandala Lunar nos auxilia a reconhecer as mudanças na duração de cada fase e aquelas dentro de nós, e confirma quando nossa jornada pelo caminho do Labirinto se iniciou. Porém, agora precisamos prestar mais atenção em como nos sentimos e como percebemos, para que possamos saber qual Arquétipo estamos incorporando.

Mais tarde, na jornada na perimenopausa, quando estivermos mais perto da nossa Sabedoria, as fases poderão aparecer durante muitas semanas ou meses, por isso precisaremos de uma forma diferente de registrar as experiências.

Como criar uma Mandala Lunar

Para criar uma Mandala Lunar do ciclo menstrual, desenhamos um grande círculo em um pedaço de papel ou no computador. Em seguida, dividimos a circunferência pelo número máximo de dias que temos em nosso ciclo, acrescentando alguns dias extras para quando ele se tornar mais longo. Depois, juntamos as divisões ao centro com linhas.

Do lado de fora do círculo, escrevemos as datas do calendário e, do lado de dentro, o número do dia do ciclo. Também podemos acrescentar as fases da Lua.

Ao fim de cada dia, usamos a Mandala Lunar para resumir experiências, fazendo uma breve anotação na parte externa da mandala.

No início, apenas observamos e registramos as experiências, mas, depois de alguns meses, podemos olhar para as mandalas e, usando as informações deste livro, começar a identificar energias específicas dos Arquétipos. (Não há problema em escrever "não sei"!) Com o passar dos meses, será mais fácil perceber e identificar os Arquétipos que se manifestam em nós a cada dia.

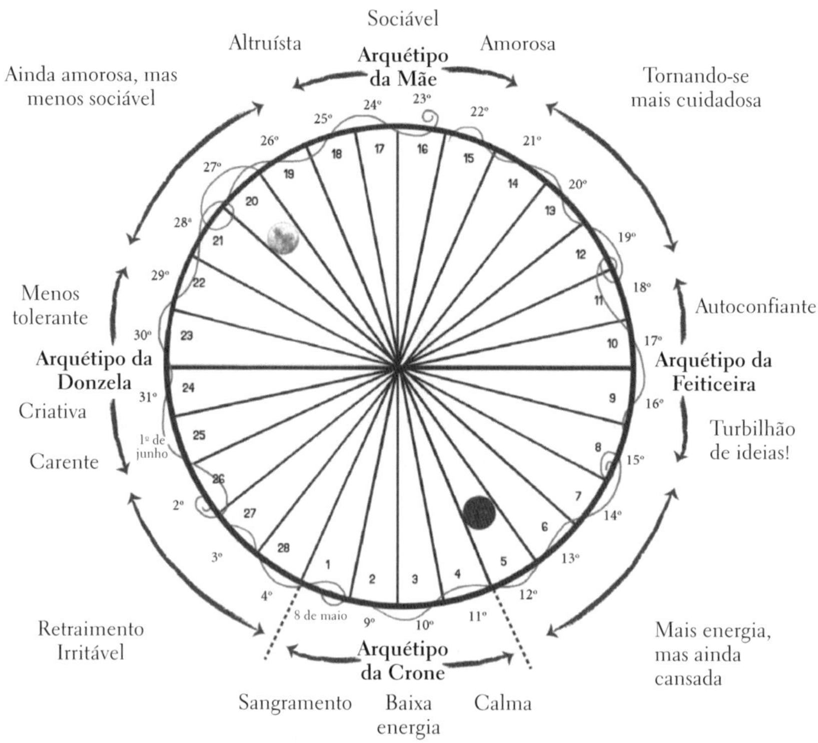

Figura 17: Uma Mandala Lunar mostrando um CICLO MENSTRUAL de 28 dias

Acrescenta-se a possibilidade de anotar quaisquer influências externas — como indisposição ou situação estressante —, pois elas também afetarão nossas energias e necessidades. O atual Arquétipo sazonal da Terra e o Arquétipo da fase da Lua também podem influenciar a forma como nos sentimos, mas é muito importante não sermos muito analíticas, porque o caminho do Labirinto é uma dança de energias que flui livremente.

A Mandala Lunar é um espelho para nos ajudar a ver a nós mesmas e a aprender sobre nossos Arquétipos, mas chegará um momento em que ela não funcionará mais para nós.

Experiências a serem observadas

Existem muitas experiências diferentes que podemos observar e explorar nos ciclos menstruais, mas a chave para compreender um ciclo é saber que ele contém cinco ciclos separados:

1. O ciclo físico.
2. O ciclo de pensamento.
3. O ciclo emocional.
4. O ciclo de competências e habilidades.
5. O ciclo das necessidades.

Vale anotar diariamente como vivenciamos qualquer um desses ciclos, ou aqueles que mais impactam nossa vida atual — ou reservar um mês para explorar um ciclo específico.

Podemos observar:

- ✓ os níveis de energia física
- ✓ o domínio de pensamento — a mente pensante, a mente do sentir, a mente subconsciente, a mente-alma
- ✓ a força e o impacto do ego
- ✓ as emoções e a sensibilidade emocional

- ✓ como queremos expressar nossas energias no mundo
- ✓ o que precisamos para nos sentirmos felizes e realizadas
- ✓ o senso de espiritualidade e conexão espiritual
- ✓ quais de nossas competências e habilidades parecem aprimoradas ou requerem mais foco ou energia.

Também temos a opção de usar as informações do "Capítulo 5: Os Anos da Mãe da Colheita" para nos ajudar a identificar nossos Arquétipos. Mas é importante lembrar que nada nos anos da Feiticeira é linear, e que experiências que parecem pertencer "ao passado" do caminho do Labirinto ou "mais para baixo" de onde pensamos que estamos na jornada são passíveis de ocorrer. Isso significa que as informações em todos os capítulos são relevantes para compreendermos quem somos, independentemente de como definimos nossa localização no caminho do Labirinto.

A Mandala de Arquétipo

Observando em nossos últimos anos da Mãe da Colheita

À medida que avançamos mais fundo no Labirinto e em direção à última menstruação, ainda transitamos pela sequência dos Arquétipos da Donzela, da Mãe, da Feiticeira e da Crone, porém o tempo entre as menstruações começa a aumentar para meses, e, então, a Mandala Lunar não mais funciona adequadamente como representação visual de nossas energias.

Nesse sentido, embora uma Mandala continue sendo um modo útil de visualizar as energias e anotar as experiências dos Arquétipos, agora muda de foco. Dessa forma, criamos uma "Mandala de Arquétipo" que representa o mês do calendário em vez do "mês" do ciclo menstrual. Ainda registramos os aspectos e dons do Arquétipo que vivenciamos todos os dias, bem como o *insight* e a cura que trazem e como os expressamos de maneira ativa.

A Mandala de Arquétipo pode nos ajudar a

- reconhecer o Arquétipo que incorporamos atualmente
- perceber quais aspectos do Arquétipo estão entrando em nossa vida para serem aceitos
- reconhecer a influência do Arquétipo na forma como vivemos atualmente nossa vida
- lembrar de encontrar formas cotidianas de expressar os aspectos específicos do Arquétipo
- lembrar de procurar o equilíbrio quando um Arquétipo se tornar muito dominante
- lembrar que estamos percorrendo uma jornada sagrada onde tudo está mudando e tudo é influenciado pela Feiticeira Universal.

A Mandala de Arquétipo não apenas nos ajuda a reconhecer quem somos, mas também nos lembra todos os dias de nos dar espaço e tempo para expressar esses aspectos de nós mesmas e crescer dentro deles.

Como criar sua Mandala de Arquétipo

Para criar uma Mandala de Arquétipo, desenhamos um grande círculo em um pedaço de papel ou no computador. Dividimos a circunferência pelo número de dias *em um mês específico* e, depois, unimos as divisões ao centro com linhas. Do lado de fora do círculo, escrevemos as datas do calendário, e também podemos anotar as fases da Lua.

Ao fim de cada dia, preenchemos o segmento apropriado com uma cor que associamos ao Arquétipo que incorporamos. Se sentirmos que também estamos vivenciando outros Arquétipos durante o dia, podemos sombrear a área com mais de uma cor de Arquétipo. Lembre-se de que é possível vivenciar os Arquétipos por períodos curtos ou longos e que, antes de nossa Sabedoria, os Arquétipos ainda fluem em sequência — mesmo que não tenhamos consciência do fluxo.

Todos os dias anotamos brevemente num diário nossas experiências com os Arquétipos — também há chance de ocorrer uma visão de cura — e podemos adicionar um resumo aos tons da nossa Mandala de Arquétipo.

No fim do mês, temos então uma imagem do fluxo dos Arquétipos através de nós, ajudando-nos a ver o que vivenciamos e a reconhecer por que nos comportamos e pensamos de maneiras específicas ao longo do mês. Quanto mais Mandalas de Arquétipo registramos, mais veremos nosso caminho no Labirinto e desceremos os degraus com curiosidade e com mais amor e autoaceitação.

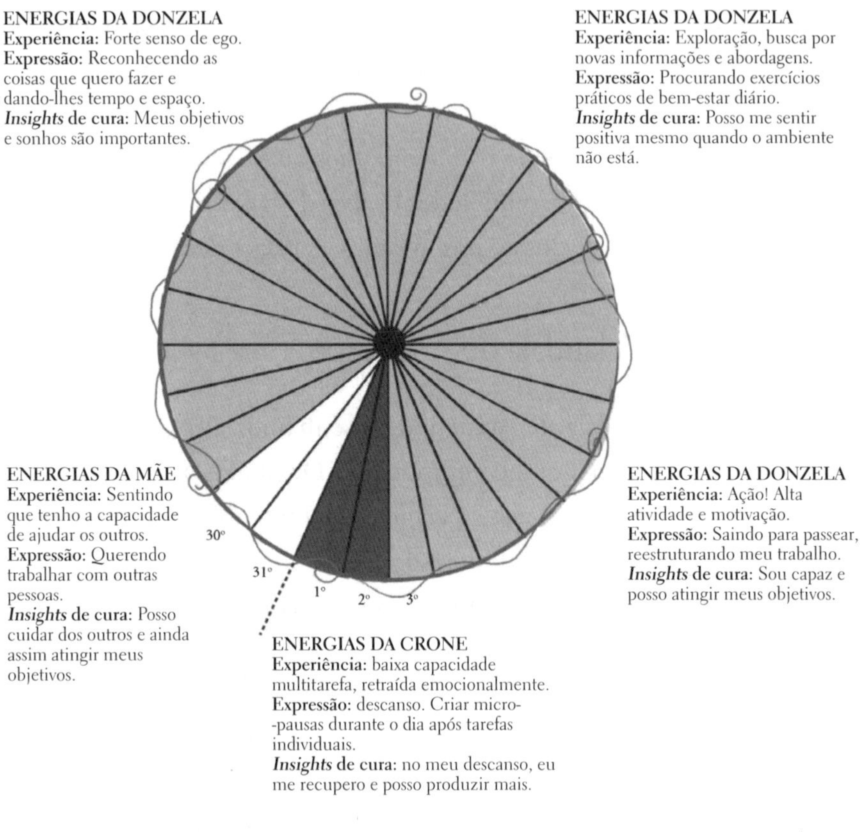

Figura 18: Uma Mandala de Arquétipo mostrando um mês do calendário

A Mandala de Metamorfa

Observando nossos anos da Metamorfa

Depois de nossa Sabedoria — o último sangue —, o ciclo é rompido e os Arquétipos podem aparecer quando quiserem, pelo tempo que desejarem e na ordem que bem entenderem. A ênfase agora está ainda mais em reconhecer e aceitar quem somos em qualquer momento e em expressar e equilibrar as intensas energias e desejos dos Arquétipos. Continuamos com a alternativa de usar a Mandala de Arquétipo, porém, às vezes, os Arquétipos surgem de forma tão irregular, criando tanto caos interno, que talvez sintamos necessidade de um modo mais simples de reconhecê-los.

Como criar uma Mandala de Metamorfa

Para criar uma Mandala de Metamorfa ainda desenhamos um círculo para representar *o mês do calendário*, mas não o subdividimos em dias. Em vez disso, o dividimos em Arquétipos e combinações de Arquétipos e marcamos cada ocorrência de Arquétipo naquele mês. Uma marca representa quando estamos conscientes de que incorporamos as energias de determinado Arquétipo por um *período que varia de uma hora a um dia*.

Ao fim do mês, a Mandala reflete as energias que experimentamos durante o mês anterior — quais os Arquétipos e as respectivas combinações de energias que mais apareceram e, claro, quais os Arquétipos que não apareceram.

Lembre-se de que, nos anos da Metamorfa, pode haver meses ou anos de um único Arquétipo influenciando nossa expressão externa, e o propósito de tal proeminência é nos trazer toda a gama de energias e percepções desse Arquétipo. Se não formos capazes de expressar de maneira adequada um Arquétipo em nossa vida cíclica, poderemos vê-lo aparecendo repetidas vezes na Mandala de Metamorfa.

Os Arquétipos também parecem nos trazer a experiência do contraste para que possamos aprofundar a compreensão de suas qualidades, tanto dentro de nós quanto em nossa relação com o mundo que nos rodeia.

Ter uma pequena Mandala de Metamorfa na bolsa nos permite anotar de forma fácil observações ao longo do dia — isso é particularmente útil quando a crescente influência da Feiticeira Universal pode fazer com que seja mais difícil para nós nos lembrarmos das coisas. Marcar a Mandala também é uma ação de cura e equilíbrio, pois chama a atenção para dentro, para o que estamos vivenciando a qualquer momento, e esse processo de nos voltarmos para dentro está em alinhamento com a Feiticeira Universal. Passamos a fazer parte do mundo interior, mesmo estando no supermercado!

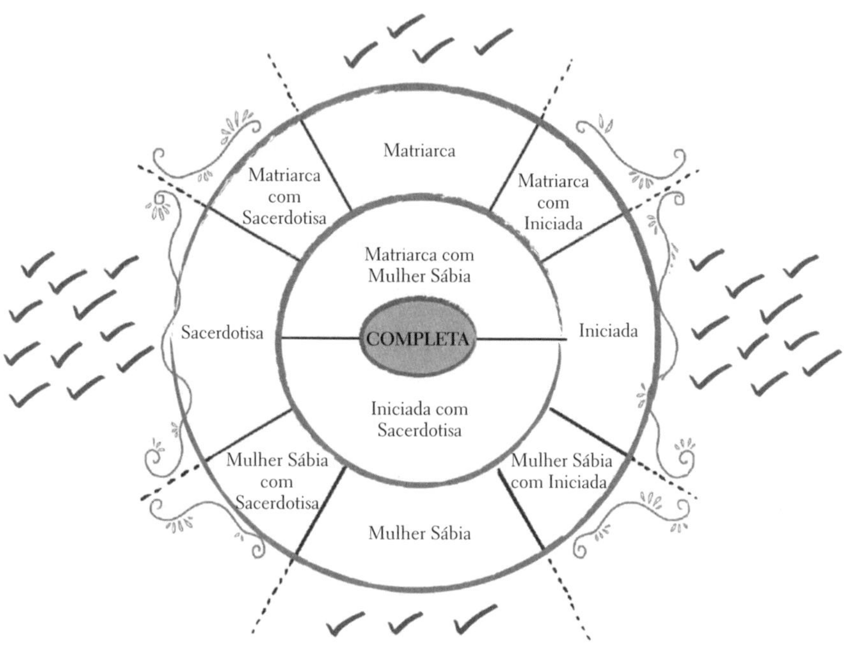

Figura 19: Mandala de Metamorfa mostrando um mês do calendário

Uma Mandala de Metamorfa pode conter marcações em todas as áreas ou em apenas uma delas. Também ocorre de haver dias em que nos sentimos "completas" — quando não temos a sensação de um aspecto específico do Arquétipo. No entanto, precisamos estar cientes de que podemos confundir as energias da Iniciada e da Mulher Sábia com sentimentos de plenitude. O estado "completa" que registramos na mandala é o sentimento que vem dos momentos em que os Arquétipos se fundiram e se centralizaram dentro de nós, e o resultado é uma sensação da luz da alma dentro do coração — não nos retraímos do mundo (Mulher Sábia) ou nos tornamos parte do mundo para mudá-lo (Iniciada), em vez disso, apenas irradiamos amor e luz para o mundo.

Precisamos também estar cientes de que, em razão da sensibilidade energética nos anos da Feiticeira, algumas das marcações podem refletir a influência das histórias desse Arquétipo, ou das energias de situações que provocam uma resposta dele com o propósito de nos trazer contraste.

A Mandala de Metamorfa não é uma ferramenta de análise com intuito de encontrar algo para consertar, é simplesmente uma forma de nos orientarmos em relação às mudanças pelas quais passamos, para que quando nos sentirmos perdidas e confusas, possamos entender quais energias estão despertando dentro de nós. E quando olhamos para trás ao longo do mês, podemos ver o fluxo dos Arquétipos em nossa vida e o significado por trás de nossas experiências.

No exemplo, vemos que as energias femininas dinâmicas (os Arquétipos da Iniciada e da Sacerdotisa) têm entrado em nossa vida, dando-nos a oportunidade de explorar as semelhanças e diferenças entre o aumento da luz e o aumento da escuridão. Também nos foi dada a oportunidade de compreender a expressão e o equilíbrio entre os aspectos claros e escuros da compaixão e do amor (os Arquétipos da Matriarca e da Mulher Sábia).

Com o passar dos meses, poderemos ver o mesmo Arquétipo tendo o maior número de tiques, mostrando-nos que estamos trilhando um caminho de "arquétipo dominante" com todas as tramas potentes que isso cria sob a influência da Feiticeira Escura. Esse domínio nos ajuda a aprender como expressar todos os aspectos desse Arquétipo com elegância, graça e harmonia, e a explorar sua plena expressão no mundo.

À medida que caminhamos mais fundo no Labirinto e abraçamos cada vez mais nossas energias femininas, começamos a experimentar mais dias de "completas" e, como uma única gota de chuva, eles são um arauto da chuva que está por vir.

A Escala de Raio Lunar

Observando em nossos anos da Feiticeira Escura

Os anos da Feiticeira Escura vêm antes do Retorno, e, entre os momentos de "completas", os Arquétipos começam a nos trazer os padrões mais íntimos para serem limpos, e despertam energias e aspectos mais profundos para que possam se fundir. Muitas vezes, pode ser um momento bastante desafiador e a Mandala de Metamorfa é muito útil para reconhecermos e compreendermos as experiências.

Mas, à medida que nos aproximamos do Retorno, o foco se afasta das energias dos Arquétipos individuais — porque eles estão se fundindo na unidade — para que percebamos a quantidade de escuridão e luz (percepção do mundo interior e do mundo exterior) que carregamos em qualquer momento. Às vezes, sentimos a luz do intelecto e do ego dominando a percepção e, às vezes, nossa escuridão é tão profunda que queremos nos retirar por completo do mundo.

O caminho do Labirinto da feminilidade é encontrar equilíbrio e totalidade por meio do movimento fluido. Se tentarmos parar e nos mantermos firmes no lugar, cairemos e, se não fluirmos suavemente de uma posição para outra, cairemos também. A Feiticeira Escura nos lembra que precisamos encontrar o equilíbrio na dança entre a luz e a escuridão.

A Escala de Raio Lunar é uma bela maneira de visualizarmos a proporção de luz e escuridão dentro de nós a cada dia e pode ser usada isoladamente ou junto com a Mandala de Arquétipo. Para criar a escala, desenhamos uma barra simples e a sombreamos todos os dias para refletir a quantidade geral de escuridão e luz que sentimos durante o dia.

A "luz" é definida como a energia que nos atrai para um relacionamento com o mundo — é o foco externo do intelecto, das atividades que auxiliam os outros, da necessidade de ajudar o mundo a ser melhor e da necessidade de sentir-se conectado a outras pessoas. A "escuridão" é definida como a energia que nos atrai para o mundo interior — é o centramento, a capacidade de observar, a necessidade de nos retirarmos, a capacidade de aceitar, o sentimento de unidade e a relação com o mundo espiritual, não visível.

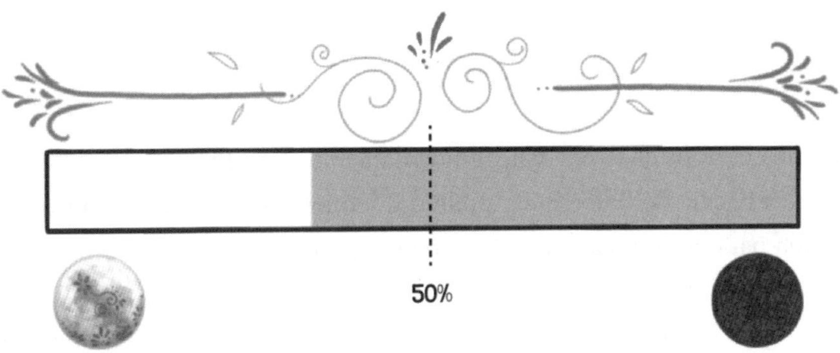

Figura 20: A Escala de Raio Lunar DIÁRIA

No exemplo da Escala de Raio Lunar, conseguimos verificar que estamos experimentando a nós mesmas e ao mundo por meio de mais escuridão do que luz. Podemos nos sentir mais retraídas, menos capazes de interagir com as exigências do mundo exterior e sensíveis ao impacto das pessoas e do ambiente que nos rodeia. Para criar mais harmonia interior, cabe-nos melhorarmos nossos aspectos de "luz" — o intelecto e a empatia, a motivação e o altruísmo —, realizando pequenas e simples atividades diárias em alinhamento com essas energias.

Se a área de luz na escala for maior que a metade, podemos facilmente ficar desorientadas no Labirinto porque perdemos contato com os níveis mais profundos de pensamento e consciência que nos conduzem escada abaixo. Para retornar à harmonia, precisamos reacender a rebeldia, sensualidade e intuição, bem como trazer a magia de volta à nossa vida. Precisamos fechar os olhos e sentir a força suave e a beleza centrada que reside na escuridão interior e reconhecer que somos criaturas que estão com um pé no mundo da luz e outro no mundo do invisível.

Aquilo a que damos atenção cresce, portanto, ao focarmos em nossa luz interior ou em nossa escuridão interior, trazemos essas energias para nosso ser e criamos equilíbrio dentro da nossa incorporação de luz-escuridão.

Tal dança de luz e escuridão está sempre fluindo dentro de nós.

Nossos anos da Alma Mãe

Em nossos anos da Alma Mãe, ainda dançamos um fluxo de luz e escuridão, e a Escala de Raio Lunar pode nos lembrar que é a luz que fortalece a alma para comunicar sua sabedoria oculta e a unidade do mundo espiritual para o mundo externo.

Agora não há necessidade de criarmos equilíbrio, porque tudo já está em harmonia dentro de nós, e a Escala de Raio Lunar apenas nos mostra o fluxo da respiração da Sacralidade Feminina fluindo por nós — às vezes, para fora, no mundo; noutras, retirando-se para dentro.

APÊNDICE

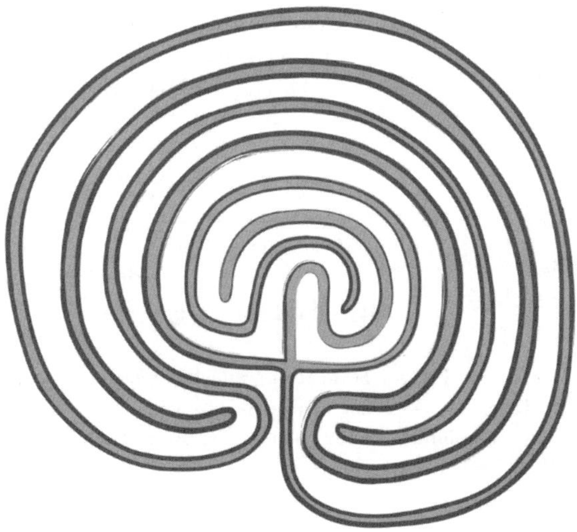

Um Resumo Linear do Caminho do Labirinto

<table>
<tr><td>Anos do Arquétipo da Mãe</td><td colspan="2">Anos da Mulher Cíclica.</td><td>Mulher menstrual.</td><td>Duração, padrão e experiências do ciclo individuais.</td><td>Incorporamos os Arquétipos associados às fases na ordem de Donzela, Mãe, Feiticeira, Crone.</td><td>Criamos nossa vida por meio das energias cíclicas dos Arquétipos.</td></tr>
<tr><td colspan="7">Entrando no caminho do Labirinto</td></tr>
<tr><td colspan="7">O Portal da Ruptura
Estágio da vida da perimenopausa.
Idade média: 40 anos.
Diminuição da luz (foco no mundo exterior).</td></tr>
<tr><td rowspan="3">Anos da Feiticeira (o Segundo Despertar)</td><td rowspan="3">Os anos da Mãe da Colheita</td><td rowspan="3">O rompimento do ciclo</td><td>Perimenopausa. Dura aproximadamente 10 anos.</td><td>Ciclos erráticos, e interrupção de qualquer padrão regular de repetição.</td><td>Arquétipos aparecendo em fases mais longas e mais curtas, mas ainda na ordem do ciclo.</td><td rowspan="3">Aspectos dos Arquétipos aparecendo para serem aceitos e expressos.</td></tr>
<tr><td colspan="2">Arquétipos Donzela, Mãe, Feiticeira e Crone.</td><td>A dominância do Arquétipo pode durar de algumas horas a meses.</td></tr>
<tr><td colspan="2">Começa a prática das 13 Luas.</td><td>Colhendo os frutos da nossa vida cíclica.</td></tr>
</table>

<table>
<tr><td></td><td colspan="6">O Portal da Sabedoria.

Estágio da vida da pós-menopausa.
Idade média: 50 anos.
Escuridão (mundo interior) e luz (mundo exterior) em equilíbrio.</td></tr>
<tr><td></td><td rowspan="3">Anos da Metamorfa</td><td rowspan="3">A Ruptura do Eu</td><td>Sabedoria — última menstruação.</td><td>Os ciclos cessaram (menopausa).</td><td>Os arquétipos são liberados do padrão do ciclo físico.</td><td rowspan="3">A liberação de aspectos mais profundos dos Arquétipos e o equilíbrio e fusão dos Arquétipos.</td></tr>
<tr><td></td><td>O Ano da Sabedoria. O Ano das 13 Luas.</td><td>Um ano lunar sem menstruação.</td><td>Equivalente ao aniversário médico de 12 meses que define a “menopausa” médica.</td></tr>
<tr><td></td><td colspan="2">Arquétipos infundidos pela Feiticeira — Iniciada, Matriarca, Sacerdotisa, Mulher Sábia.</td><td>A dominância do Arquétipo pode durar anos.</td></tr>
<tr><td></td><td>Anos da Feiticeira Escura</td><td></td><td>Ocorre alguns anos antes do Retorno.</td><td>Aumenta o foco no mundo interior e a consciência espiritual.</td><td>Momentos crescentes de centramento entre momentos de liberação intensa. Arquétipos começando a se fundir.</td><td>Rompimento intenso das estruturas do ego. Integração dos Arquétipos.</td></tr>
</table>

O Portal do Retorno.

Estágio de vida de menotelos.
Potencialmente 10 anos após a Sabedoria ou mais.
(Reconhecendo o domínio da escuridão)

<table>
<tr><td rowspan="3">Anos da Crone</td><td rowspan="2">Anos da Alma Mãe</td><td rowspan="3">Anos da Anciã — Maturidade espiritual</td><td>O Retorno. O início dos anos da Crone. Pode ter aproximadamente 60 a 70 anos.</td><td>O timing é individual.</td><td>A fusão dos Arquétipos na plenitude da alma.</td><td>Nascimento de um novo sentido de ser e de eu espiritual.</td></tr>
<tr><td>Criação por meio da unidade.</td><td>Moldar a vida de acordo com nosso propósito espiritual.</td><td>Expressar todos os níveis de percepção disponíveis no momento, trazendo visão profunda, intuição e consciência (sabedoria).</td><td>Aceitação do mundo exterior. No mundo, mas não do mundo.</td></tr>
<tr><td>Os anos Longevos</td><td>O timing é individual.
Pode ser aproximadamente 70 a 80 anos.</td><td>Aprofundamento do nosso papel como Crone no mundo.</td><td>A habilidade e capacidade física influenciam nossa expressão.</td><td>Viver no mundo, mas com mais gestão de energia.</td></tr>
</table>

<table>
<tr><th colspan="7">O Portal da Escuridão.
Potencialmente entre 80 e 90 anos ou mais.</th></tr>
<tr><td rowspan="2"></td><td rowspan="2">Os anos da Velada</td><td rowspan="2">Os anos da Alma-luz</td><td>Estado de Crone Completa.</td><td>A capacidade física e a percepção mental determinam quando entramos nesse estágio.</td><td>Limpando o espaço, liberando os apegos ao mundo físico.</td><td>Aprofundamento das experiências da Crone.</td></tr>
<tr><td>Estado transcendente de consciência.</td><td>Quebra das barreiras entre tempo e espaço.</td><td>A luz da alma ofusca o corpo físico.</td><td>Mais consciente do mundo interior do que do mundo exterior.</td></tr>
<tr><td colspan="7">O Portal do Retorno da Alma</td></tr>
<tr><td>Fim da vida</td><td colspan="6">O retorno ao estado de alma na morte.</td></tr>
</table>

Títulos Usados Neste Livro

Nomes para a Feiticeira Universal e o Arquétipo da Feiticeira	Nomes para a Crone Universal e o Arquétipo da Crone
Mãe da Colheita	Alma Mãe
Portadora da Mudança	A Empoderada
Mãe da Fruição	Aquela que Retornou
Mãe da Liberação	A Plena
Portadora dos Desfechos	Anciã
A Selvagem	A Sagrada
Dançarina	A Velha
Metamorfa	A Santa
Aquela que se Transforma	Crone Espiritual
Aquela que Explora a Escuridão	Grande Mãe Crone
Peregrina Entre os Mundos	Sabedoria Crone
Respiradouro de Paz	Curadora Crone
Aquela Que Rompe as Correntes	Voz da Crone
Andarilha dos Mundos	A Velada
Portadora da Escuridão	Mãe das Almas
Oradora da Verdade	Mãe Escura
Andarilha do Coração	Mãe Universal
Andarilha Mágica	A Oculta
Andarilha da Paz	Mãe da Escuridão
Iniciada	Mãe das Estrelas
Matriarca	
Sacerdotisa	
Sábia	
Lavadora de Almas	
Feiticeira Escura	

GLOSSÁRIO

O momento em relação a cada um dos estágios mostrados a seguir é inteiramente individual e, para cada mulher, pode ocorrer mais cedo ou mais tarde do que o descrito — uma mulher com quase 80 anos ainda poderia se identificar como uma Alma Mãe, e uma com quase 50 anos poderia se identificar sendo uma Velada. Nem todas passarão por todas as fases indicadas em suas vidas.

Os diferentes estágios são definidos por experiências, sentimentos, consciência e percepção, e não pela capacidade física — embora as mudanças físicas possam ter um grande impacto na interpretação e interação com o mundo. Por meio da intuição e experiências, decidimos por nós mesmas onde nos situamos no caminho do Labirinto e na jornada da vida.

Os termos abaixo descritos são aqueles usados por mim no contexto deste livro — eles não devem ser considerados como definições rígidas ou universalmente aceitas.

O Labirinto	Representação do caminho do fluxo das energias femininas cíclicas para dentro e para fora no ciclo menstrual, no ciclo da vida e nos ciclos que nos rodeiam.
O caminho do Labirinto	Jornada pessoal de transformação física, mental, emocional e espiritual que começa com a perimenopausa e conduz as mulheres pela menopausa e início da pós-menopausa. O caminho termina no Retorno, aproximadamente 10 anos após a última menstruação.
As Quatro Deusas Universais	Os quatro aspectos da Sacralidade Feminina expressos fora de nossa incorporação pessoal.
Os Quatro Arquétipos Femininos	Os quatro aspectos da Sacralidade Feminina que incorporamos nos ciclos menstruais e no ciclo de vida.
Arquétipo da Donzela Universal	As energias da Sacralidade Feminina que influenciam todos os ciclos e são crescentes, dinâmicas e focadas externamente.
Arquétipo da Mãe Universal	As energias da Sacralidade Feminina que influenciam todos os ciclos e são estáveis, radiantes e focadas externamente.
Arquétipo da Feiticeira Universal	As energias da Sacralidade Feminina que influenciam todos os ciclos e são decrescentes, dinâmicas e retraídas.
Arquétipo da Crone Universal	As energias da Sacralidade Feminina que influenciam todos os ciclos e são estáveis e focadas no potencial.
Fase do Arquétipo da Donzela	A fase de pré-ovulação do ciclo menstrual com suas energias dinâmicas associadas, domínio intelectual e dons físicos, perceptivos, emocionais, egoicos, criativos e sexuais que a acompanham.
Fase do Arquétipo da Mãe	A fase de ovulação do ciclo menstrual com suas energias abundantes e estáveis associadas, domínio empático e dons físicos, perceptivos, emocionais, egoicos, criativos e sexuais que a acompanham.
Fase do Arquétipo da Feiticeira	A fase pré-menstrual do ciclo menstrual com suas energias dinâmicas associadas, domínio subconsciente e dons físicos, perceptivos, emocionais, egoicos, criativos e sexuais que a acompanham.
Fase do Arquétipo da Crone	A fase menstrual do ciclo, com suas energias receptivas e estáveis associadas, domínio no nível da alma e dons físicos, perceptivos, emocionais, egoicos, criativos e sexuais que a acompanham.

Anos da Donzela	Os anos da infância, influenciados pela Donzela Universal, bem como os anos de transição na adolescência, em que as energias da Donzela declinam e as energias da Mãe começam a dominar. (Talvez de 0 a 20 anos.)
O Primeiro Despertar	Adolescência. A primeira fase da vida de mudanças hormonais, físicas, mentais e emocionais bem como de individualidade e identificação.
Anos da Mãe	Os anos da idade adulta feminina, influenciados pela Mãe Universal, começam no fim da adolescência e amadurecem à medida que as energias da Feiticeira começam a dominar na perimenopausa. Esses são os anos da Mulher Cíclica. (Talvez entre 20 e 40 anos.)
A Mulher Cíclica	Mulher que vivencia um ciclo menstrual sob qualquer forma e é influenciada pela Mãe Universal. Além disso, qualquer pessoa que sinta em seu íntimo um fluxo flutuante e repetitivo de energia e percepção o qual reflete os ciclos da Feminilidade Universal.
Anos da Feiticeira	Os anos de maturidade espiritual feminina, influenciados pela Feiticeira Universal, que se desenvolvem na perimenopausa, fluem através da menopausa e alcançam a realização à medida que as energias da Crone começam a dominar com o Retorno. (Talvez entre 40 e 60 anos.)
O Segundo Despertar	A segunda fase da vida de mudanças hormonais, físicas, mentais e emocionais, bem como de individualidade e de identificação, vivenciadas após a última menstruação.
Anos da Crone	Os anos de espiritualidade feminina, influenciados pela Crone Universal, que se desenvolvem nos anos pós-menopausa, fluem através dos anos menotelos e declinam através dos anos da Velada até o fim da vida. (Talvez entre 60 e 90 anos.)
Mãe da Colheita	O nome para o aspecto das energias da Feiticeira que influenciam a mulher e sua vida na perimenopausa bem como no início de seu caminho no Labirinto.
Os anos da Mãe da Colheita	Momento em que o ciclo menstrual se torna cada vez mais irregular e termina com a última menstruação.
Perimenopausa	Momento em que o ciclo menstrual e o corpo começam a mudar devido a alterações hormonais. Pode durar muitos anos ou um período muito curto e termina com a última menstruação.

Metamorfa	Nome para o aspecto das energias da Feiticeira que influenciam a mulher e sua vida após a última menstruação.
Os anos da Metamorfa	Período que começa com a última menstruação e termina com o início dos anos da Feiticeira Escura.
Pós-menopausa	Os anos após a última menstruação até o fim da vida. Mas as mulheres com mais de 65 anos de idade são muitas vezes definidas clinicamente como "geriátricas".
Feiticeira Escura	O nome do aspecto das energias da Feiticeira que influenciam uma mulher e sua vida nos estágios finais de seu caminho no Labirinto.
Os anos da Feiticeira Escura	Os anos finais do estágio de vida da Metamorfa. Não existe um tempo fixo para entrar nessa fase da jornada (potencialmente 10 anos após a menopausa), e termina com o Retorno.
Sabedoria/Menopausa	O último sangue menstrual e o início dos anos da Metamorfa. Mas a "menopausa" só é reconhecida clinicamente um ano após a última menstruação.
O Ano da Sabedoria	As treze Luas de um ano lunar após a última menstruação (o Ano das Treze Luas). O fim do ano é validação de uma mulher como Metamorfa.
O Arquétipo da Iniciada	A expressão do Arquétipo da Donzela nos anos da Metamorfa.
O Arquétipo da Matriarca	A expressão do Arquétipo da Mãe nos anos da Metamorfa.
O Arquétipo da Sacerdotisa	A expressão do Arquétipo da Feiticeira nos anos da Metamorfa.
O Arquétipo da Mulher Sábia	A expressão do Arquétipo da Crone nos anos da Metamorfa.
O Retorno	A unificação dos Arquétipos em uma única percepção e senso de identidade. (Pode ocorrer aproximadamente 10 anos após a última menstruação.)
Os anos menotelos	Período que começa com o Retorno e termina no fim da vida. "Meno" significa "lua" e "telos" significa "objetivo" ou "propósito". Esses anos são o destino final e o propósito dos nossos ciclos menstruais e natureza cíclica. O ideal é que esse termo fosse utilizado para substituir o termo médico "geriátrico" para mulheres mais velhas.

Os anos da Crone	Período que começa com o Retorno e se encerra com o fim da vida. Abrange os anos da Alma Mãe, os anos da Longeva e os anos da Velada.
Os anos da Anciã	Os primeiros estágios dos anos da Crone, contendo tanto os anos da Alma Mãe quanto os anos da Longeva.
Alma Mãe/Mulher Completa	Nome para a mulher que passou pelo Retorno.
Os anos da Alma Mãe	Período que começa com o Retorno e se encerra com a transição gradual para os anos da Velada. (Potencialmente entre 60 e 70 anos.)
Os anos da Longeva	O aprofundamento do papel, da consciência e da espiritualidade da Alma Mãe. (A transição da Alma Mãe para Longeva é individual, mas pode ocorrer por volta dos 70 a 80 anos — ou antes ou depois.)
Os anos da Velada	Pode refletir o lento retraimento da capacidade e habilidade cotidiana. A transição para os anos da Velada pode ser longa ou repentina devido a um problema de saúde, e pode ser reconhecida por uma profunda simplicidade de vida. (Talvez entre 80 e 90 anos ou mais.)
O Retorno da Alma	Fim da vida física.
Feminilidade Autêntica	Uma sensação de sermos autênticas com quem somos, o padrão verdadeiro e não distorcido das energias da Sacralidade Feminina que nos habitam.
Sacralidade Feminina/ Feminilidade Sagrada/ Divindade Feminina	A alma do Universo cujo corpo é o Universo físico e sua natureza cíclica.

Impresso por :

Graphium
gráfica e editora

Tel.:11 2769-9056